痛みが㊣になる
# トリガーポイント
## ストレッチ&マッサージ

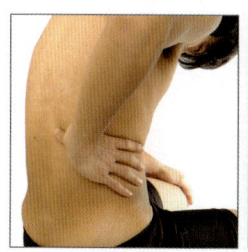
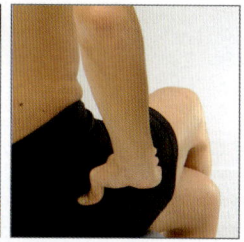
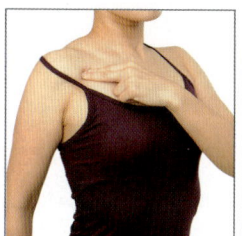
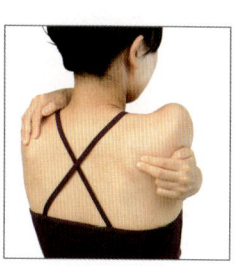

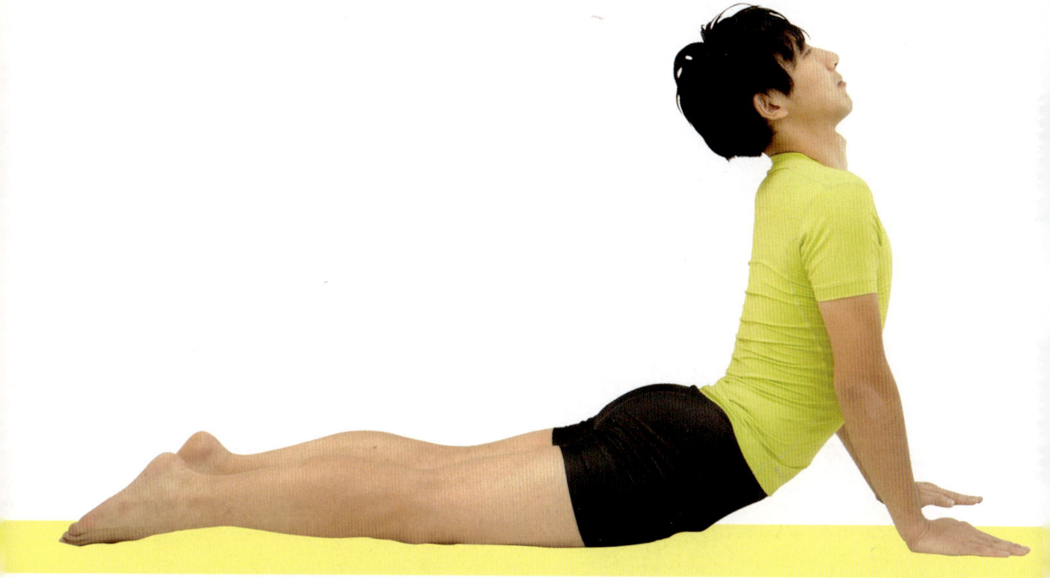

緑書房

# はじめに

痛みは誰もが経験する症状の1つです。その中でも、特に経験する機会が多いのが、肩こり・肩痛・腰痛・膝痛の4症状ではないでしょうか。しかし、これだけ専門病院や書籍が存在しているにもかかわらず、患者さんが減らないのも事実です。その理由にはさまざまなことが考えられますが、「痛み」と言ってもその原因は複雑であり、痛みの原因が1つわかったからといって、それですべて解決するというような単純なものではないからだと考えられます。

例えば、腰部椎間板ヘルニアに伴う痛みを考えてみましょう。腰部椎間板ヘルニアは、椎間板から突出した髄核が神経を圧迫することにより起こる神経の痛みだと考えられています。しかし、髄核が突出するような状態に腰の椎間板があるということは、その周囲に存在する骨や筋肉にも大きなストレスがかかっており、腰の骨や筋肉はもちろんのこと、関節や靭帯などが障害されていてもおかしくはありません。しかし、私たちの自覚する感覚では、痛みの原因を正確に区別することはできないために、「腰が痛い」というくくりでしか捉えることができず、1つの原因が見つかれば、それがあたかも痛みのすべての原因であったかのように錯覚してしまいます。このように、痛みの治療を考える場合には、診断名だけに捉われることは得策ではありません。

一方、診断名に挙がることはあまりありませんが、どのような痛みにも深く関与していると思われるのが筋肉の痛みです。筋肉の痛みが診断名に挙がりにくい理由としては、①筋肉の痛みを見つけるための明確な検査が存在しないこと、②痛みを感じている場所と痛みの原因となる場所が離れていることが多いこと、などが挙げられます。そのため、診断名にかかわらず、痛みの治療には必ず筋肉の痛みを考慮する必要があると思われます。しかし、筋肉の痛みでは、痛みを感じている場所と痛みの原因となる場所が離れ

ていることが多いことから、痛い部分を治療するという単純な方法では改善しにくいのが実状です。そのため、単にストレッチやマッサージを行うのではなく、自分で痛みの原因となる筋肉を探し、筋肉の痛みの専門的な治療法であるトリガーポイントストレッチやマッサージを行うことが何より大切なのです。しかし、筋肉の痛みの治療法であるトリガーポイント治療に関しては、一般向けに書かれた本が少ないのが現状です。そこで今回、筋肉の痛みを自分で治すためのセルフケアガイドブックを作成した次第です。

本書は、なるべく一般の方でも理解しやすくするために、要点のみをまとめています。そのため、ある程度専門的な知識を有する方には不満を感じる点があるかもしれません。しかし、ストレッチやマッサージは毎日続けることが大切であるため、正確さを考慮しつつも、わかりやすく簡潔にまとめることを最優先に解説しました。痛みの治療はもちろんのこと、日々の痛み予防としてのセルフケアにもトリガーポイントストレッチ＆マッサージをお役に立てていただければ幸いです。

最後に本書の作成に対し、多大なるご助言をいただきました明治国際医療大学大学院齊藤真吾氏、佐原俊作氏、内藤由規氏、名古屋医健スポーツ専門学校梅村勇介氏、明治東洋医学院専門学校宮本直氏、モデルの淺井重守氏、佐川玲氏に深謝します。また、緑書房の真名子漢氏、久保田大祐氏にも大いにお世話になったことに厚く御礼申し上げます。

本書が、読者の皆様のセルフケア理解の一助になれば幸いです。

平成25年3月吉日

伊藤和憲

はじめに

## 1章 理論編

### 治療理論

- 「痛み」とは？ ……… 8
- 筋肉の痛みがなぜ大切なのか？ ……… 10
- トリガーポイントとは？ ……… 12
- 「筋肉の痛み」を見極める ……… 14
- トリガーポイントが見つかりやすい筋肉はあるの？ ……… 16
- なぜ、普通のストレッチやマッサージではダメなの？ ……… 18
- 筋肉の痛みが原因だった ……… 20

### ストレッチ編

- なぜストレッチが必要なのか？ ……… 34
- どのようなときにストレッチを行うの？ ……… 36
- ストレッチの種類と使い分け ……… 38
- ストレッチの手順と注意点 ……… 40

### マッサージ編

- なぜマッサージが必要なのか？ ……… 42
- どのようなときにマッサージを行うの？ ……… 44
- マッサージの種類と使い分け ……… 45
- マッサージの手順と注意点 ……… 48

### ストレッチ&マッサージ編

- ストレッチ&マッサージの効果を高める工夫 ……… 50
- 筋肉トレーニングも本当は必要 ……… 52
- 日常生活でのアドバイス ……… 54

## 2章 実践編

- 筋肉の位置を確かめよう ……… 24
- 用語を理解しよう ……… 26
- 原因となる筋肉を見つけよう ……… 28

# 3章 治療編

治療編について ……… 58

## 腰痛

- ■腰痛の原因とは ……… 60
- ■腰痛の治療に必要な用語 ……… 62
- ■腰痛の治療を行ってみよう ……… 64
- ■腰痛の基本治療 ……… 70
- ■各筋肉の治療
  - 腸腰筋 ……… 74
  - 腰方形筋 ……… 76
  - 脊柱起立筋 ……… 78
  - 腹直筋 ……… 80
  - 腹斜筋 ……… 82
  - 大殿筋 ……… 84
  - 中殿筋 ……… 86
  - 小殿筋 ……… 88
  - 梨状筋 ……… 90

## 膝痛

- ■膝痛の原因とは ……… 92
- ■膝痛の治療に必要な用語 ……… 94
- ■膝痛の治療を行ってみよう ……… 96
- ■膝痛の基本治療 ……… 102
- ■各筋肉の治療
  - 大腿四頭筋 ……… 106
  - 大腿筋膜張筋 ……… 108
  - 縫工筋 ……… 110
  - ハムストリングス ……… 112
  - 股関節内転筋群 ……… 114
  - 膝窩筋 ……… 116
  - 足底筋 ……… 118
  - 腓腹筋 ……… 120
  - ヒラメ筋 ……… 122
  - 後脛骨筋 ……… 124
  - 前脛骨筋 ……… 126
  - 長（母）趾伸筋 ……… 128
  - 腓骨筋 ……… 130

## 肩痛

- 肩痛の原因とは……132
- 肩痛の治療に必要な用語……134
- 肩痛の治療を行ってみよう……136
- 肩痛の基本治療……142
- 各筋肉の治療
  - 三角筋（前部線維）……146
  - 三角筋（中部・後部線維）……148
  - 広背筋……150
  - 大円筋……152
  - 小円筋……154
  - 肩甲下筋……156
  - 棘上筋……158
  - 棘下筋……160
  - 大胸筋……162
  - 小胸筋……164
  - 上腕二頭筋……166
  - 上腕三頭筋……168

## 肩こり

- 肩こりの原因とは……170
- 肩こりの治療に必要な用語……172
- 肩こりの治療を行ってみよう……174
- 肩こりの基本治療……180
- 各筋肉の治療
  - 胸鎖乳突筋……184
  - 斜角筋……186
  - 板状筋……188
  - 上部僧帽筋……190
  - 中部・下部僧帽筋……192
  - 肩甲挙筋……194
  - 後頭下筋……196
  - 菱形筋……198
  - 側頭筋……200
  - 咬筋……202
- 参考資料……ボールを使ったマッサージ（腰）……204
- 参考資料……ボールを使ったマッサージ（肩）……205

# 1章

# 理論編

# 1

# 「痛み」とは？

「痛み」はとても不快でいやな感覚です。誰しも、「痛みなどなければいいのに！」と思ったことがあるでしょう。しかし、「痛み」は人にとって本当に不必要な感覚なのでしょうか？

本来、**「痛み」には警告信号としての役割があります。**そのため、身体が危険に侵されると、身体中に張り巡らされたセンサーがそれを感知し、神経を経由して脊髄や脳に伝わることで、「痛み」として自覚します。その結果、私たちは、危険から身を守ることができるのです。

このように、人にとって「痛み」は必要な感覚ですが、**警告信号としての役割があるのは、はじめのうち（急性期：1か月ほど）だけであり、それ以降は警告信号としての役割はほとんどなくなってしまいます。それどころか、「痛み」が長引くと、脳や脊髄で痛みが記憶されてしまい、なかなか治すことのできない「慢性痛」となってしまうのです。**その意味で、痛みの原因をしっかりと突き止め、慢性痛にさせない努力が必要になります。

一方、「痛み」と一言でいっても、その原因はさまざまです。私たちは、腰痛や肩痛などと表現しますが、その原因は神経に伴う痛みもあれば、骨に伴う痛みもあります。そのため、**「痛い」という情報だけでは、どこに治療を行えばいいのかわ**

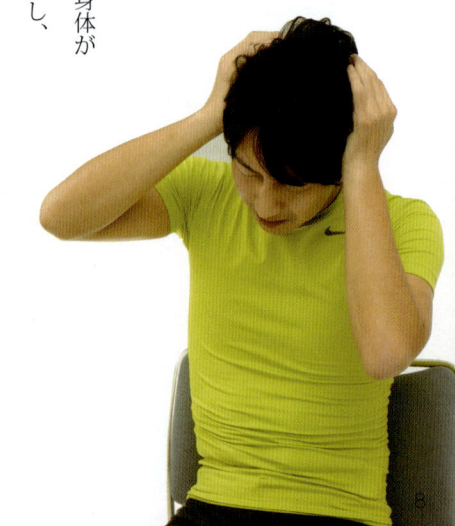

理論編

「痛み」とは？

表：痛みの質と範囲

| 部位 | 痛みの質 | 痛みの範囲 |
|---|---|---|
| 皮膚 | 鋭い | 明確 |
| 神経 | 鋭い | 明確 |
| 骨 | 鋭い／鈍い | 明確／曖昧 |
| 関節 | 鋭い／鈍い | 明確／曖昧 |
| 筋肉 | 鈍い | 曖昧 |
| 内臓 | 鈍い | 曖昧 |
| その他 | 鋭い／鈍い | 明確／曖昧 |

### point

- 痛みには警告信号としての役割があり、どこが悪いかを教えてくれる
- 痛みが長引くと脳などに記憶されてしまい、警告信号の役割は少なくなる
- 「痛い」だけでは原因はわからないので、痛みの質や範囲から大まかな原因を探る必要がある

かりません。そこで、治療を行うには、痛みの原因を大まかに分類（皮膚・神経・骨・関節・筋肉・内臓・その他）するとわかりやすいと思います。まず皮膚や神経は、常にケガをする可能性がある部位で、身体を守る最前線にある部位といえます。そのため、痛みは鋭く、痛い場所も明確で、いつでも痛みの原因から逃れられるようにできています。それに対して、筋肉や内臓は、直接ケガを負うことが少ないことから、身体の防御としてはそれほど重要ではないため、痛みは鈍く、痛い場所も曖昧です。そして、骨や関節の痛みは、２つの中間にある痛みと考えられます。このように**痛みの性質やその範囲を調べると、痛みの原因を比較的簡単に予想することが出来ます。**

病院に行く前に、自分の痛みの原因が何であるかを確認してみましょう！

# 筋肉の痛みがなぜ大切なのか?

痛みにはさまざまな原因が存在することを紹介しましたが、自分で判断しなくても、病院へ行けばある程度の原因を調べることは可能です。しかし、**病院へ行っても簡単には見つけられない痛みがあること**をご存知でしょうか? その痛みこそが、「筋肉の痛み」なのです。

では、なぜ筋肉の痛みが簡単には見つけられないのかを考えてみましょう。

まず一つは、**筋肉の痛みを見つけるための検査があまり存在しないこと**です。神経の痛みや内臓の痛みを見つけるための検査は意外とたくさんありますが、筋肉の痛みを見つけるための検査はほとんどありません。そのため、筋肉の痛みがあっても、その原因が筋肉であるかどうかを判断する材料がないため、見逃してしまうのです。

もう一つの理由は、**筋肉の痛みの感じ方は、他の痛みの感じ方と少し異なっていること**にあります。

私たちがよく経験する擦り傷などの皮膚の痛みと、運動後に生じる筋肉痛を比べてみましょう。皮膚の痛み、具体的には指に植物のとげが刺さったことを想像してください。皮膚にとげなどが刺さると、そのとげが目に見えなくても痛い場所がはっきりわかります。このように、皮膚の痛みでは痛いと感じる場所と痛みの原因の場所は一致しています。これが一般的に私たちが持つ痛みのイメージで、

理論編

## 筋肉の痛みがなぜ大切なのか？

「痛いところ＝悪いところ」という認識があります。一方、筋肉痛はどうでしょう？　筋肉痛は、筋線維の一部が損傷することで起こりますが、皮膚のように「ここの筋線維が痛い！」とはなりません。筋肉痛では、運動をした筋肉全体が痛いように感じるのです。

このように、筋肉の痛みでは、痛みの原因となる場所（トリガーポイント）と痛みを感じている場所が一致していないことが多く、実に7割の筋肉は痛みを感じているところから離れた場所に痛みの原因があるのです。

これを実際の治療に当てはめて考えてみましょう。肩こりは筋肉の痛みの代表ですが、肩こりを感じているとき、無意識に痛みのある部分を揉んだり、ストレッチをしていませんか？　しかし、筋肉の痛みのほとんどは痛みを感じている部位から離れたところに痛みの原因があるので、筋肉を揉んでも良くならないことが多いのです。

このように、筋肉の痛みの場合、痛みを感じているところから離れた部位に痛みの原因があり、その原因部位をトリガーポイントと呼んでいます。そのため、筋肉の痛みを治療するにはこのトリガーポイントを正しく理解し、治療しないと、痛みが慢性化してしまいます。

> **point**
> - 筋肉の痛みは見逃されやすい
> - 7割の筋肉は痛みの原因となるところと痛いところが離れている
> - トリガーポイントを理解すれば、筋肉の痛みは治せる！

# トリガーポイントとは？

筋肉の痛みの原因であるトリガーポイントとは、いったいどのようなものなのでしょうか？

トリガーポイント（trigger point）とは、「引き金」という意味の trigger と「点」という意味の point からもわかるように、**筋肉の痛みの引き金となる点**という意味です。つまり、実際に痛みを感じている場所とは離れたところに原因となる部位、トリガーポイントがあるのです。

では、「検査方法もない」、さらに「痛みを感じている場所から離れている」トリガーポイントをどのように探せばよいのでしょう？　それには、筋肉の痛みの原理を理解する必要があります。

**一般的に筋肉の痛みは、「原因となる筋肉が伸ばされると痛みが楽になり、収縮すると痛みが強くなる」という特徴を持っています。**そのため、痛みが楽になるときは原因となる筋肉は伸ばされており、痛いときは収縮しています。この特徴を利用して、身体を観察すれば、比較的簡単に痛みの原因を見つけることが可能です。

痛みの原因となる筋肉を見つける方法には、

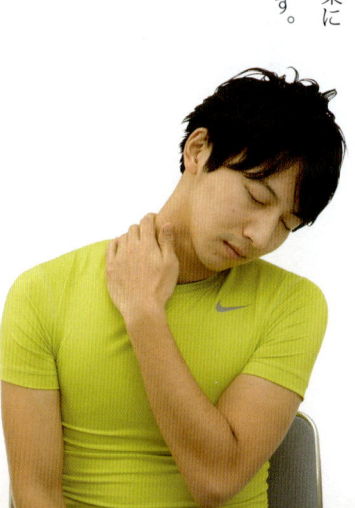

理論編

## トリガーポイントとは？

**point**
- 筋肉の痛みはトリガーポイントで治療する
- トリガーポイントが存在する筋肉は、伸ばされると楽になり、収縮すると痛くなる
- トリガーポイントは筋肉の中にあるしこり（硬結〈こうけつ〉）をマッサージするとよい

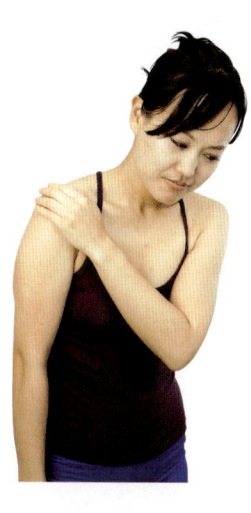

①痛みが強くなる姿勢や痛みが楽になる姿勢を分析する方法と、②筋肉を動かしながら探す方法がありますが、**実際に筋肉を動かして痛みの原因となる筋肉を探すほうが簡単です。そこで、本書では、自分で身体を動かしながら痛みの原因を見つける方法を紹介しています。**

なお、トリガーポイントは、筋肉の中に存在する、押して痛い部位というイメージがあるかもしれませんが、実は押して痛い部位だけではトリガーポイントとは呼べません。トリガーポイントは、筋肉の中に存在するしこり（硬結〈こうけつ〉と呼ばれる）の上に存在する痛い部位なのです。そのため、トリガーポイントをマッサージする際には、筋肉の中にあるしこり（硬結〈こうけつ〉）を探す必要があります。

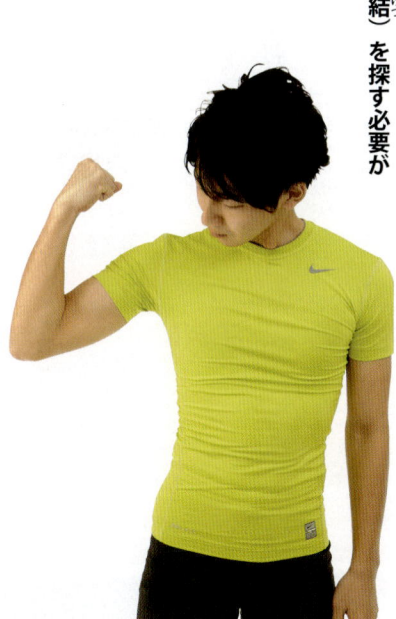

# 4

# 「筋肉の痛み」を見極める

トリガーポイント治療は、筋肉の痛みに対する治療法です。そのため、痛みの原因が筋肉の痛みであった場合、トリガーポイント治療は有効となります。

では、**今感じている痛みが、筋肉の痛みであるかを判断するにはどのようにすればよいのでしょうか？** おそらく、皆さんは痛みの原因を病名で判断すると思っている方が多いと思いますが、正確な痛みの原因は病名だけでは判断出来ません。

その代表的な例が、腰の骨や関節が変形することで起こるお年寄りの腰痛、「変形性腰椎症」という病気です。病名では骨や関節が変形していることを示しています。もし、この変形のみが痛みの原因であるとすれば、腰が曲がっているお年寄りほど、痛みが強く、腰がそれ程曲がっていないお年寄りは痛みが少ないということになりますが、実際はそのようにはなっていません。腰があまり曲がっていなくても強い痛みを訴えるお年寄りはたくさんいますし、逆に腰が曲がっているお年寄りでも腰痛が少ない人もたくさんいます。これは、骨や関節が変形したというのはあくまでも1つの原因に過ぎず、痛みの原因は周りの筋肉や靱帯、神経の圧迫度合いなど、さまざまな要素で変わってくるのです。**そのため、筋肉の痛みであるかを判断するのは、病名ではなく、痛みの特徴から考える必要があります。**

# 「筋肉の痛み」を見極める

> **point**
> 3点のうち2つが当てはまれば筋肉の痛みである可能性が高い
> ● 鈍い痛みである
> ● 痛い場所を指1本では示せない
> ● 動きに伴い痛みが悪化する

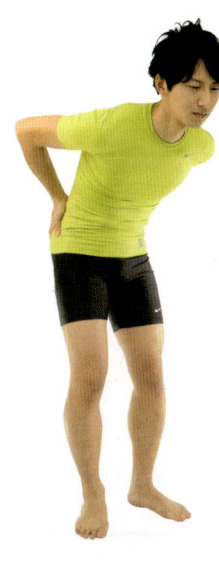

筋肉の痛みの特徴は、

・鈍い痛みである（「重だるい」、「張るような」のように表現されることが多い）
・痛い場所を指1本では示せない
・動きに伴い痛みが悪化する

の3つに代表されます。

そのため、右記の3つの項目のうち2つ以上当てはまる場合は、筋肉の痛みである可能性が高いと予想出来ます。逆に、鋭い痛み（「ピリピリ」、「電気が走る」のように表現されることが多い）や、痛い場所を指1本で示せるような場合は、筋肉の痛みではない可能性が高いので、トリガーポイント治療の適応にはなりません。その場合は、自分でケアをするのではなく、まずは病院を受診する必要があります。

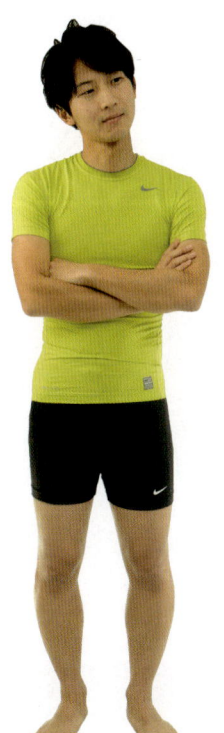

# トリガーポイントが見つかりやすい筋肉はあるの?

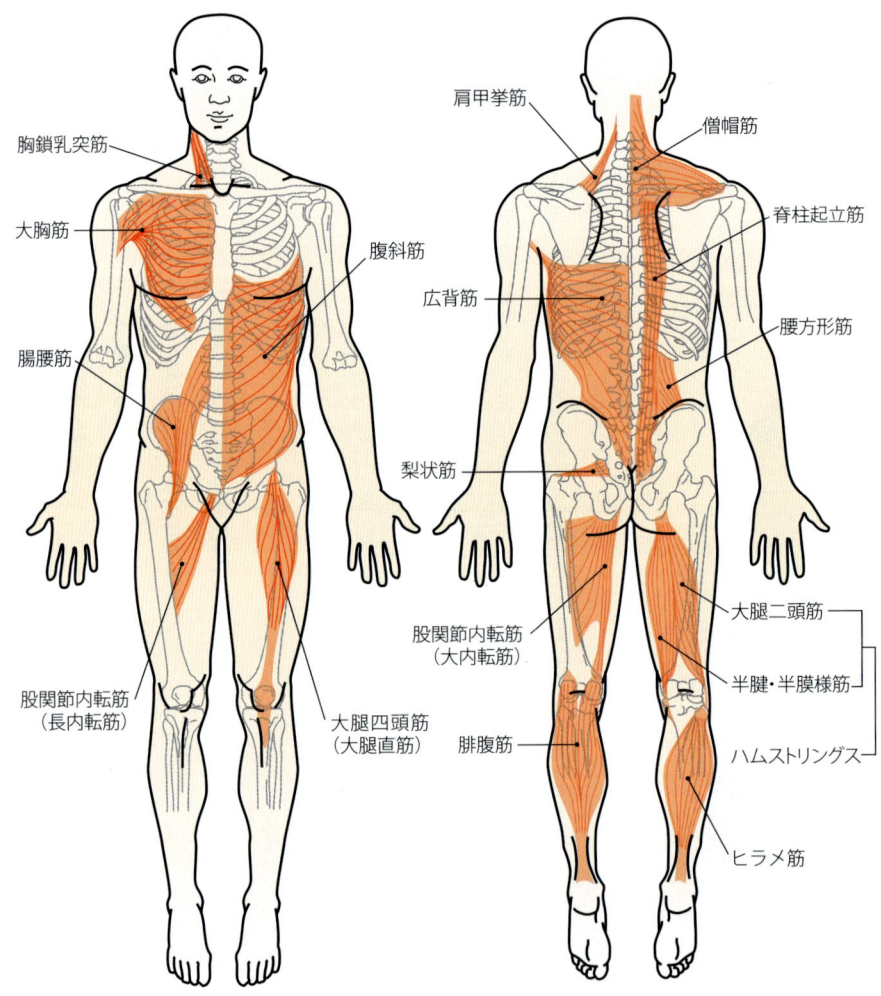

&lt;ストレスと密接な関係のある抗重力筋の分布&gt;

理論編

## トリガーポイントが見つかりやすい筋肉はあるの？

トリガーポイントや筋肉の痛みが理解できたところで、**トリガーポイントが見つかりやすい筋肉があるかどうかを考えてみましょう。**

皆さんも、大勢の前で話をしたときに、身体が硬くなったり、試験のときに肩がこった経験をしたことがありませんか？ このように、**筋緊張はストレスと密接な関係があります。**

その理由は筋肉の中にある筋紡錘というセンサーと大きく関係しています。筋紡錘は筋肉の緊張度合い（トーヌス）を調節する役割を持っていますが、この筋紡錘にはストレスを受けたときに興奮する交感神経と呼ばれる神経も分布しています。そのため、ストレスなどにより交感神経活動が高まれば、筋紡錘を刺激することで筋肉も緊張するのです。ですから、ストレスがある方は筋肉が硬くなるのです。しかしながら、交感神経による筋肉の緊張はどこの筋肉でも起こるわけではありません。

筋肉はその役割から、主に運動を司る筋肉（相動筋）と、姿勢の維持に働く筋肉（抗重力筋）に分けることができますが、姿勢の維持に働く筋肉は無意識下で筋緊張を変化させることが必要であるために、他の筋肉に比べて筋紡錘の数が多いと言われています。そのため、交感神経の活動が高まれば、筋紡錘の数が多い姿勢を維持する筋肉（図参照）にダイレクトに影響が現れるのです。

以上のことから、**ストレスが多い方では、病態にかかわらず姿勢を維持するための筋肉が緊張しやすく、これらの筋肉にトリガーポイントが出現して、痛みを起こしている可能性があるのです。**

### point
- トリガーポイントは姿勢を維持するために働く筋肉（抗重力筋）に見つかりやすい
- ストレスが多い方は、筋肉の治療が必要である

17

# 6 なぜ、普通のストレッチやマッサージではダメなの?
～トリガーポイントストレッチ&マッサージの必要性～

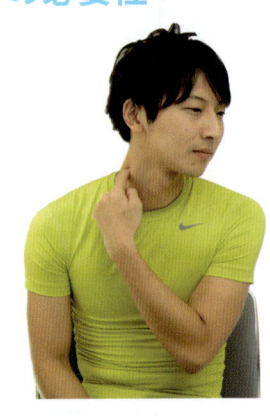

筋肉の痛みの治療が難しく、大切であることはご理解いただけたと思います。しかし、筋肉の痛みを治療するだけであれば、他にたくさんのストレッチやマッサージに関する本が出版されています。なぜ、わざわざトリガーポイントストレッチ&マッサージが必要なのでしょうか？　一般的なストレッチやマッサージと何が違うのでしょうか？

多くのストレッチやマッサージの本では、筋肉の痛みは、実際に痛みを感じている部位に治療を行うことがほとんどです。しかし、筋肉の痛みは、痛いと感じている場所と、痛みの原因となる場所が離れていることが多いことから、痛いところをストレッチやマッサージするという考え方では、なかなか痛みは消えません。しかし、トリガーポイントストレッチ&マッサージの原理を理解出来れば、痛みの原因となる筋肉を自分で簡単に見つけることが可能となり、その人に合った筋肉が選択出来ます。

一方、筋肉の痛みの原因であるトリガーポイントは、筋肉の中にある痛い部分ではなく、硬結と呼ばれる筋肉の中のしこりにその治療ポイントがあります。その

18

理論編

## なぜ、普通のストレッチやマッサージではダメなの？

> **point**
> - 筋肉の痛みは、痛みを感じている場所と痛みの原因となる場所が離れているので痛いところをストレッチやマッサージしても痛みが消えにくい
> - 自分の痛みの原因となる筋肉を選ぶことが大切である
> - 硬結（こうけつ）と呼ばれる部位を治療することで、さらに治療効果がアップする

ため、実際に今までマッサージしていた部分とは少し治療するポイントが異なるのも、大きな特徴です。しかし、硬結（こうけつ）は痛みを起こす悪い物質が溜まりやすい部位であることから、その部分を選択的に治療すれば、効果は絶大です。

このように、本書は病院の検査では見つかりにくい筋肉の痛みを、自分で検査し、自分に合ったストレッチやマッサージを選択することが出来る内容となっています。ぜひ、その効果を試してみてください。

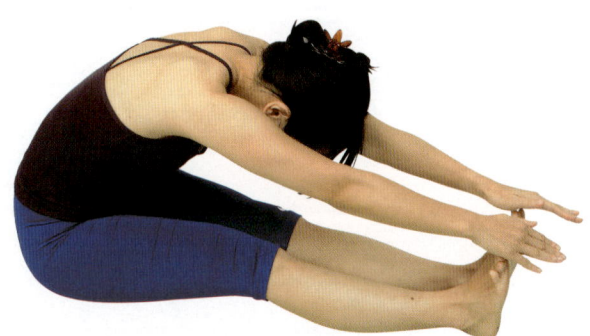

# 7

# 筋肉の痛みが原因だった
## 〜ある患者さんの腰痛のお話〜

これは、ある患者さんのお話です。

患者さんは、介護の仕事をしている38歳の女性で、数年前から腰痛を患っていました。仕事柄、重たい荷物を運んだり、ご老人の体位変換を行うときなどに、よく腰を痛めていました。

ある日、お年寄りの体位変換のときに、腰に重だるい痛みを感じ、その場から立つことが出来なくなりました。そのため、職場の同僚に連れられて近くの整形外科を受診したところ、**腰部椎間板ヘルニアと診断されたのです。**

MRIの画像では、腰椎の5番にヘルニアが存在していたことから、しばらく整形外科で治療を行っていました。しかし、1か月経過しても痛みが良くなる気配を感じないことから、友人の紹介で著者のところにやってきました。

患者さんのお話を聞くと、MRIの画像上にヘルニアはあるものの、痛みを訴えている部位と画像の所見が一致していませんでした。さらに、患者さんは重だるい痛みを訴えており、その場所も背中の広範囲にわたっていました。

**患者さんが訴える痛みの特徴は、筋肉の痛みの特徴と似ていることから、**痛みが強くなる動作を確認したところ、イスに座るときなどに痛みが悪化するとのことでした。そこで、痛いときに縮んでいると思われる腸腰筋という筋肉を疑い、触っ

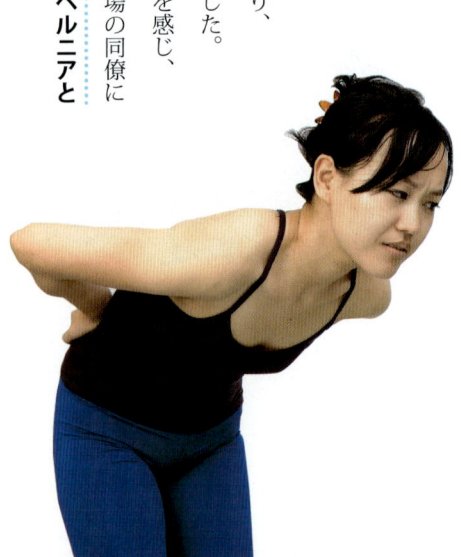

20

理論編

## 筋肉の痛みが原因だった

> **point**
> - 診断名だけでは、痛みの原因を特定出来ない
> - 重だるい、広範囲に広がる痛みはトリガーポイント治療が効果的である

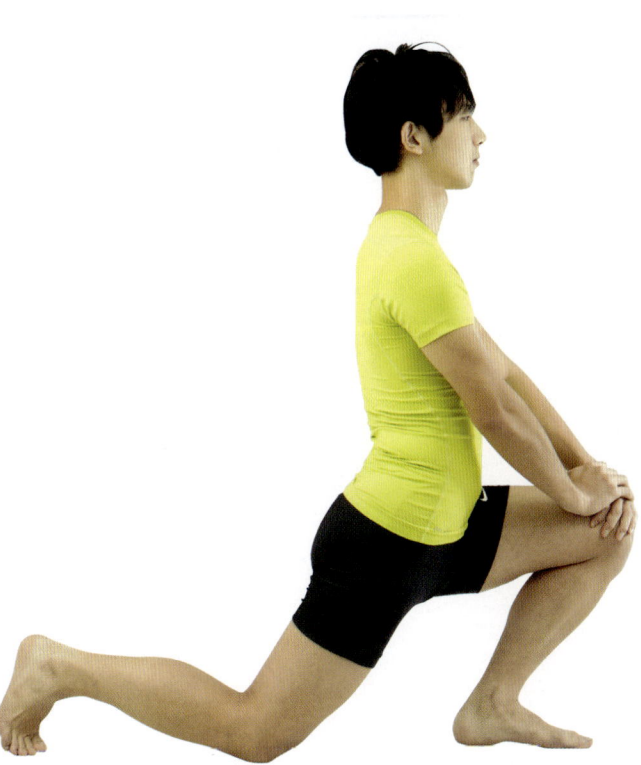

たところ、筋肉の中に硬結と呼ばれるしこりが存在しました。そこで、その腸腰筋のストレッチとマッサージを指導したところ、1か月後に痛みが当初の1/3以下に軽減したのです。

このように、腰部椎間板ヘルニアと診断されても、痛みの原因はさまざまであり、筋肉を治療することで治ることもあるのです。

# 2章

# 実践編

# 筋肉の位置を確かめよう 1

今回の治療に取り上げている主な筋肉の位置を確認しましょう。

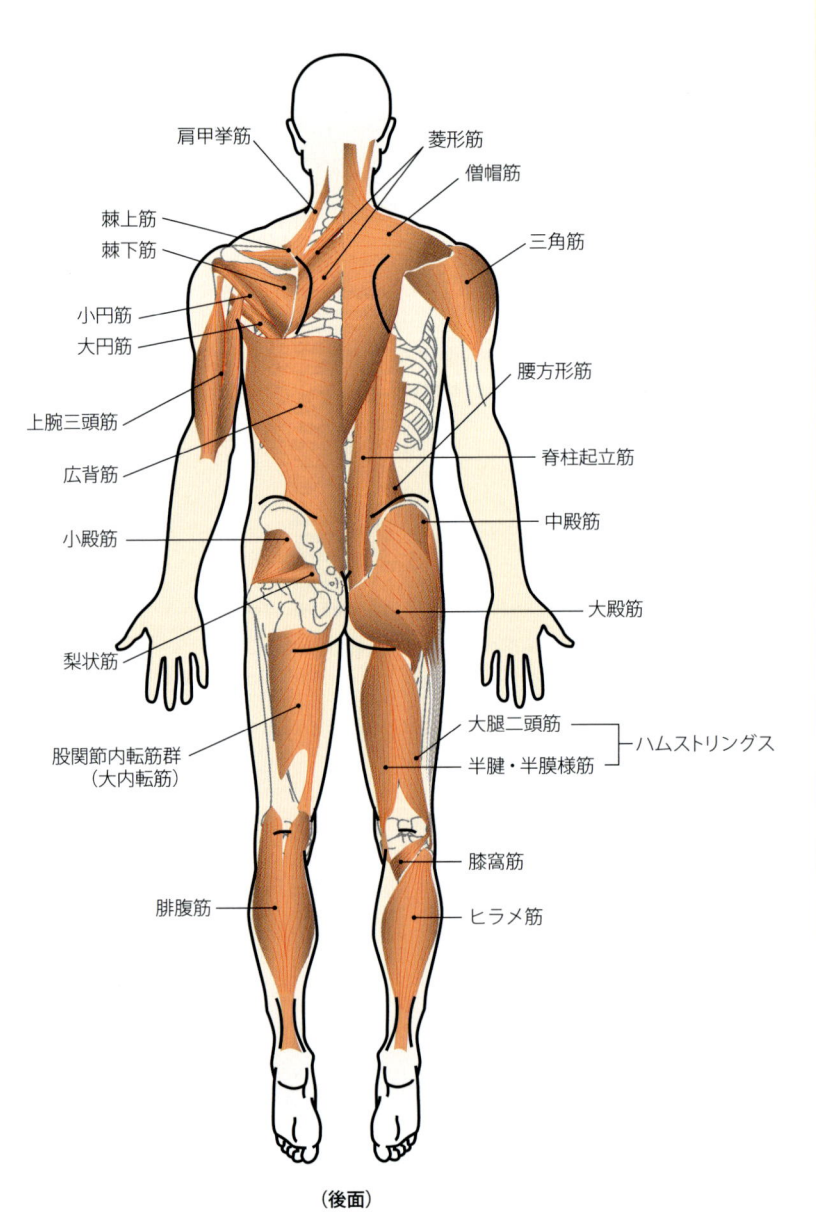

（後面）

## 実践編 筋肉の位置を確かめよう

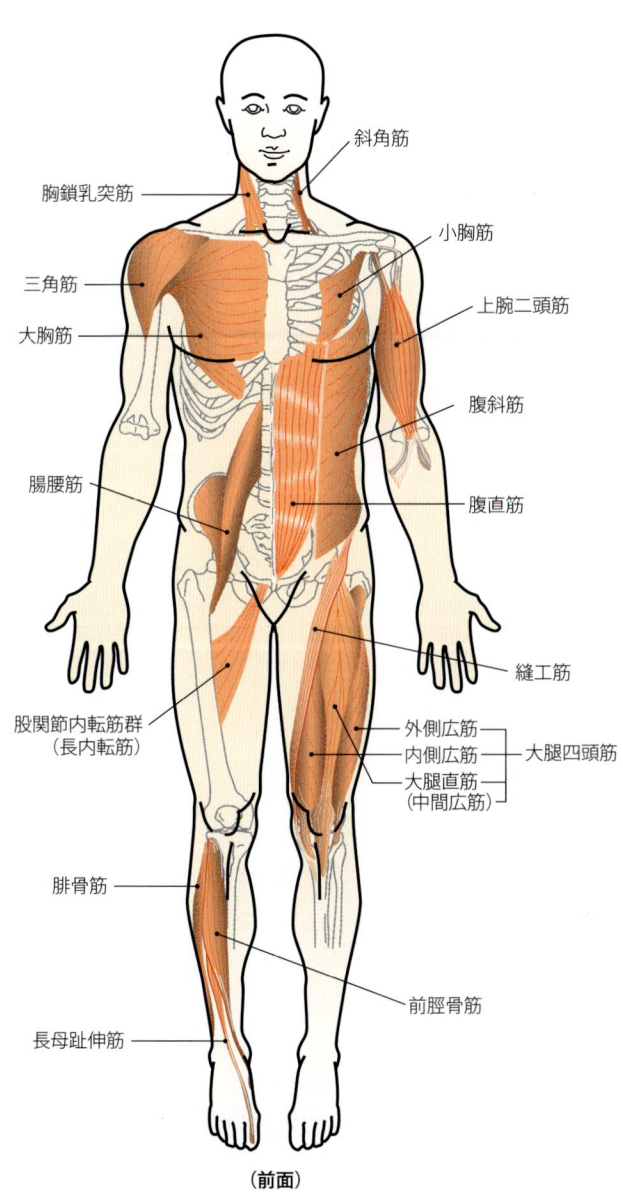

(前面)

## 用語を理解しよう 2

本書で出てくる用語で、わかりにくいものを解説します。

### A 横指（おうし）

マッサージのポイントを探すのに役立つものです。
今回は内くるぶしを基準部位として用語を解説します。

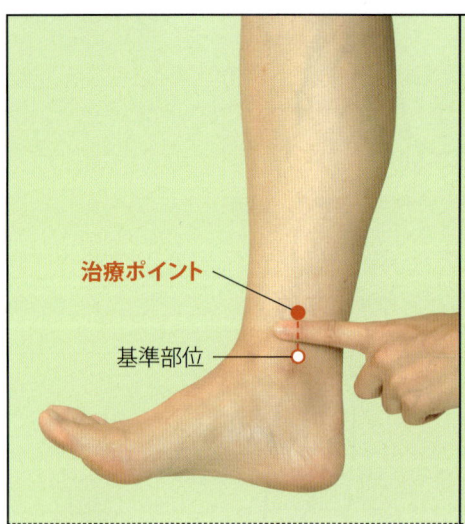

**❶ 1横指**
基準部位から**指1本分**離れた場所

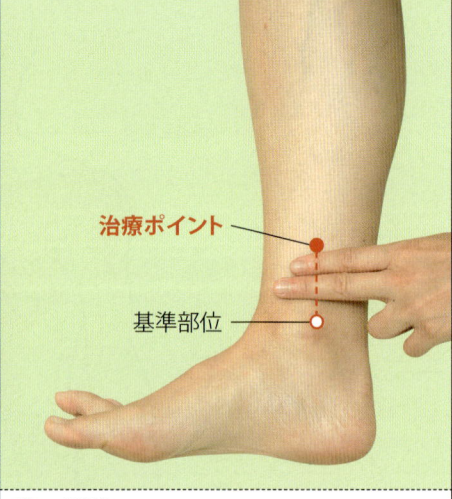

**❷ 2横指**
基準部位から**指2本分**離れた場所

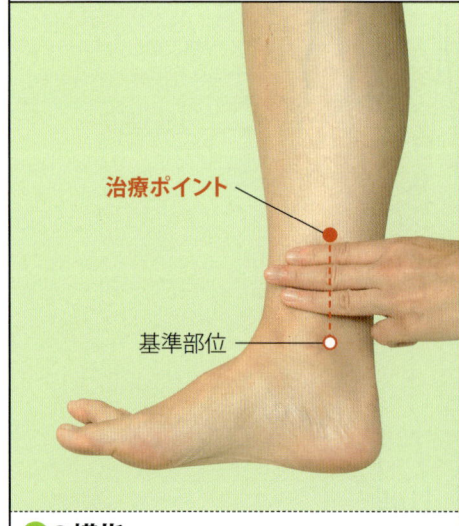

**❸ 3横指**
基準部位から**指3本分**離れた場所

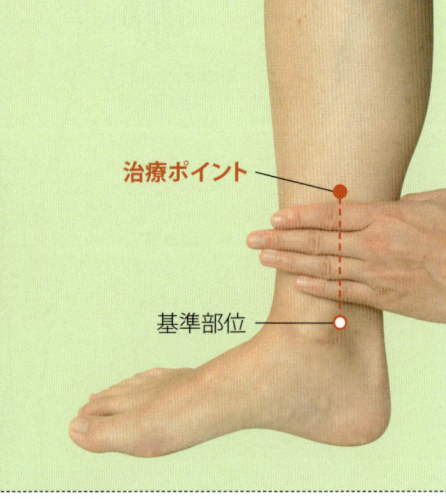

**❹ 4横指**
基準部位から**指4本分**離れた場所

## B マッサージの指の形

マッサージをする際の指の形を示します。

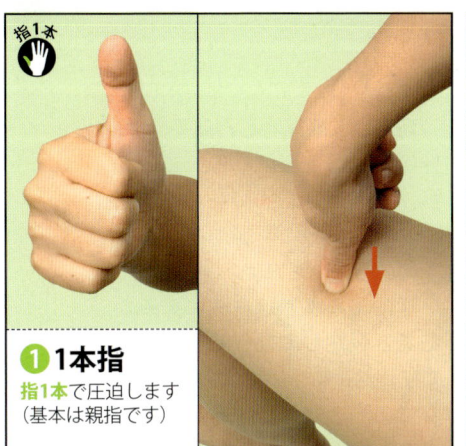

### ❶ 1本指
指1本で圧迫します
（基本は親指です）

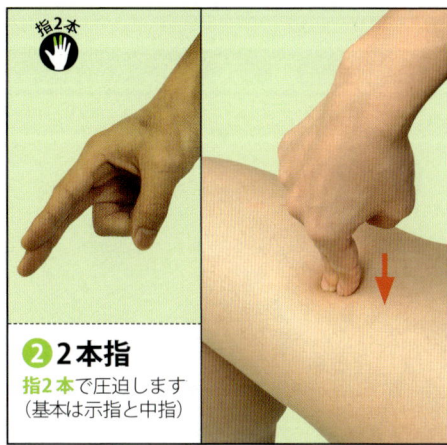

### ❷ 2本指
指2本で圧迫します
（基本は示指と中指）

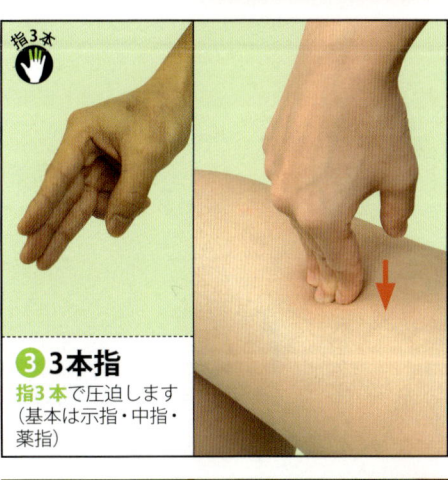

### ❸ 3本指
指3本で圧迫します
（基本は示指・中指・薬指）

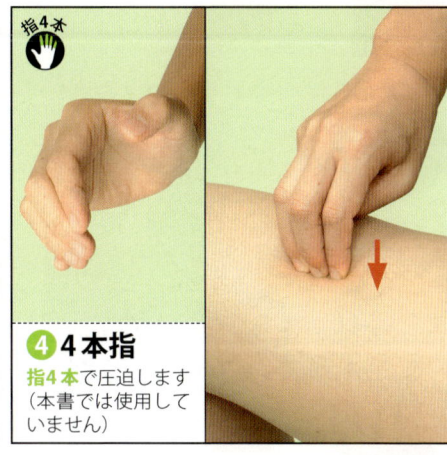

### ❹ 4本指
指4本で圧迫します
（本書では使用していません）

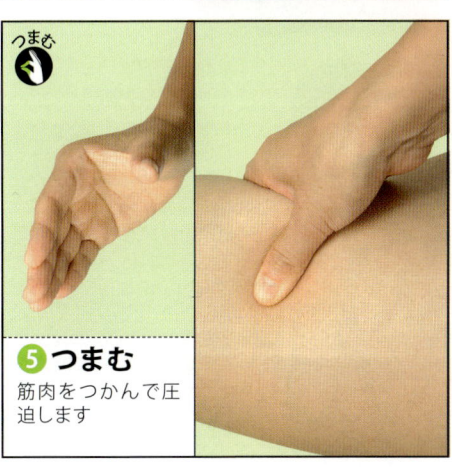

### ❺ つまむ
筋肉をつかんで圧迫します

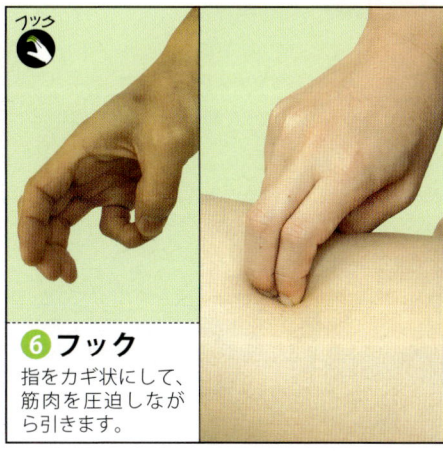

### ❻ フック
指をカギ状にして、筋肉を圧迫しながら引きます。

# 原因となる筋肉を見つけよう 3

## 頭 頸 部

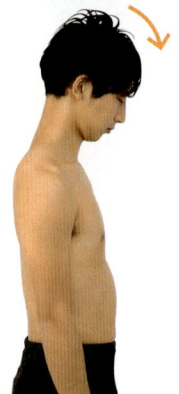

### 屈曲
首を前に倒す動作

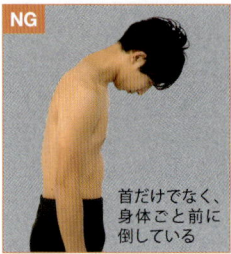

**NG** 首だけでなく、身体ごと前に倒している

**問題となる筋肉** 胸鎖乳突筋 (P184)

筋肉は「収縮すると痛くなり、伸ばされると楽になる」ことから、筋肉を各方向に動かすことで、どの筋肉に問題があるのかを確認していきます。

なお、**本書では右側に痛みがあると仮定して動作を行っています**。（左側に痛みがある場合は、文章の右を左に、左を右に変えて動作を行ってみましょう）。

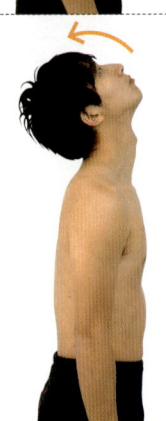

### 伸展
首を後ろに倒す動作

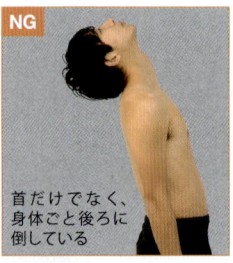

**NG** 首だけでなく、身体ごと後ろに倒している

**問題となる筋肉**
板状筋 (P188)
後頭下筋 (P196)
脊柱起立筋 (P78)

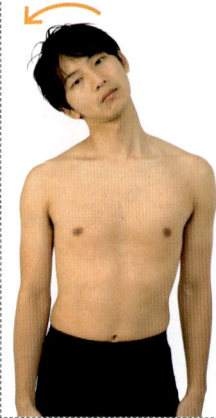

### 側屈
首を横に倒す動作

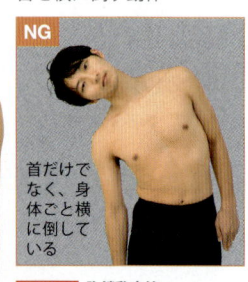

**NG** 首だけでなく、身体ごと横に倒している

**問題となる筋肉**
胸鎖乳突筋 (P184)
斜角筋 (P186)　板状筋 (P188)
後頭下筋 (P196)　脊柱起立筋 (P78)

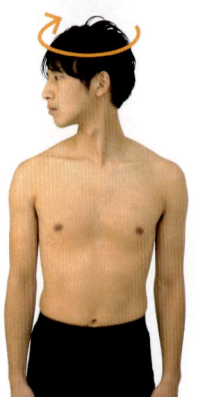

### 同側回旋
首を右に回す動作

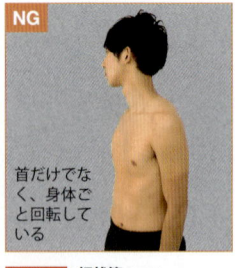

**NG** 首だけでなく、身体ごと回転している

**問題となる筋肉**
板状筋 (P188)
後頭下筋 (P196)
脊柱起立筋

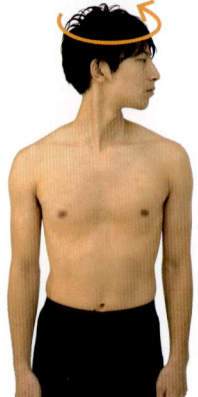

### 対側回旋
首を左に回す動作

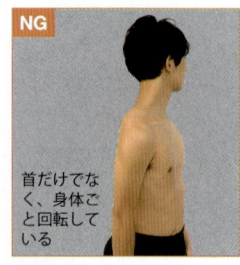

**NG** 首だけでなく、身体ごと回転している

**問題となる筋肉** 胸鎖乳突筋 (P184)

# 上 肢 帯

実践編 — 原因となる筋肉を見つけよう

## 挙上
肩をすくめる（上げる）動作

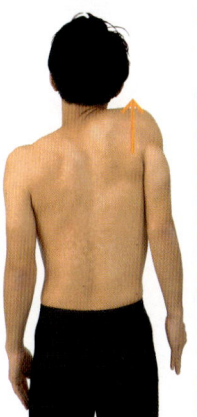
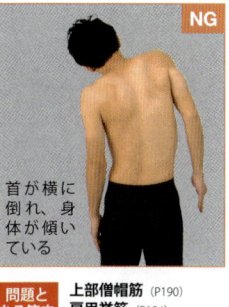

**NG** 首が横に倒れ、身体が傾いている

問題となる筋肉：上部僧帽筋 (P190) / 肩甲挙筋 (P194) / 菱形筋 (P198)

## 引き下げ
肩を下に降ろす動作

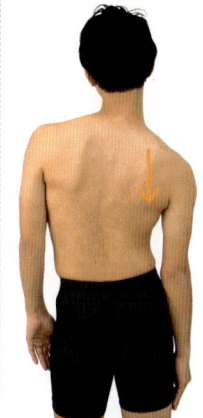
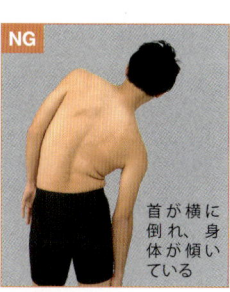

**NG** 首が横に倒れ、身体が傾いている

問題となる筋肉：小胸筋 (P164) / 中部僧帽筋 (P192)

## 外転
腕を前でクロスし、肩甲骨の間を広げる動作

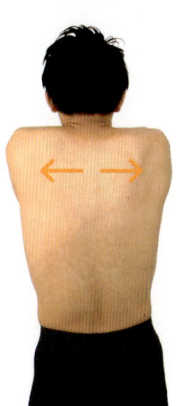
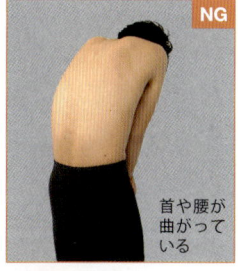

**NG** 首や腰が曲がっている

問題となる筋肉：小胸筋 (P164)

## 内転
両手を開き、肩甲骨の間を狭める動作

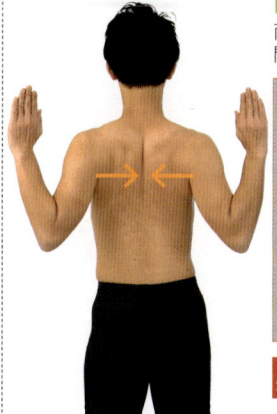
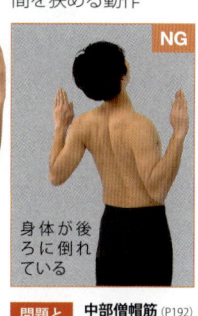

**NG** 身体が後ろに倒れている

問題となる筋肉：中部僧帽筋 (P192) / 菱形筋 (P198)

## 上方回旋
腕を上げ、肩甲骨の下端が外に開く動作

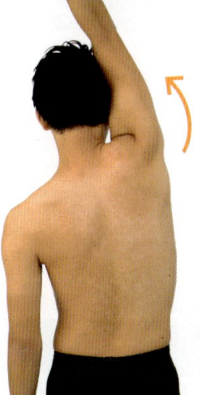
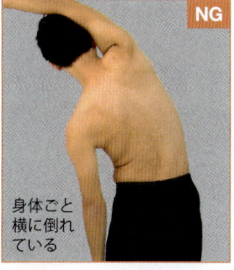

**NG** 身体ごと横に倒れている

問題となる筋肉：下部僧帽筋 (P192)

## 下方回旋
腕を後に回し、肩甲骨の下端が内に入る動作

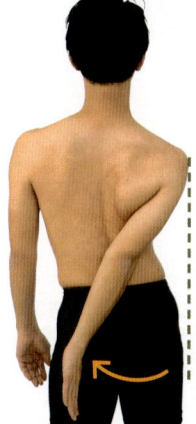
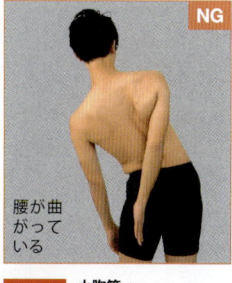
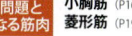

**NG** 腰が曲がっている

問題となる筋肉：小胸筋 (P164) / 菱形筋 (P198)

# 肩関節

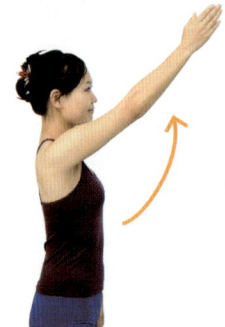

### 屈曲
腕を前方へ上げる動作

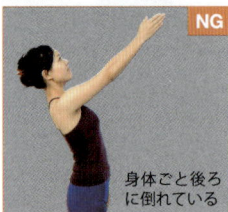

**NG** 身体ごと後ろに倒れている

| 問題となる筋肉 | 三角筋（前部）(P146)<br>大胸筋 (P162) |

### 伸展
腕を後方へ引く動作

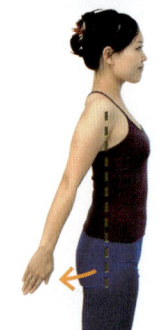
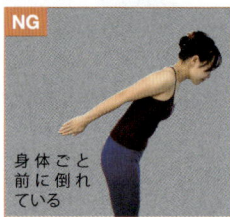

**NG** 身体ごと前に倒れている

| 問題となる筋肉 | 三角筋（後部）(P148)<br>広背筋 (P150) 大円筋 (P152) |

### 外転
腕を横から上げる動作

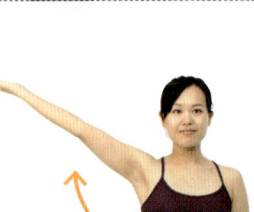

**NG** 身体ごと横に倒れている

| 問題となる筋肉 | 三角筋（中部）(P148)<br>棘上筋 (P158) |

### 内転
腕を少しだけ前に出し、内側へ動かす動作

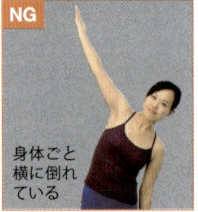
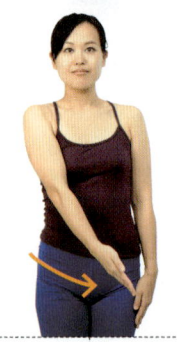

**NG** 身体ごと横に倒れている

| 問題となる筋肉 | 大胸筋 (P162) 広背筋 (P150)<br>大円筋 (P152) |

### 外旋
基本姿勢から、肘から先だけを上げる動作

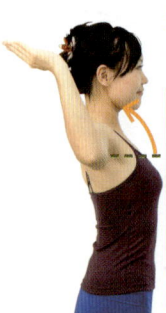
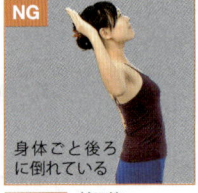

**NG** 身体ごと後ろに倒れている

| 問題となる筋肉 | 棘下筋 (P160)<br>小円筋 (P154) |

### 外旋・内旋 基本姿勢

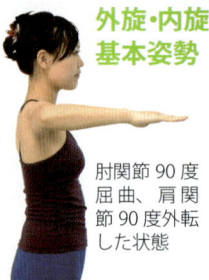

肘関節90度屈曲、肩関節90度外転した状態

### 内旋
基本姿勢から、肘から先だけを下げる動作

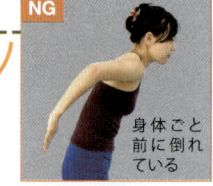

**NG** 身体ごと前に倒れている

| 問題となる筋肉 | 肩甲下筋 (P156)<br>大円筋 (P152) |

### 水平内転
基本姿勢から、腕を水平に内側に動かす動作

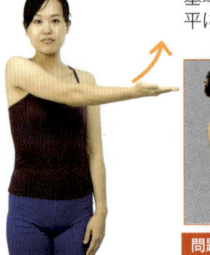

**NG** 身体ごとねじれている

| 問題となる筋肉 | 三角筋（前部）(P146)<br>大胸筋 (P162)<br>肩甲下筋 (P156) |

### 水平内転外転 基本姿勢

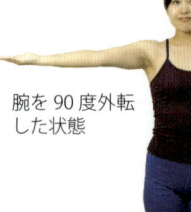

腕を90度外転した状態

### 水平外転
基本姿勢から、腕を水平に外側に動かす動作

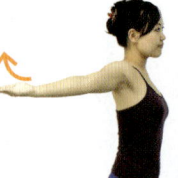
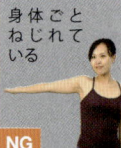

**NG** 身体ごとねじれている

| 問題となる筋肉 | 三角筋（中部・後部）(P148)<br>棘下筋 (P160)<br>小円筋 (P154) |

# 肘関節

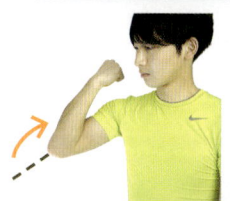

### 屈曲
肘を曲げる動作

**問題となる筋肉** 上腕二頭筋 (P166)

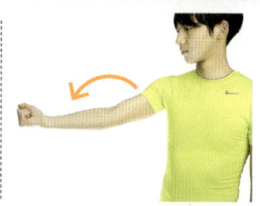

### 伸展
肘を伸ばす動作

**問題となる筋肉** 上腕三頭筋 (P168)

# 腰

実践編 — 原因となる筋肉を見つけよう

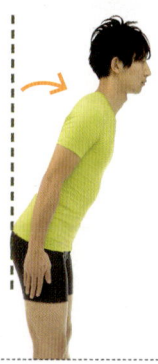

### 屈曲
腰を前に倒す動作

**NG** 腰だけでなく、身体ごと曲がっている

**問題となる筋肉** 腹直筋 (P80) / 腹斜筋 (P82)

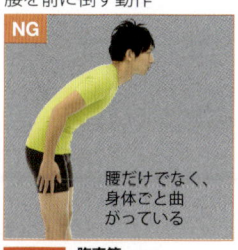

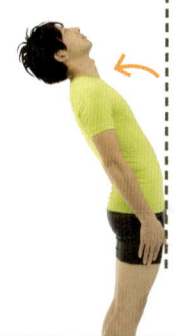

### 伸展
腰を後に倒す動作

**NG** 腰だけでなく、膝が曲がっている

**問題となる筋肉** 腰方形筋 (P76) / 脊柱起立筋 (P78)

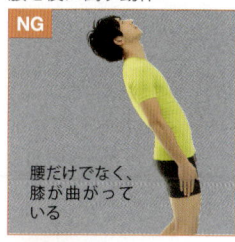

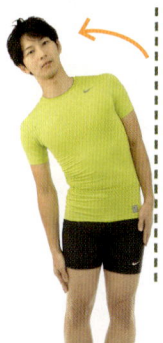

### 側屈
腰を横に倒す動作

**NG** 腰だけでなく、身体ごと曲がっている

**問題となる筋肉** 腹斜筋 (P82) / 腰方形筋 (P76) / 脊柱起立筋 (P78)

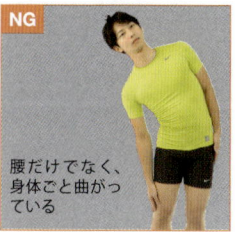

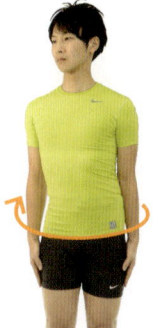

### 同側回旋
腰を右に回す動作

**NG** 腰だけでなく、身体ごと回っている

**問題となる筋肉** 腹斜筋 (P82) / 脊柱起立筋 (P78)

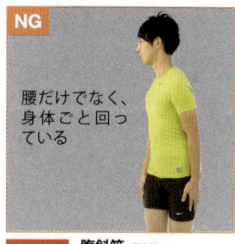

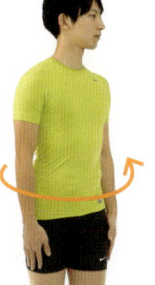

### 対側回旋
腰を左に回す動作

**NG** 腰だけでなく、身体ごと回っている

**問題となる筋肉** 腹斜筋 (P82)

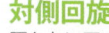

# 股 関 節

## 屈曲
身体を伸ばしたまま、太ももをお腹に近づける動作

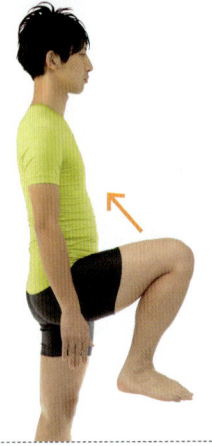

NG: 股関節だけでなく、身体から曲がっている

問題となる筋肉: 腸腰筋 (P74)　縫工筋 (P110)　大腿四頭筋 (P106)　大腿筋膜張筋 (P108)

参考:身体を伸ばしたまま、膝を曲げて同じ動作を行った場合は、主に大殿筋が働く

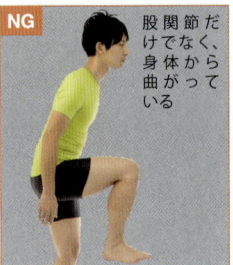

## 伸展
身体を伸ばしたまま、太ももを後ろに引く動作

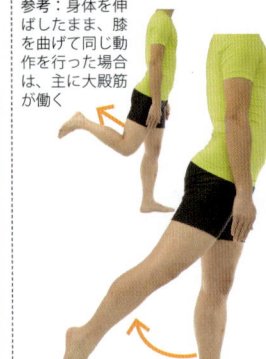

NG: 股関節だけでなく、膝や身体が曲がっている

問題となる筋肉: 大殿筋 (P84)　ハムストリングス (P112)

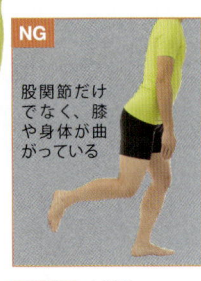

## 外転
足を外側に上げる動作

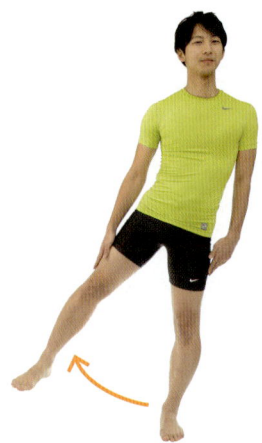

NG: 股関節だけでなく、身体から曲がっている

問題となる筋肉: 大腿筋膜張筋 (P108)　中殿筋 (P86)　小殿筋 (P88)

## 内転
足を少しだけ前に出し、足を内側に動かす動作

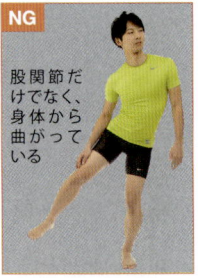

NG: 股関節だけでなく、身体から曲がっている

問題となる筋肉: 股関節内転筋群 (P114)

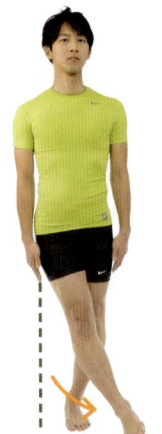
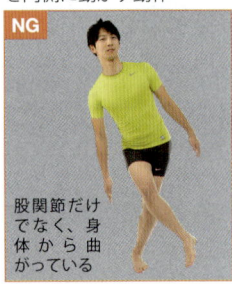

## 外旋
太ももを90度まで上げ、その後膝から下を内側に動かす動作

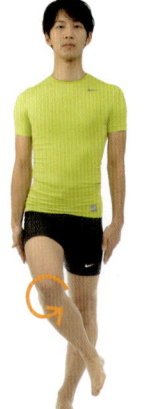

NG: 膝から下だけでなく、身体ごと曲がっている

問題となる筋肉: 縫工筋 (P110)　大殿筋 (P84)　梨状筋 (P90)

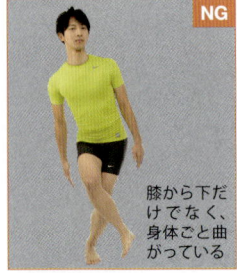

## 内旋
太ももを90度まで上げ、その後膝から下を外側に動かす動作

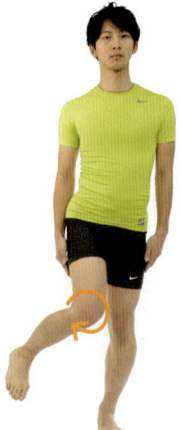

NG: 膝から下だけでなく、身体ごと曲がっている

問題となる筋肉: 小殿筋 (P88)

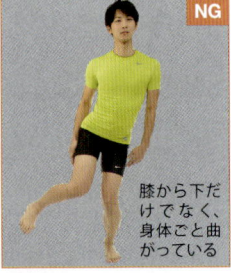

# 膝関節

## 屈曲
膝を曲げる動作

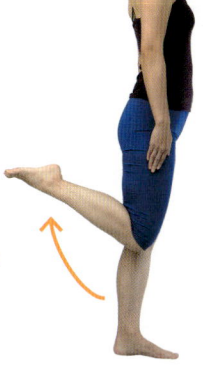

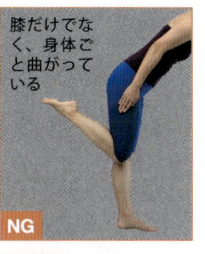

膝だけでなく、身体ごと曲がっている

**NG**

| 問題となる筋肉 | ハムストリングス (P112)<br>足底筋 (P118)<br>膝窩筋 (P116) |

## 伸展
膝を伸ばす動作

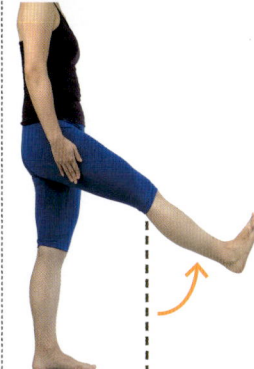

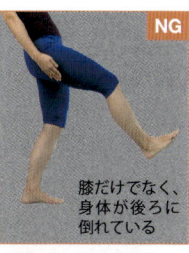

**NG**

膝だけでなく、身体が後ろに倒れている

| 問題となる筋肉 | 大腿四頭筋 (P106)<br>大腿筋膜張筋 (P108) |

# 足関節

## 背屈
つま先を上げる動作

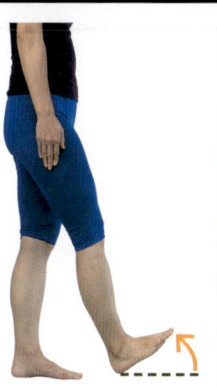

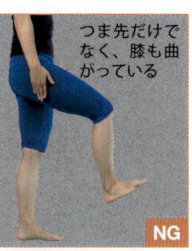

つま先だけでなく、膝も曲がっている

**NG**

| 問題となる筋肉 | 前脛骨筋 (P126)<br>長（母）趾伸筋 (P128) |

## 底屈
つま先を下げる動作

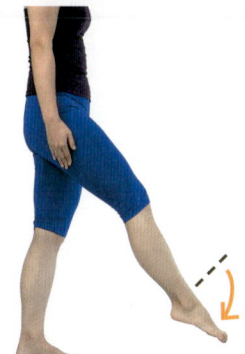

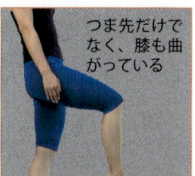

つま先だけでなく、膝も曲がっている

**NG**

| 問題となる筋肉 | 腓骨筋 (P130)<br>腓腹筋 (P120)<br>ヒラメ筋 (P122)<br>足底筋 (P118) |

# 足部

## 内返し
足首を内側に向ける動作

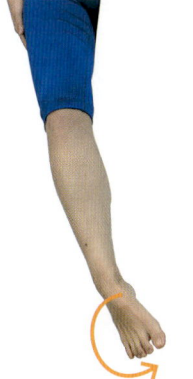

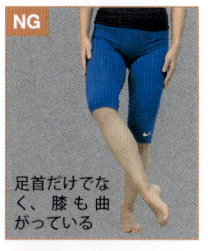

**NG**

足首だけでなく、膝も曲がっている

| 問題となる筋肉 | 後脛骨筋 (P124) |

## 外返し
足首を外側に向ける動作

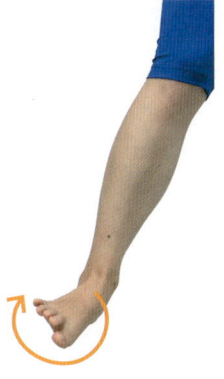

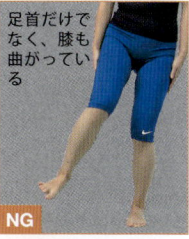

足首だけでなく、膝も曲がっている

**NG**

| 問題となる筋肉 | 腓骨筋 (P130) |

実践編 原因となる筋肉を見つけよう

# 治療理論 4

本書ではトリガーポイントに対するストレッチとマッサージの方法を紹介していますが、ストレッチとマッサージにはそれぞれ利点があります。そこで、ストレッチとマッサージに関するそれぞれの特徴と使い分けについて考えてみたいと思います。

## stretch
### ストレッチ編

## なぜストレッチが必要なのか？

痛みのある筋肉は一般的に硬くなっていますが、筋肉が硬くなることでさまざまな症状が起こることが知られています。その代表的な症状が痛みですが、ストレッチをすることで痛み以外にもさまざまな症状に効果があります。そこで、ストレッチによる主な効果を4つ挙げてみます。

### 1 筋肉が柔らかくなる

筋肉をストレッチすると、筋肉にかかっていた余分な力が抜け、柔らかくなります。

### 2 冷えやむくみが改善する

筋肉が硬くなると、筋肉の中を走行する血管が圧迫され、血流が悪くなり、冷えやむくみが生じると言われています。そのため、ストレッチにより筋肉が柔らかくなると、血流が良くなり、冷えやむくみが改善されます。

実践編

治療理論（ストレッチ編）

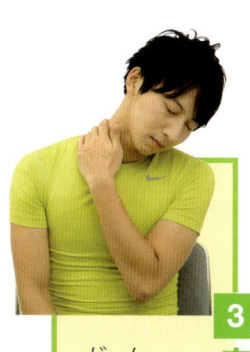

### 3 痛みが和らぐ

血液の流れが悪い筋肉には、痛みを起こす物質がたくさん溜まっています。そのため、筋肉が柔らかくなり、血流が良くなれば、痛みも軽減します。

### 4 身体も心もリラックス

ストレッチにより痛みが改善すれば、身体だけでなく心もストレスから解放されます。その結果、心身ともにリラックスします。

このように、ストレッチには多くの効果が期待出来ます。痛みだけではなく、さまざまな効果を体験してください。

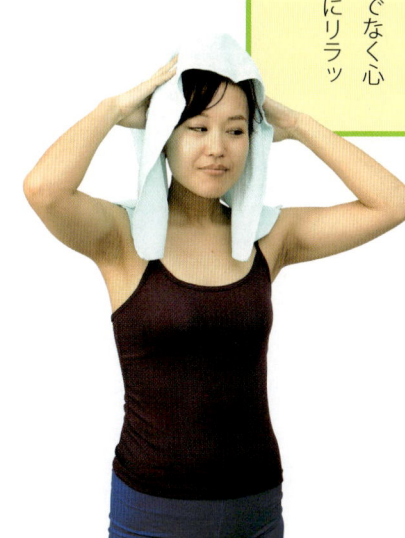

# どのようなときにストレッチを行うの？

筋肉をストレッチすることで、いろいろな効果があることを紹介しましたが、どんなときにストレッチを行うのが最も効果的なのかを考えてみましょう。ストレッチが適応と思われる場合には、次のような状況があります。

## 1 広範囲に痛みがあるとき

痛みの範囲が広い場合には、1つの筋肉に多くの治療ポイントが存在している可能性があります。そんなとき、筋肉の悪いところを1つ1つマッサージするよりも、筋肉全体を治療したほうが時間も短縮でき、身体への負担も少ないと思われます。そのため、痛みが広範囲に存在するときはストレッチをお勧めします。

## 2 場所や時間があるとき

ストレッチは効果が高い分、いつでもどこでも行えるというわけではありません。ストレッチを行う際には、急に無理なストレッチを行うのではなく、徐々にストレッチの強度を増やしていかないといけません。そのため、ストレッチにはウォーミングアップ・クールダウンを含めて最低20分以上はかけて、ゆっくりと行う必要があります。また、身体全体を使うため、広い場所で行うようにしましょう。

実践編

治療理論（ストレッチ編）

## 3 気分が落ち込んでいるとき

運動にはもともと、気分を改善させる作用があることが報告されています。ストレッチを行い、全身の筋肉が柔らかくなれば、血流も良くなり身体も温かくなるとともに、脳内からはオピオイドと呼ばれる快楽物質が分泌されます。そのため、気分も明るく、楽しい気持ちになります。

## 4 運動機能が低下していると感じたとき

筋肉が硬いと運動機能が低下することが知られています。筋肉が柔らかくなり、筋肉が持つ本来の力を100％発揮してくれれば、運動機能は向上し、歩行や運動が楽に行えるようになります。

このように、痛みが広範囲に存在したり、運動機能が低下しているときは、ストレッチを行うことをお勧めします。

# ストレッチの種類と使い分け

ストレッチと言ってもその方法はまちまちです。そこで、ストレッチのさまざまな方法を紹介します。

## ●1人で行う

1人でストレッチを行う場合、静的ストレッチと動的ストレッチという2つの方法があります。

### 静的ストレッチ

反動をつけずにゆっくり行うストレッチを静的ストレッチと呼びます。痛みのないぎりぎりの範囲まで伸ばした後、10秒程度静止することがポイントです。一般的なストレッチの方法で、本書でもこの方法を紹介しています。

### 動的ストレッチ

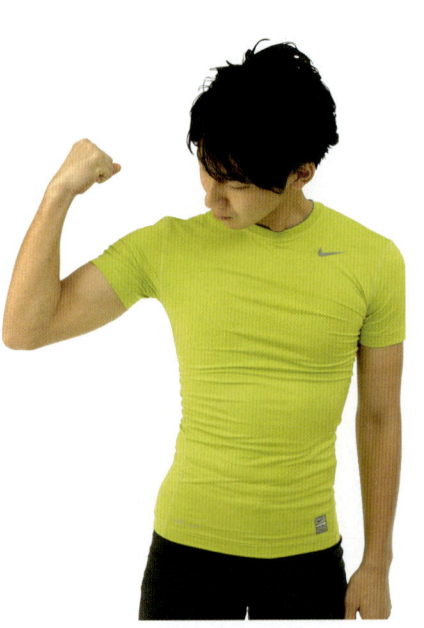

動きの中で行うストレッチを動的ストレッチと呼び、バリスティックストレッチと、ダイナミックストレッチがあります。バリスティックストレッチは、ラジオ体操のように1・2・3と反動を付けてリズミカルに行うストレッチのことで、反動を利用して行うストレッチです。一方、ダイナミックストレッチは、軽い負荷をかけながら関節の可動範囲以内で、伸ばしたり縮めたりを反復しながら、徐々に動かす範囲を拡大することで筋肉を伸ばしていくストレッチです。

実践編

治療理論（ストレッチ編）

## ● 2人で行う

2人で行う場合には、相手の力を利用して筋肉を伸ばすことが可能です。しかしながら、筋肉も伸ばし過ぎると、逆に硬くなってしまいます。そのため、筋肉を伸ばす加減が難しいので、相手の様子を確認しながら無理のない範囲でストレッチを行いましょう。

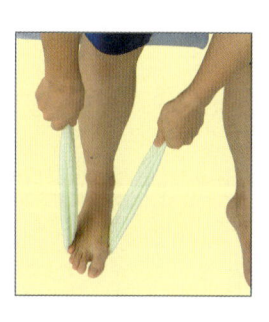

## ● 道具を使う

1人で行う場合では、ストレッチの強度に限界があります。そのため、タオルやバランスボールなどを使い、効率的にストレッチを行うこともできます。なお、本書では1人で行うことが難しい筋肉に関して、道具を使う方法を一部紹介しています。

本書では、1人で行うことを原則として、静的ストレッチを紹介していますが、その他にさまざまな方法が存在しますので、目的に応じてストレッチの種類を選ぶようにしましょう。

# ストレッチの手順と注意点

ストレッチをより効果的に行うための方法と注意点を紹介します。

## 1 目的の筋肉を知る

ストレッチを行う際、むやみに筋肉を伸ばしても意味がありません。これからストレッチを行う筋肉がどこに存在し、どんな役割があるのか、またどの方向に筋肉が動くのかを知った上で、ストレッチを行ったほうが効果的です。そのため、ストレッチを行うときは常に筋肉をイメージしながら行いましょう。

## 2 暖かい場所で身体を温めてから行う

ストレッチを行う際には、暖かい場所で行うようにしましょう。筋肉が冷えているとケガをする危険性が高まります。そのため、早朝や夜遅くにストレッチを行うことはあまりお勧めできません。また、部屋だけではなく身体も温める必要があります。ストレッチを行う前には、必ずストレッチを行う筋肉を動かしたり、準備体操をするなどして身体を温めてから行いましょう。

## 3 ストレッチの強度に要注意

まずはストレッチを行う際、無理に筋肉を伸ばしては、逆に筋肉が傷ついてしまいます。そのため、まずはストレッチを行う筋肉を軽く動かし、その後、徐々に筋肉を伸ばします。なお、筋肉

を伸ばす範囲は心地よさを感じる程度、言い換えれば痛みを感じる手前まで伸ばすようにします。痛みを感じる手前までゆっくり伸ばしたら、10秒ほどその状態を維持します。

### 4 息を吐きながら行う

ストレッチを行う際、痛みを感じると息をこらえてしまう人が多いようです。しかし、息をこらえてしまうと、逆に筋肉は硬くなってしまいます。そのため、ストレッチを行う際には、息をゆっくり吐きながら筋肉を伸ばしましょう。

### 5 正しい姿勢で行う

筋肉は正しい方向に動かさないと、しっかりと伸びません。そのため、ストレッチを行う際には、正しい姿勢をとるように心掛けましょう。

### 6 ウォーミングアップやクールダウンを行う

ストレッチを行うのはウォーミングアップ・クールダウンを含めて最大30分程度とします。ストレッチの開始時には、ストレッチを行おうとする筋肉を数回軽く動かします。また、ストレッチが終わった後には、ストレッチを行った筋肉を軽く触り、筋肉が硬くなっていないかを確認します。筋肉が硬い場合には、筋肉を伸ばし過ぎている可能性があるので、その筋肉を軽く動かしたり、揉むことで、緊張をなくすようにします。

### point

なお、ストレッチの際には、以下の注意事項を守るようにしましょう。

- ケガをした直後は行わない
- お酒などを飲んだ後は行わない
- 体調が悪いときは行わない
- 首のストレッチでは負荷量に注意する

## massage
### マッサージ編

## なぜマッサージが必要なのか？

痛みを解消する方法はストレッチだけではありません。いつでもどこでも手軽に行えるマッサージは、痛みのセルフケアに必要不可欠な方法です。そこで、マッサージによる主な効果を4つ挙げてみます。

### 1 血液の流れが良くなる

マッサージした筋肉は、マッサージをした部分を中心に赤くなることがあります。これは、指で押した部分の血流が局所的に良くなった証拠で、軸索反射と呼ばれる反応です。ストレッチとは違い、局所的に血液の流れを改善できるので、身体にとっては負担が少ない治療法です。

### 2 痛みが和らぐ

筋肉の痛みの原因であるトリガーポイントは、痛みを起こす物質がたくさん溜まっている場所でもあります。そのため、トリガーポイントを刺激して局所の血流が良くなれば、その部分に溜まっていた痛みを起こす物質が流され、痛みが軽減します。

## 3 身体も心もリラックスする

トリガーポイントを「気持ちいい程度」にマッサージすると、気持ちが良いという感覚が引き金となり、脳からリラックスを促す物質が分泌されます。そのため、マッサージを行うと心地良く、身体がリラックスします。

## 4 痛み以外の症状が改善する

筋肉の痛みの治療では、トリガーポイントをマッサージすることになりますが、トリガーポイントは、東洋医学でいう「ツボ」と類似した部位に出現することが多いと言われています。そのため、ツボで言われているようなさまざまな効果が、トリガーポイント治療でも期待出来ます。

このように、マッサージには痛み以外にもさまざまな効果が期待できます。

# どのようなときにマッサージを行うの？

マッサージにはストレッチとは異なる効果があることを紹介しましたが、どんなときにマッサージを行えば良いのかを考えてみましょう。マッサージが適応と思われる場合には、次のような状況があります。

## 1 痛みの範囲が限られているとき

痛みが広範囲に存在する場合、1つの筋肉に治療を行うべきポイントがたくさんあります。そのため、トリガーポイントを1つ1つ治療するよりも、筋肉全体を治療したほうが効果的です。しかし、逆に痛みがある程度限られている場合には、痛いポイントも明確であるため、マッサージのほうが簡単で効果的です。

## 2 いつでもどこでも

マッサージはストレッチとは違い、場所や時間を選びません。仕事の合間や電車の中など、時間があるときに定期的にトリガーポイントをマッサージすることは、治療だけでなく予防的な側面から考えても大切なことです。

## 3 動きたくないとき

痛みが強いと動きたくないものです。そんなときこそ、簡単に行えるマッサージが効果的です。特に大きな動きを必要としないことから、痛みが強く、動きたくない場合でも簡単に行えます。

## 4 痛みをすぐに止めたいとき

マッサージは痛みのポイントを的確に治療出来ることから、きちんと筋肉さえ選べれば、短時間で効果を得ることが可能です。そのため、今すぐ痛みを止めたい場合には、ストレッチよりもマッサージが効果的です。

このように、痛みが限られた場所に存在していたり、すぐに痛みを止めたい場合には、マッサージを行うことをお勧めします。

# マッサージの種類と使い分け

マッサージといってもいろいろな方法があります。そこで、マッサージのさまざまな方法を紹介します。

## ●1人で行う

基本的には自分の指を使って治療を行います。なお、指には、押す、つまむ、フックなどの手技があります。実際にどの方法を使うかは、各筋肉を参照してください。

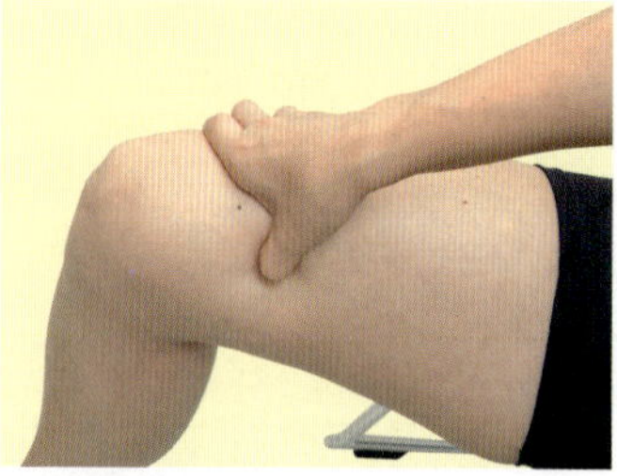

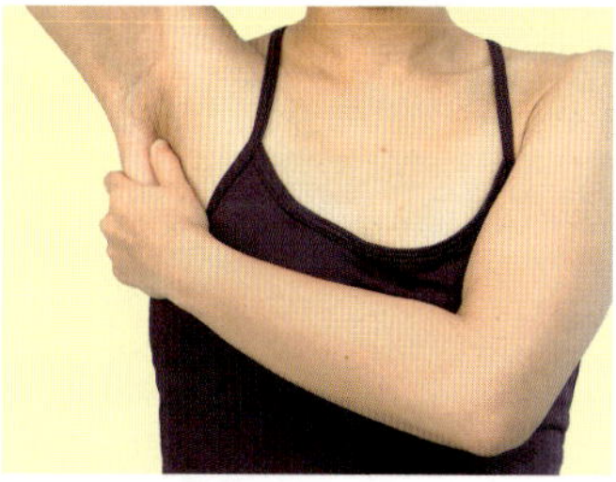

### ❷つまむ

筋肉が大きい場合や、指で圧迫しにくい場所はつまむという方法もあります。トリガーポイントを正確に捉えることができるため、とても便利です。

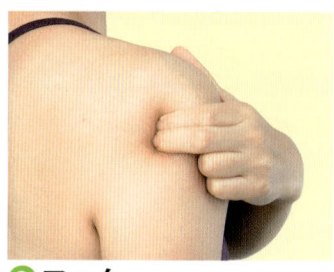

### ❶押す

最も一般的な方法で、指でトリガーポイントを圧迫します。指は1～4本と、押す場所に応じて使い分けます。ただし、トリガーポイントは、硬結という筋肉の小さなしこりに存在しているので、慣れないと硬結をうまく押すことは出来ません。

### ❸フック

骨の際などにトリガーポイントが存在するときは、指をフックのように曲げ、トリガーポイントを刺激します。指で圧迫するよりも力が入りやすいので、強い刺激が行えます。

## ●2人で行う

背中など押しにくい部分では、2人で行うことも可能です。しかしながら、指で圧迫する力の加減が難しいため、逆に筋肉を傷つけてしまうこともあります。そのため、強さを確認しながら、無理のない範囲でマッサージを行いましょう。

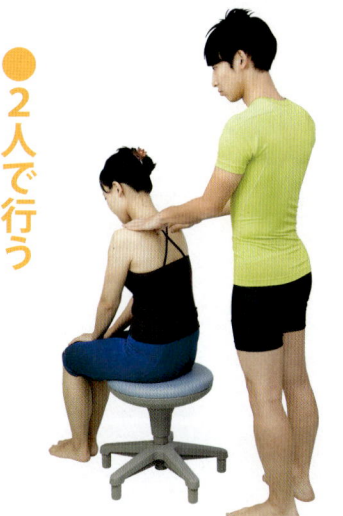

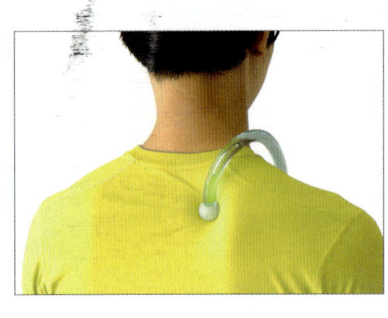

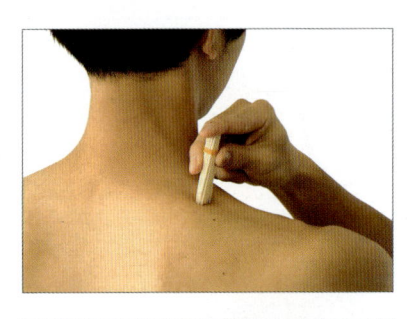

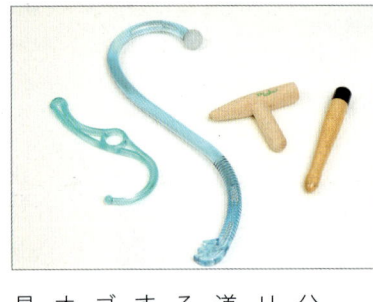

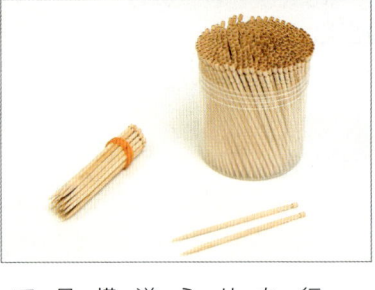

## ●道具を使う

1人で行う場合では、背中など行いにくい部分もあります。そのため、道具を使い、効率的にマッサージを行うことも良いでしょう。トリガーポイントを刺激する道具は一般的なマッサージ器具で構いません。なお、マッサージ器具にはさまざまなものが販売されていますので、用途に合わせて使い分けましょう。

また、器具を買わなくても、自分で作製することも可能です。トリガーポイントを刺激するための道具は、爪楊枝を束にしてまとめることで簡単に作ることができます。また、背中を刺激する道具も、ゴルフボールやテニスボールとタオルを用意すれば、簡単な刺激道具になります。作り方は以下の通りです。

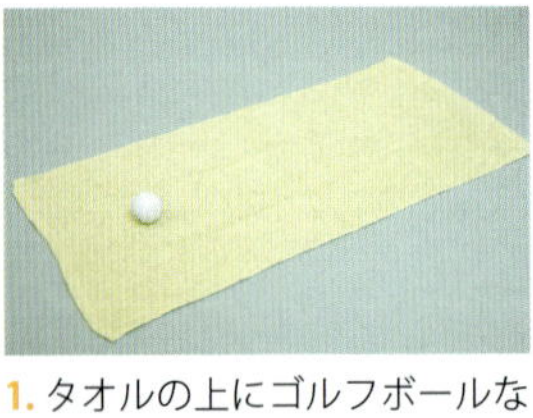

**1.** タオルの上にゴルフボールなどを置く

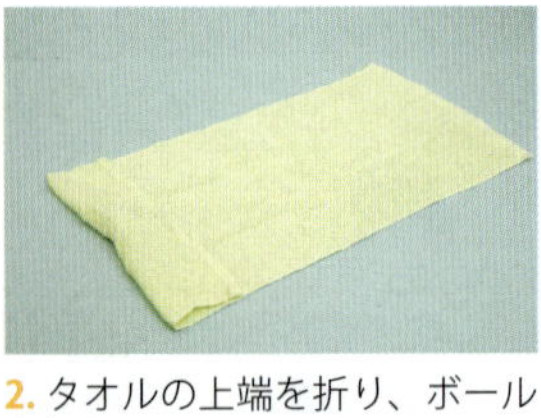

**2.** タオルの上端を折り、ボールを包む

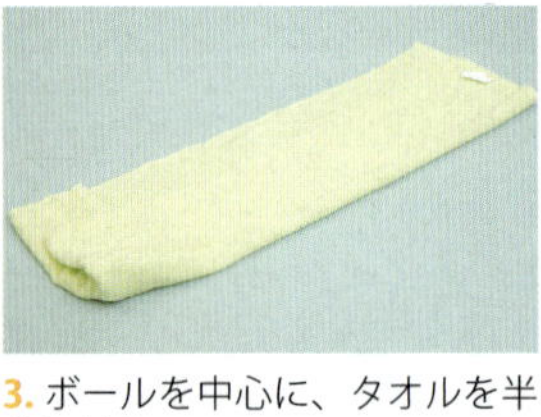

**3.** ボールを中心に、タオルを半分に折る

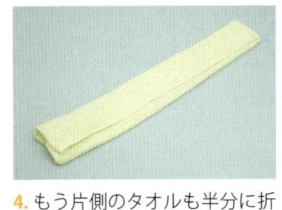

**4.** もう片側のタオルも半分に折る

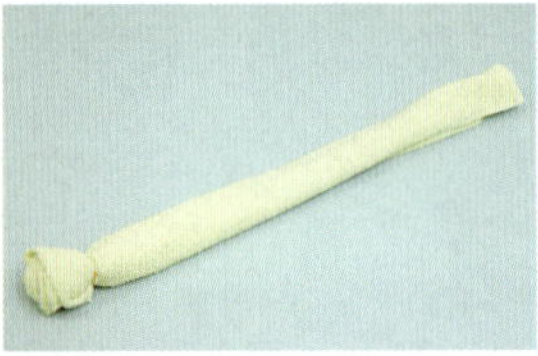

**5.** ボールのすぐ下をゴムで結び完成

（ボールを利用してマッサージを行う際の方法は、P204〜205に掲載しています）

46

## ●さらに道具を使ってひと工夫

道具を使う方法には、トリガーポイントにお灸を行ったり、パッチ鍼（セイリン社製）と呼ばれる小さな鍼を貼り付けたり、さらには、鍼の代わりにお米や小豆の粒などを絆創膏で貼ることも可能です。鍼やお米などを貼れば、継続的に刺激を行うことができるため、一時的に刺激をするよりも、さらに効果は高いと言えます。

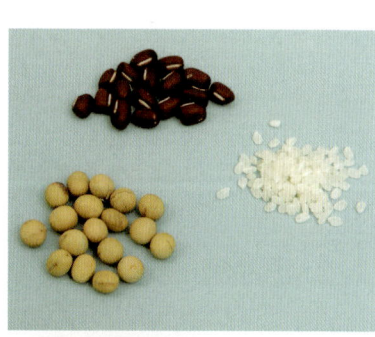

本書では、1人で行うことを原則として、指で刺激をする方法を紹介していますが、その他にさまざまな方法が存在しますので、目的に応じてマッサージの方法を選ぶようにしましょう。

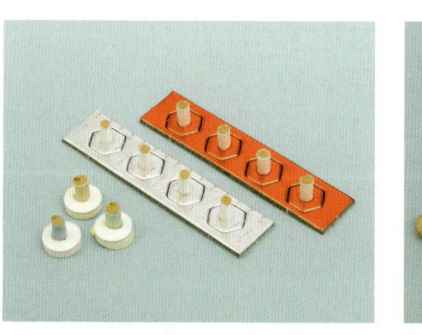

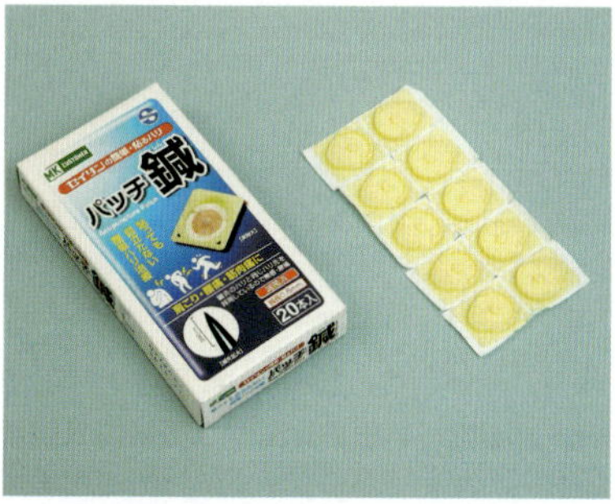

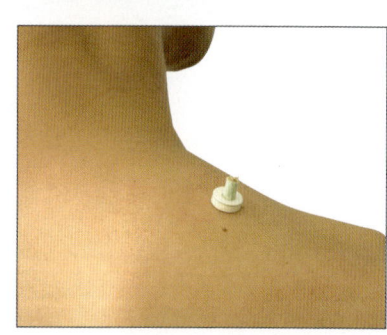

# マッサージの手順と注意点

マッサージをより効果的に行うための方法と注意点を紹介します。

## 1 目的の筋肉を知る

マッサージを行う際、むやみに筋肉を押しても意味がありません。これからマッサージを行う筋肉がどこに存在し、どんな役割があるのか、またどの位置にトリガーポイントが存在するのかを知った上で、マッサージを行ったほうが効果的です。なお、マッサージのポイントを見つけるためには、基準（ランドマーク）となる骨の位置を確認する必要があります。ランドマークについては、各章の初めに紹介していますので、わからない場合はそこで確認しましょう。

## 2 暖かい場所で身体を温めてから行う

ストレッチと同様、筋肉が冷えていると筋肉を傷つける危険性が高まります。そのため、マッサージを行う場合も、薄手の服の上から行うなど、筋肉を冷やさない工夫が必要です。

また、マッサージを行う手も温かいほうが効果的です。そのため、マッサージを行う前には、マッサージを行う手をこすったりして、温かくしてから行いましょう。

## 3 マッサージの刺激時間が大切

トリガーポイントをマッサージするには、刺激時間がとても大切です。まずは、筋肉の中から硬結を見つけ、その部分をリズミカルに軽く圧迫します。呼吸に合わせて息を吐くときに圧迫し、吸うときに圧迫を緩めるイメージで、痛みを感じない程度で圧迫します。呼吸に合わせて2～3回圧迫を行いましょう。

なお、痛い圧迫のほうが効果があると考える方もいますが、痛いと逆に筋肉が硬くなり、悪化することがあるので、圧迫する力は心地良い程度、もしくは痛気持ちいい程度にしましょう。

## 4 息を吐きながら行う

マッサージを行う際、痛みのために息をこらえてしまう人がいます。しかし、息をこらえてしまうと、逆に筋肉は硬くなってしまいます。そのため、マッサージをするときは、息をゆっくり吐きながら圧迫するようにしましょう。

## 5 正しい姿勢で行う

姿勢により筋肉の形は微妙に変化します。そのため、正しい姿勢で行わないと、正確な場所を圧迫することが出来ません。本書を参考に、正しい姿勢で行うように心がけましょう。

### point

なお、マッサージの際には、以下の注意事項を守るようにしましょう。

- ●ケガをした部位には行わない
- ●皮膚に炎症がある部位には行わない
- ●お酒などを飲んだ後は行わない
- ●体調が悪いときは行わない

## stretch & massage
### ストレッチ＆マッサージ編

# ストレッチ＆マッサージの効果を高める工夫

単にストレッチやマッサージを行うこともできますが、さらにその効果を高めることも可能です。効果を高めるための方法をいくつか紹介します。

## より高い効果を引き出すための5つの工夫

### 1 道具を活用する

ストレッチやマッサージを行うことだけに意識が集中し、無理な姿勢でストレッチやマッサージを行っている人も少なくありません。道具をうまく活用し、楽な姿勢で行うようにしましょう。

### 2 リラックスして行う

身体が緊張している状態では、良い治療は出来ません。身体も気持ちもリラックスした状態で行うようにしましょう。なお、リラックスするためには環境も大切です。心地良い音楽を流したり、アロマの香りを嗅いだりしながら行うことも、リラックスするためには大切なことなのです。

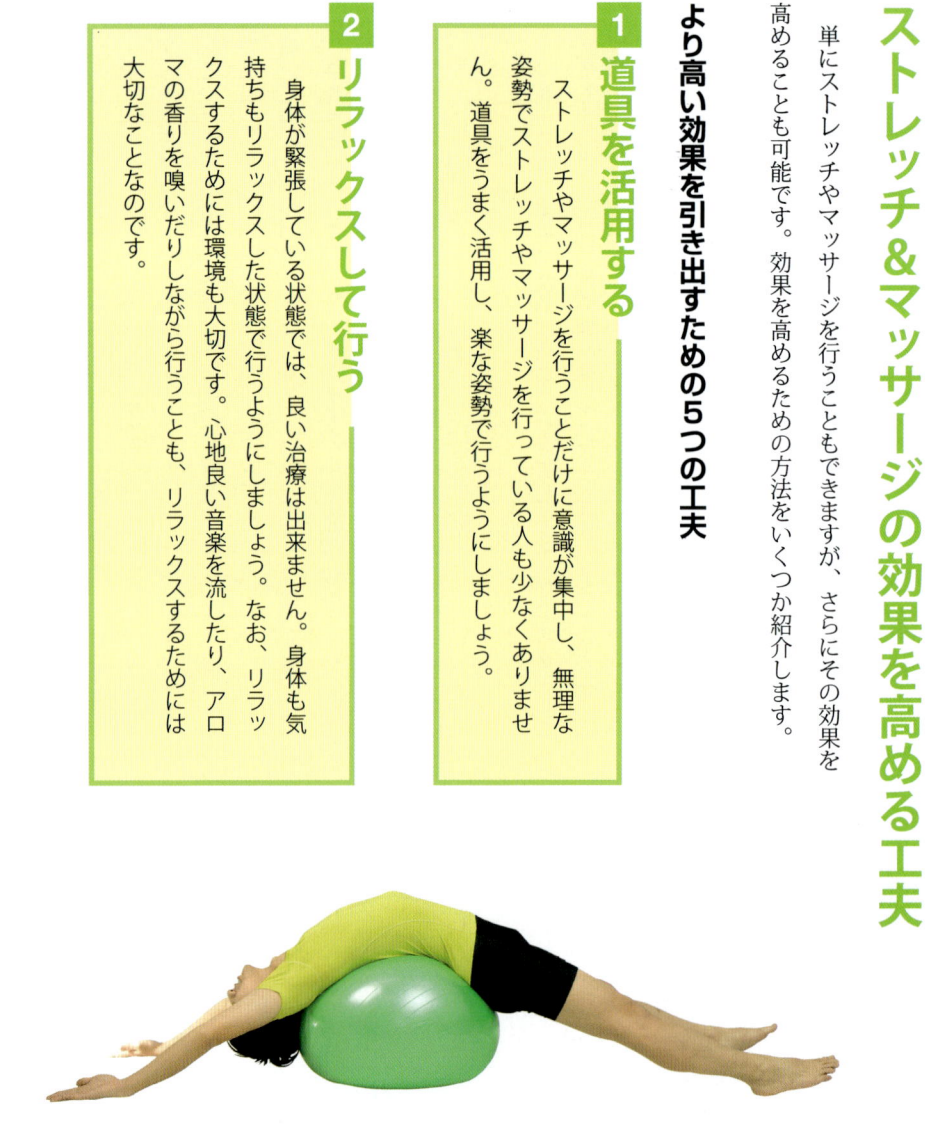

実践編　治療理論（ストレッチ&マッサージ編）

### 3 入浴後に行う

ストレッチもマッサージも身体が温かい状態で行うことが理想的です。そのため、お風呂から上がって、身体が温まっている間に行うと、筋肉が緩んでいるため高い効果が得られます。

### 4 時間に注意する

ストレッチもマッサージもやり過ぎは逆効果です。次の日に身体が疲れているようでは意味がありません。そのため、ストレッチもマッサージもトータル30分までにしましょう。なお、30分でも翌日身体が疲れてしまう場合は、もう少し時間を短くする必要があります。

### 5 無理をしない

治療は楽しみながら行うことが大切です。やらなければいけないという義務感で行うと身体はストレスを感じ、良い効果を出すことは出来ません。そのため、治療は身体と対話しながら楽しく行いましょう。

以上、ちょっとした工夫ですが、環境や気持ち次第で効果は大きく変わります。自分なりに治療を楽しむ工夫をしましょう。

# 筋肉トレーニングも本当は必要

## ストレッチやマッサージだけでは、良くならないこともあります

本書ではストレッチとマッサージを中心に紹介していますが、高齢者のように筋肉が少ない場合には、ストレッチやマッサージだけでは、痛みはなかなか和らぎません。

それは、身体を維持するのに必要な筋肉が足りないために、筋肉が常に無理な負荷を受け、損傷されやすい状態にあるからです。こんなときは、ストレッチやマッサージに加えて、筋肉トレーニングが必要となります。

筋肉トレーニングといっても、スポーツ選手のように筋肉がムキムキになるために行うトレーニングではなく、生活のために最低必要な筋力をつけ、維持することに目的はあります。

筋肉トレーニングの一例として、膝や腰の痛みにとって重要な筋肉に大腿四頭筋のトレーニングを紹介します。この筋肉は、膝の安定化だけでなく、骨盤にも影響して腰痛を引き起こします。そのため、膝や腰が痛い方には大腿四頭筋の筋肉トレーニングが必要です。

なお、高齢者だけでなく、運動不足の方も同様に筋力が低下しています。ストレッチやマッサージを行っても痛みに変化がない、もしくはストレッチやマッサージを行ったときは良いが、すぐに元に戻ってしまう

実践編

治療理論

タイプの方は、筋肉トレーニングをしてみましょう。

なお、トレーニングを行う必要のある筋肉に関しては、各筋肉の項に記載されています。また、筋肉トレーニングの詳細に関しては、本書の姉妹本である『痛みが楽になる トリガーポイント筋肉トレーニング』（緑書房）を参照してください。

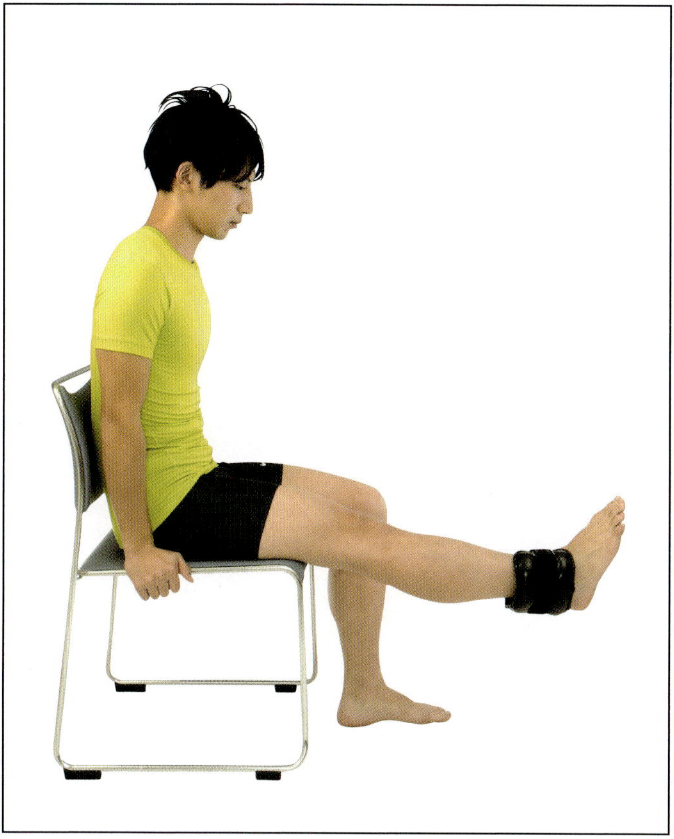

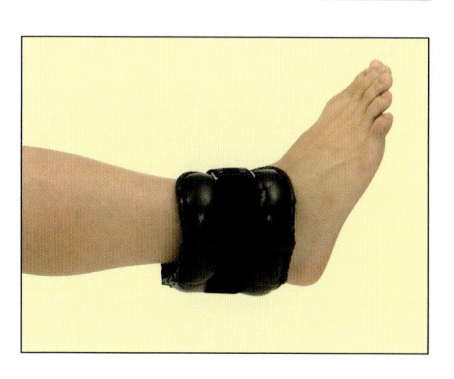

大腿四頭筋の筋肉トレーニングは、足首に重りを巻いた状態でイスに座り、膝の高さまで足を上げて、10秒ほどその位置をキープします。この運動を1日10回程度行いましょう。

# 日常生活でのアドバイス

ストレッチやマッサージ、さらには筋肉トレーニングを行えば、痛みはある程度軽減します。

しかし、しばらく時間がたつと、元に戻ってしまうことをよく経験しませんか？

その原因にはいくつか考えられますが、その原因の1つとして、日常生活における姿勢や習慣が大きく関与しています。

例えば、パソコンを行うときに背中を丸めて作業を行ってはいませんか？　背中を丸める姿勢でパソコンを行うと、余計な部分に力が入り、筋肉が障害されやすくなってしまいます。

また、肩からかけるようなカバンを使用している方は、片側の筋肉だけが引き伸ばされて、障害を起こす原因となります。そのため、肩に痛みがある方は、リュックサックのように荷物の重みが均等にかかるカバンを使用するとよいでしょう。

このように、安定的に痛みを軽減させるためには、ストレッチやマッサージの治療を行うだけでなく、日頃の姿勢や動作にも注意が必要です。

なお、それぞれの筋肉における日常生活のアドバイスに関しては、各筋肉の基礎情報で解説していますので、参考にしてください。

実践編 治療理論

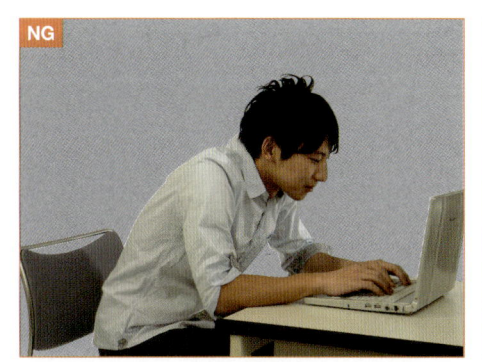

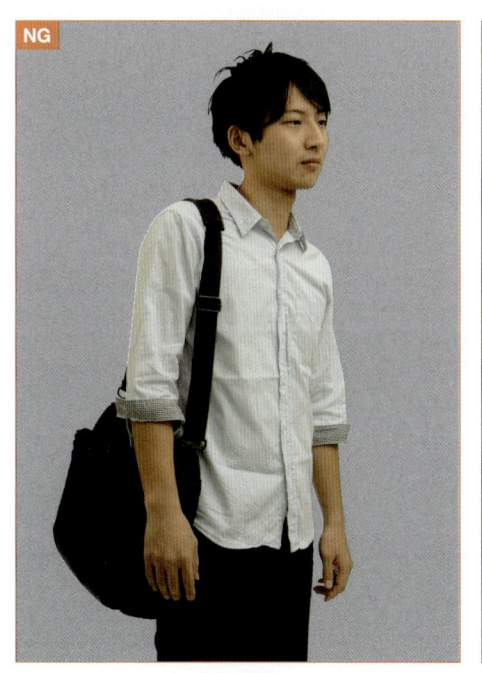

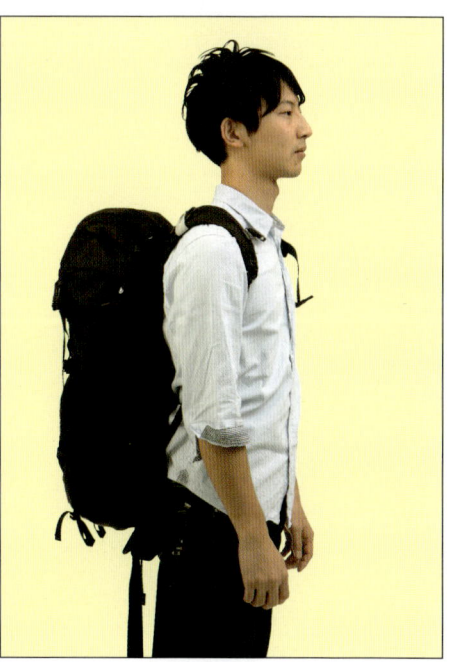

NG

悪い姿勢

良い姿勢

NG

悪い姿勢

良い姿勢

# 3章

# 治療編

# 治療編 について

3章では、症状ごとに主な筋肉の治療方法を紹介しています。

## 1 全体の構成

本書は、日常生活のなかで痛みを感じる機会の多い、

① 腰痛 ② 膝痛 ③ 肩痛 ④ 肩こり

の4症状に絞り、それぞれを解説していきます。

## 2 各疾患の構成

各疾患は、

1. 痛みの原因とは
2. 治療に必要な用語
3. 治療を行ってみよう
4. 基本治療
5. 各筋肉の治療

の順番で構成されています。痛みの原因を理解したい場合は 1 から、すぐに治療を行いたい方は 3 から読み進めましょう。

## 3 痛みの原因とは

痛みの原因は複雑です。そこで、筋肉の痛みに限らず、それぞれの痛みを起こす可能性がある原因を簡単にまとめています。

## 4 治療に必要な用語

各治療で必要なランドマークや用語を解説しています。

## 5 治療を行ってみよう

「治療を行ってみよう」では、筋肉の見つけ方をステップ方式でまとめています。ステップ1ではストレッチやマッサージを行ってもよい痛みなのかを鑑別、ステップ2では痛みの部位を絞り込み、ステップ3では原因として考えられる筋肉を動かすことで、痛みを起こしている筋肉を特定します。

## 6 基本治療

「現在、痛みはないが予防を行いたい」、または「痛む動作が多くて、筋肉を絞り込めない」のように筋肉を特定するのが難しい場合は、基本治療に載っている筋肉から治療を行いましょう。

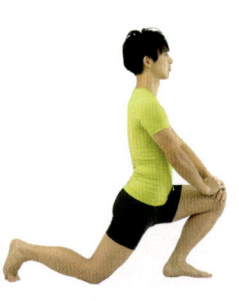

## 7 各筋肉の治療

各筋肉の治療では、治療に必要なさまざまな情報を簡単にまとめています。治療に必要な「筋肉の基礎情報」としては、6項目あります。

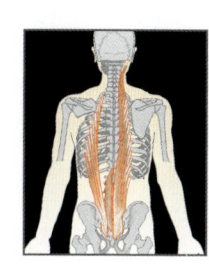

- ●**位置**‥その筋肉が存在している場所
- ●**働き**‥その筋肉が働いたときに行う動きや特徴
- ●**疑うポイント**‥その筋肉が障害されると起こる症状
- ●**関連して問題が起こる筋肉**‥その筋肉が障害されているときに、同時に障害されている可能性がある筋肉
- ●**日常生活でのアドバイス**‥日常生活での注意点
- ●**痛みパターン**‥その筋肉が障害されたときに起こる痛みの部位

治療はストレッチとマッサージに分かれています。

**A ストレッチ**

わかりやすいように**ステップ方式**で解説しています。また、間違えやすいポイントは**NG**として、もっと簡単に行いたい場合は**EASY**として解説しています。なお、筋肉によっては**NG**や**EASY**がないもの、さらにはバランスボールなど道具を使って行う方法を紹介しているものもあります。

**B マッサージ**

「**基本**」と「**さらに効く**」からなり、「**基本**」では一般的なマッサージの方法を、「**さらに効く**」ではもっと効果的に行う方法を紹介しています。初めは「**基本**」のみを行い、効果が認められない場合には「**さらに効く**」を試すと良いでしょう。

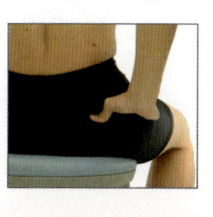

## 8 効果の確認

治療が終了したら、効果を確認してみましょう。効果の確認は、「治療を行ってみよう」の**ステップ3**で、認められた動作をもう一度行います。うまくストレッチやマッサージが行えていれば痛みは減りますが、治療がうまくできていなかったり、筋肉が間違っていると痛みは変化しません。その場合は、もう一度筋肉が正しいか確認をし、ストレッチやマッサージを正確に行いましょう。なお、治療効果を高めるためには筋肉トレーニングが必要な場合もあります。そのため、トレーニングが必要な筋肉に関して、各ページの「トレーニングの必要な筋肉」に紹介しています。筋肉トレーニングの詳しい方法は、本書の姉妹本である『痛みが楽になる トリガーポイント筋肉トレーニング』をご参照ください。

# 腰痛の原因とは 1

## 腰痛

腰痛は日本人で最も多い愁訴です。年齢や性別によりその原因もさまざまですが（表参照）、一般的に、腰痛にはその原因が特定できる特異的腰痛、原因が明確ではない非特異的腰痛に区別されています。

特異的腰痛は、腰部椎間板ヘルニアのように原因が明確なため、その原因に対して適切な治療を行えばある程度の効果が期待できます。しかしながら、非特異的腰痛といわれるタイプの腰痛は、検査を行っても明確な原因が見当たらないため、治療方針が立てにくく、治療に難渋することが多いようです。また、検査によって原因が見つかっても、その原因と症状が合わない場合もこのタイプに含まれており、その原因の1つに筋肉の痛みが関与することが知られています。そのため、非特異的腰痛では、全腰痛の8割程度と言われており、その原因の1つに筋肉の痛みが関与することが知られています。このような非特異的腰痛では、ストレッチなどのセルフケアが、特に有効であると思われます。ただし、ストレッチやマッサージなどで対処できる腰痛は、筋肉に伴う痛みが中心です。

表：腰痛の原因となる疾患

| 領　域 | 考えられる疾患 |
|---|---|
| 整形外科領域 | 変形性腰椎症<br>脊柱管狭窄症<br>腰部椎間板ヘルニア<br>脊椎すべり症<br>圧迫骨折<br>筋筋膜性腰痛<br>坐骨神経痛<br>梨状筋症候群<br>関節リウマチ<br>変形性股関節症　など |
| 内科領域 | 腎臓疾患（腎石症、腎盂腎炎など）<br>消化器疾患（膵炎、胆嚢炎など） |
| 泌尿生殖器領域 | 婦人科疾患（子宮内膜症など）<br>泌尿器疾患（前立腺炎・慢性骨盤痛症候群など） |
| その他 | 腫瘍<br>深部静脈血栓　など |

筋肉に伴う腰痛であるかどうかを判断する基準は、

❶ 痛みが「重だるい」や「張ったように」などで表現される鈍い痛みである
❷ 痛みの場所が1点では示せない（ある程度の範囲がある）
❸ 腰や股関節の動きに伴い悪化する

の3点に合致するかです。ピリピリしたり、下肢にしびれを伴う腰痛は、腰部椎間板ヘルニアに代表される神経性の腰痛である可能性が、さらに排尿や性周期で痛みが変化する腰痛は、腎臓疾患や婦人科疾患に伴う腰痛が考えられます。

そこで、右記の3つを満たす場合、筋肉性の腰痛と判断し、痛みの場所から腰痛を4つのタイプに分類することで、悪い筋肉を見つけてみましょう。

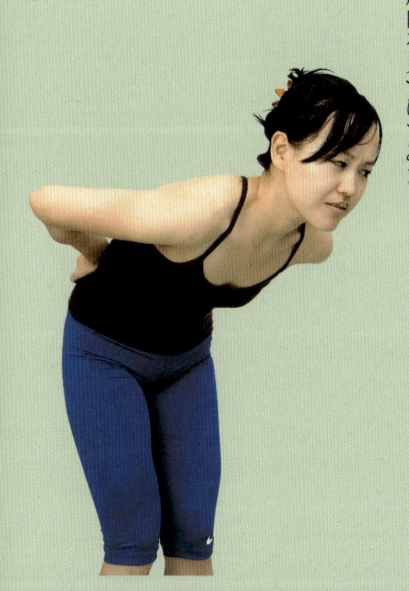

# 腰痛の治療に必要な用語 2

実際の治療の前に、腰痛の治療に必要な用語（ランドマーク）を確認しましょう。

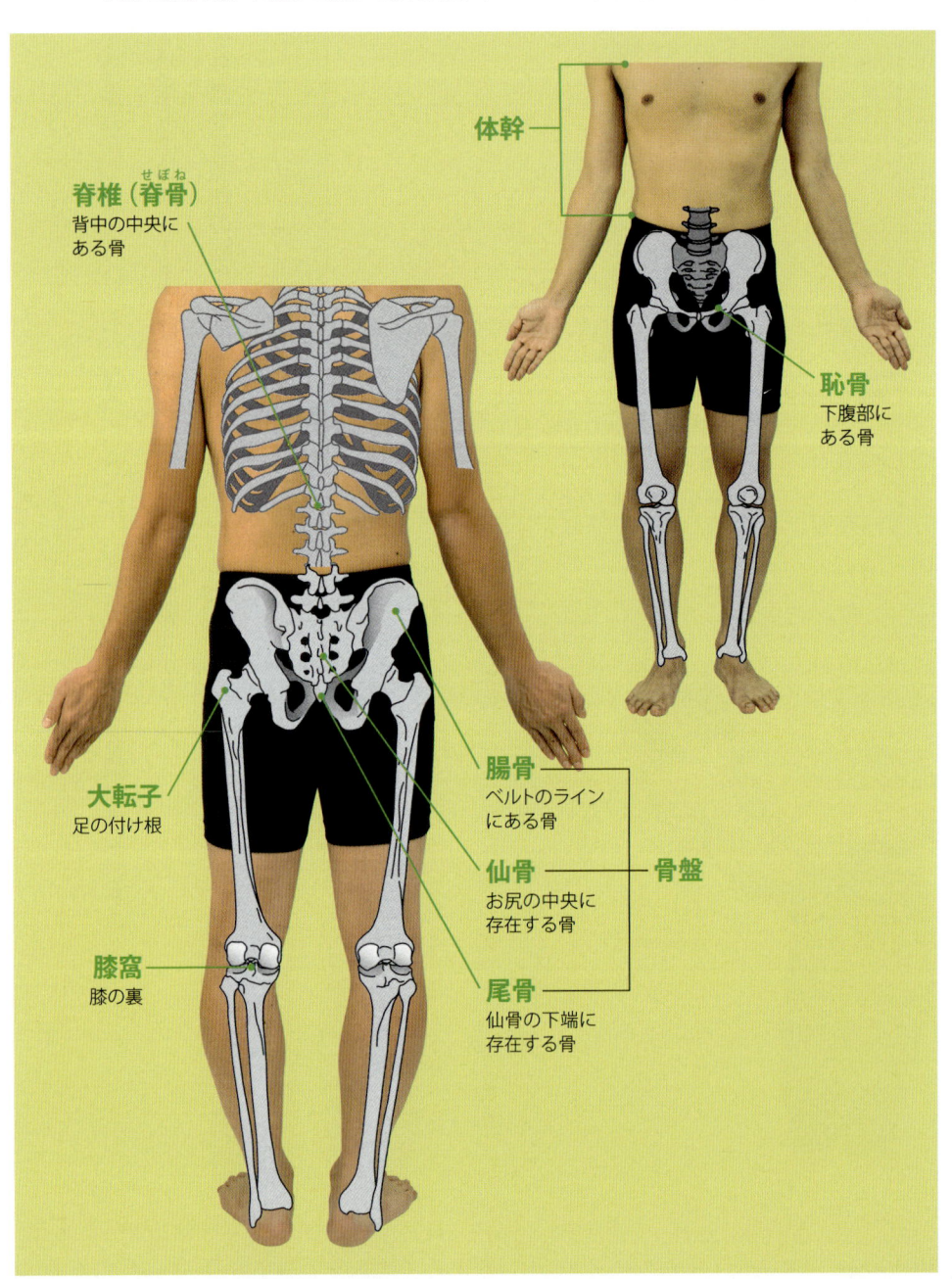

**体幹**

**脊椎（脊骨）**
背中の中央にある骨

**恥骨**
下腹部にある骨

**大転子**
足の付け根

**腸骨**
ベルトのラインにある骨

**仙骨**
お尻の中央に存在する骨

**骨盤**

**尾骨**
仙骨の下端に存在する骨

**膝窩**
膝の裏

腰痛 腰痛の治療に必要な用語

殿部

大腿

下肢

下腿

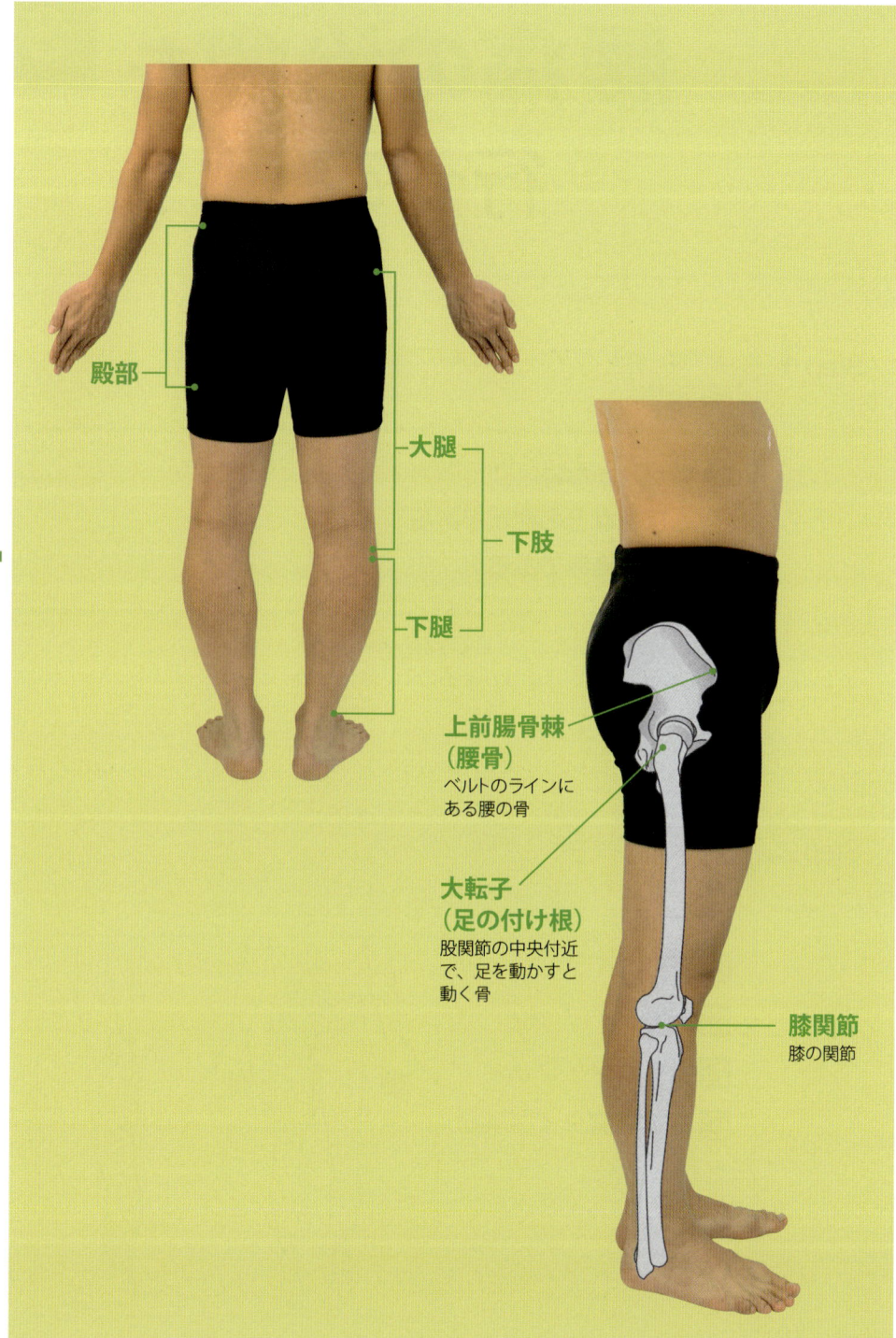

**上前腸骨棘（腰骨）**
ベルトのラインにある腰の骨

**大転子（足の付け根）**
股関節の中央付近で、足を動かすと動く骨

**膝関節**
膝の関節

# 腰痛の治療を行ってみよう 3

**Step 1** ▶ まずは、セルフケアが可能な痛みであるかを確認します。
確認項目は

> ❶ 腰が動かない
> ❷ しびれなどの症状がある
> ❸ 激しい痛みである

の3点です。上記の3つに当てはまる場合は、筋肉の痛みではない可能性があるので、念のため病院で検査を受けましょう。

---

**Step 2** ▶ 次に、痛みがある部位を確認しましょう。
痛みの部位は

> **A** 背中タイプ (P66)
> **B** お尻タイプ (P67)
> **C** 太ももタイプ (P68)
> **D** 下肢外側タイプ (P69)

の4タイプです。

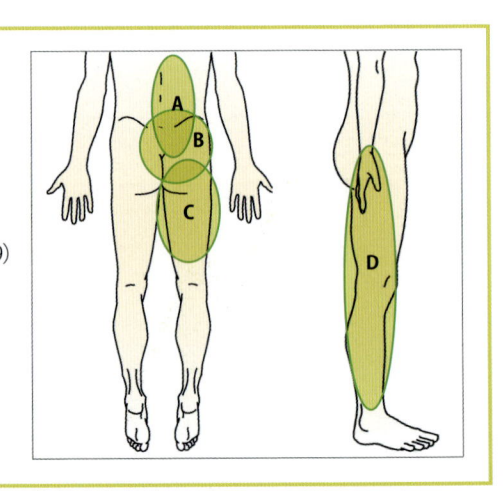

## Step 3 ▶
痛みがある部位と関連のある筋肉を動かして（P66～69）、どの筋肉が原因かを特定しましょう。

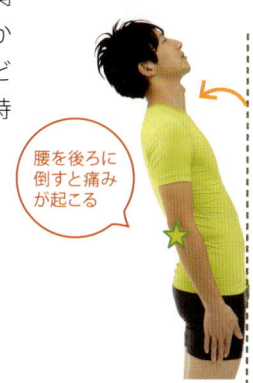

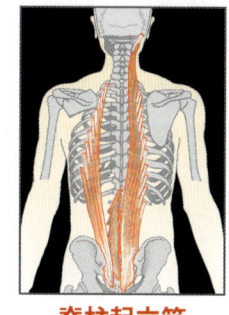

腰を後ろに倒すと痛みが起こる

→ **脊柱起立筋** に問題があります。

---

腰痛

**腰痛の治療を行ってみよう**

## Step 4 ▶
原因となる筋肉が決まったら、それぞれの筋肉をストレッチまたは、マッサージしましょう（P72～）。なお、痛みの部位が多い場合や、予防的に治療を行う場合には、まずは腰痛の基本治療を行いましょう（P70～71）。

stretch

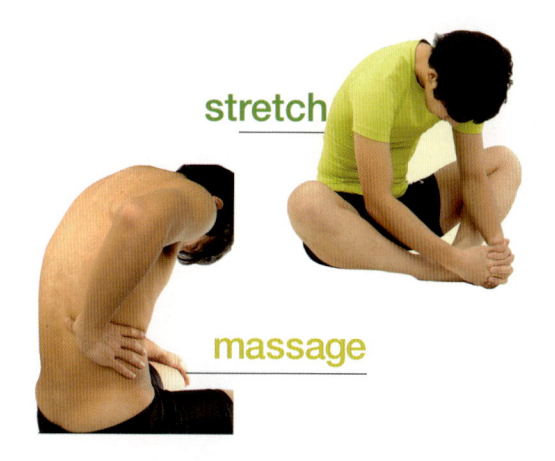

massage

---

## Step 5 ▶
もう一度、Step3で痛みがあった筋肉を動かし、痛みが変化しているかを確認しましょう。痛みが少しでも変化していれば、定期的に治療を続けていきましょう。

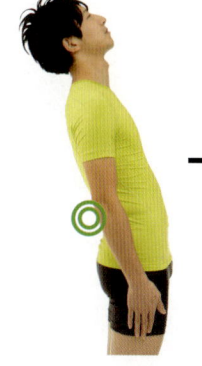

→ **筋肉の確定**

## A 背中タイプ

背中に痛みがあるタイプの方は、

**❶脊柱起立筋 ❷腸腰筋 ❸腹直筋 ❹腹斜筋**

のいずれかに問題があります。❶〜❹のどの筋肉に問題があるのかを、5つの動きから判断しましょう。

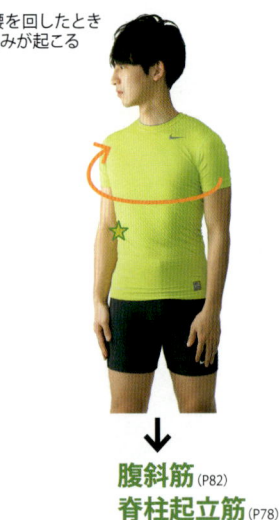

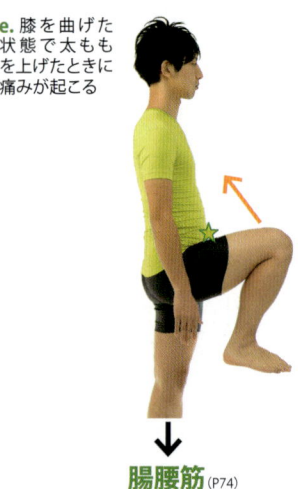

★：収縮している筋肉の場所

□ **a.** 腰を後ろに倒したときに痛みが起こる

↓

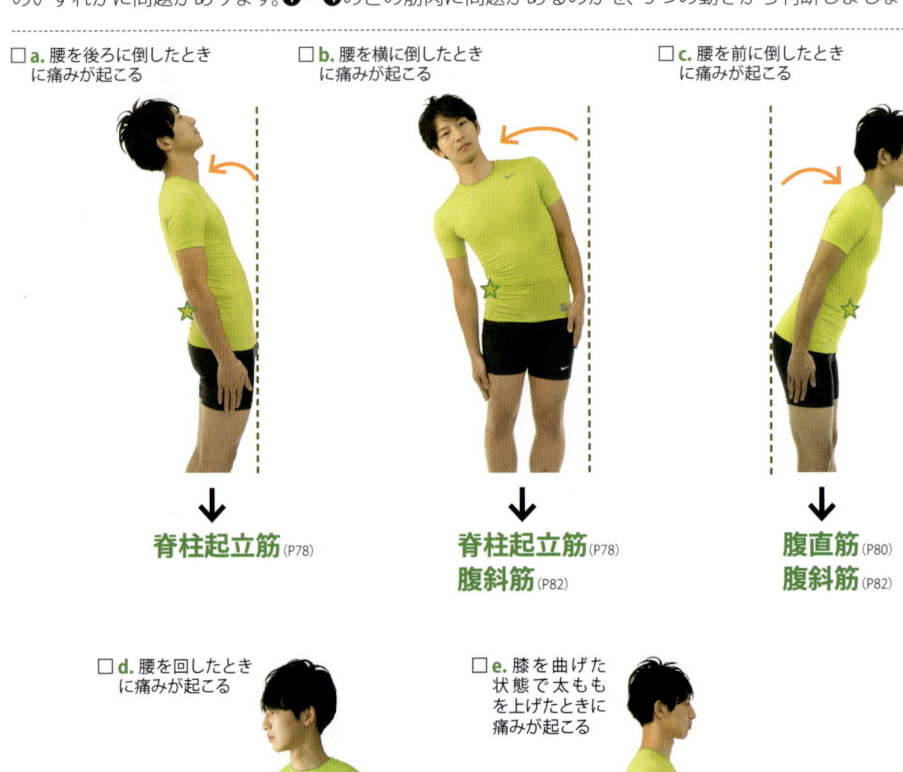

**脊柱起立筋** (P78)

□ **b.** 腰を横に倒したときに痛みが起こる

↓

**脊柱起立筋** (P78)
**腹斜筋** (P82)

□ **c.** 腰を前に倒したときに痛みが起こる

↓

**腹直筋** (P80)
**腹斜筋** (P82)

□ **d.** 腰を回したときに痛みが起こる

↓

**腹斜筋** (P82)
**脊柱起立筋** (P78)

□ **e.** 膝を曲げた状態で太ももを上げたときに痛みが起こる

↓

**腸腰筋** (P74)

## B お尻タイプ

お尻に痛みがあるタイプの方は、　　　　　　　　　　　　　　　　　　★：収縮している筋肉の場所
❶腰方形筋 ❷大殿筋 ❸中殿筋 ❹小殿筋 ❺梨状筋 ❻ヒラメ筋 ❼ハムストリングス
のいずれかに問題があります。❶～❼のどの筋肉に問題があるのかを、9つの動きから判断しましょう。

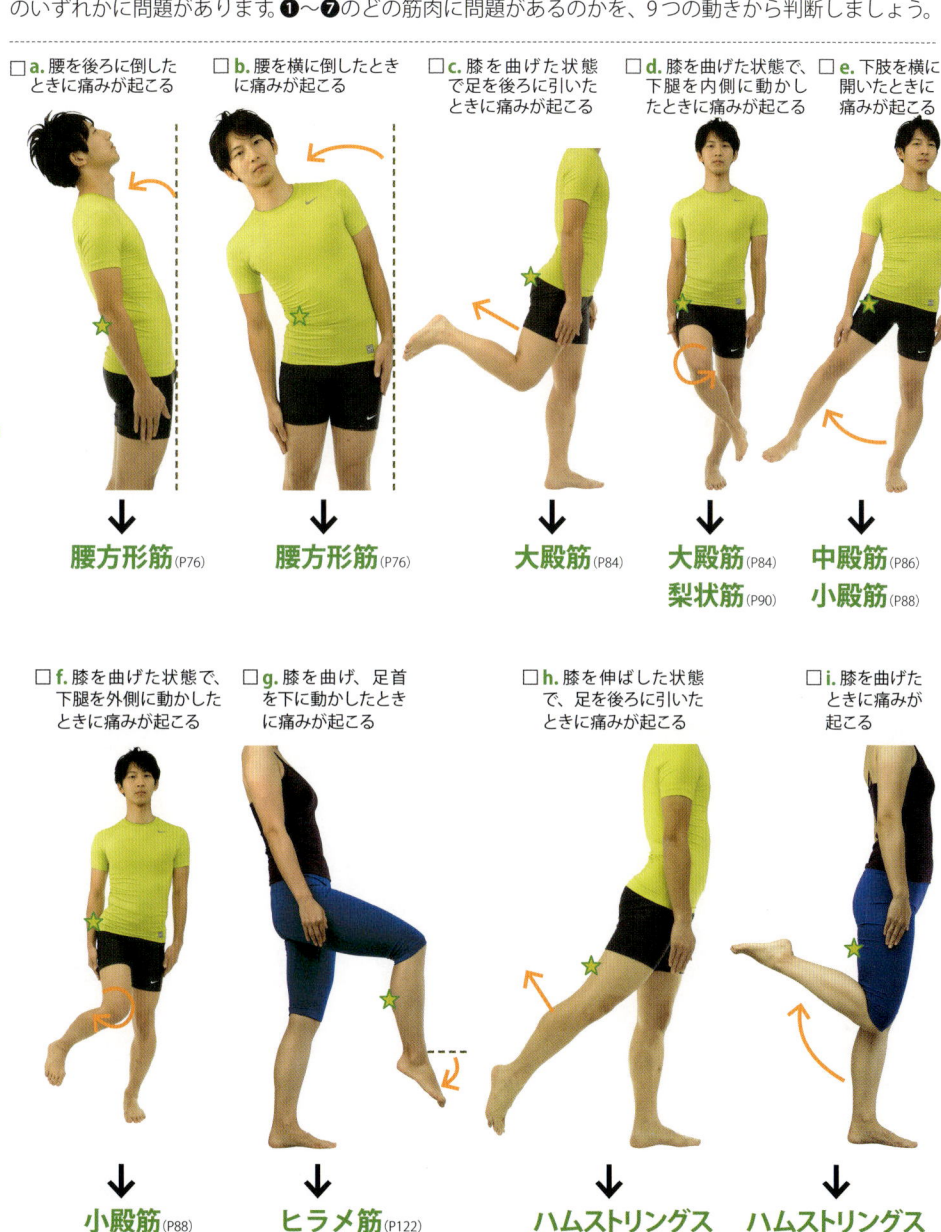

□ **a.** 腰を後ろに倒したときに痛みが起こる

□ **b.** 腰を横に倒したときに痛みが起こる

□ **c.** 膝を曲げた状態で足を後ろに引いたときに痛みが起こる

□ **d.** 膝を曲げた状態で、下腿を内側に動かしたときに痛みが起こる

□ **e.** 下肢を横に開いたときに痛みが起こる

↓ 腰方形筋(P76)　↓ 腰方形筋(P76)　↓ 大殿筋(P84)　↓ 大殿筋(P84) 梨状筋(P90)　↓ 中殿筋(P86) 小殿筋(P88)

□ **f.** 膝を曲げた状態で、下腿を外側に動かしたときに痛みが起こる

□ **g.** 膝を曲げ、足首を下に動かしたときに痛みが起こる

□ **h.** 膝を伸ばした状態で、足を後ろに引いたときに痛みが起こる

□ **i.** 膝を曲げたときに痛みが起こる

↓ 小殿筋(P88)　↓ ヒラメ筋(P122)　↓ ハムストリングス(P112)　↓ ハムストリングス(P112)

腰痛　腰痛の治療を行ってみよう

## C 太ももタイプ

太ももに痛みがあるタイプの方は、
**❶ハムストリングス ❷中殿筋 ❸小殿筋 ❹梨状筋**
のいずれかに問題があります。❶〜❹のどの筋肉に問題があるのかを、5つの動きから判断しましょう。

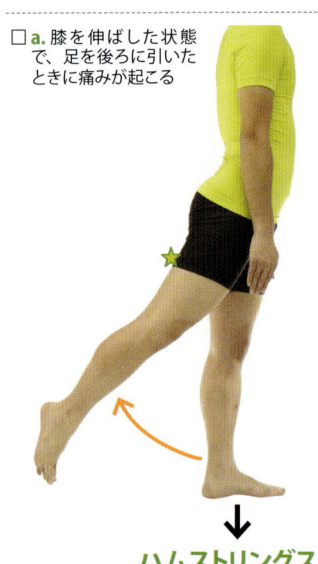

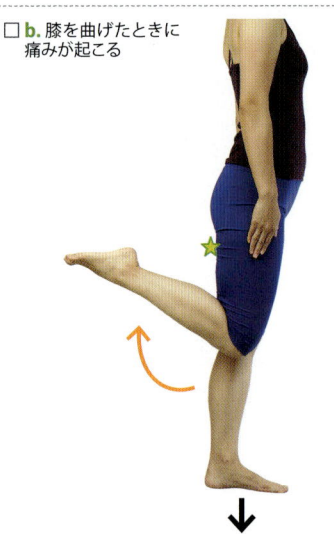

★：収縮している筋肉の場所

□ **a.** 膝を伸ばした状態で、足を後ろに引いたときに痛みが起こる

↓

**ハムストリングス**(P112)

□ **b.** 膝を曲げたときに痛みが起こる

↓

**ハムストリングス**(P112)

□ **c.** 下肢を横に開いたときに痛みが起こる

↓

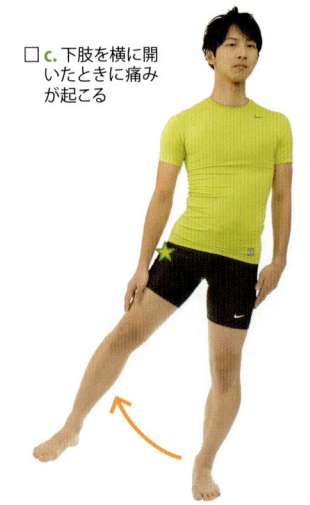

**中殿筋**(P86)
**小殿筋**(P88)

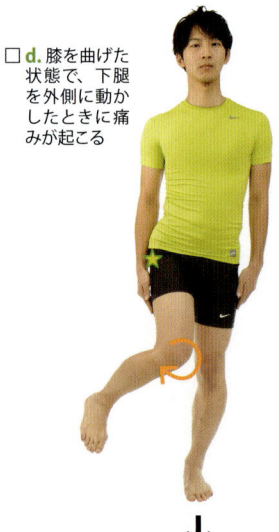

□ **d.** 膝を曲げた状態で、下腿を外側に動かしたときに痛みが起こる

↓

**小殿筋**(P88)

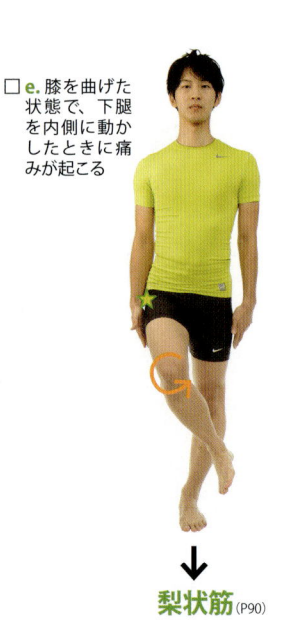

□ **e.** 膝を曲げた状態で、下腿を内側に動かしたときに痛みが起こる

↓

**梨状筋**(P90)

## D 下肢外側タイプ

下肢外側に痛みがあるタイプの方は、

❶小殿筋　❷大腿筋膜張筋　❸大腿四頭筋

のいずれかに問題があります。❶〜❸のどの筋肉に問題があるのかを、4つの動きから判断しましょう。

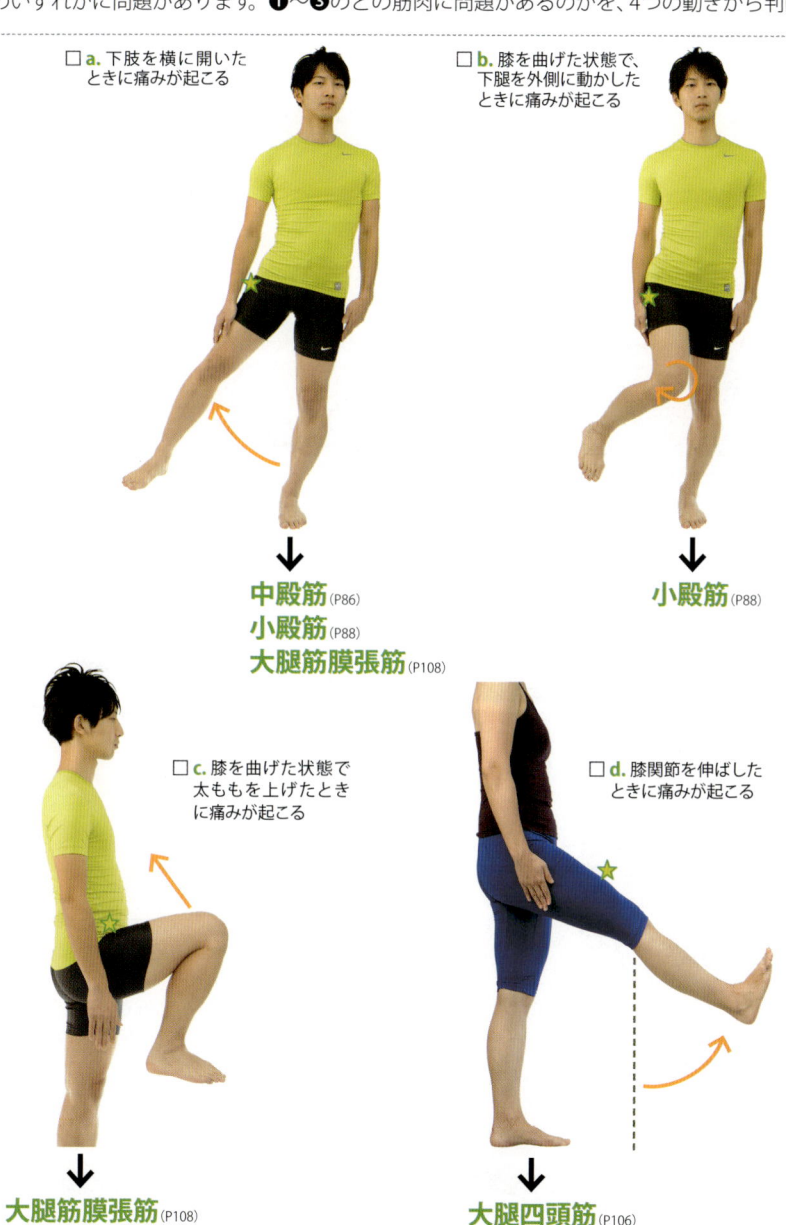

★：収縮している筋肉の場所

□ **a.** 下肢を横に開いた
ときに痛みが起こる

↓

中殿筋 (P86)
小殿筋 (P88)
大腿筋膜張筋 (P108)

□ **b.** 膝を曲げた状態で、
下腿を外側に動かした
ときに痛みが起こる

↓

小殿筋 (P88)

□ **c.** 膝を曲げた状態で
太ももを上げたとき
に痛みが起こる

↓

大腿筋膜張筋 (P108)

□ **d.** 膝関節を伸ばした
ときに痛みが起こる

↓

大腿四頭筋 (P106)

腰痛　腰痛の治療を行ってみよう

# 腰痛の基本治療 4

痛みの部位が多い場合や、予防的に治療を行いたい場合は、腰痛を起こす筋肉の中でも特に問題になりやすい4つの筋肉を治療してみましょう。なお、筋肉の詳細は、各ページを参照してください。図注：赤は痛みを感じる部位

## 腸腰筋

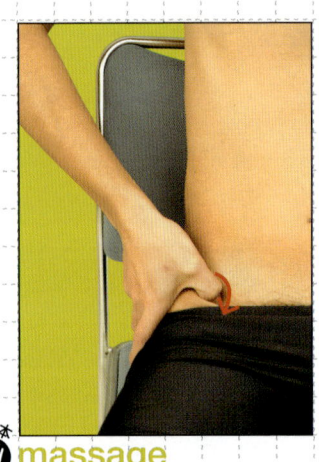

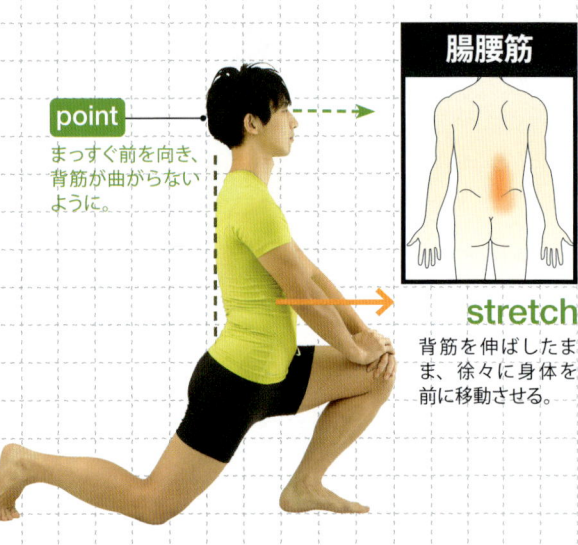

**point**
まっすぐ前を向き、背筋が曲がらないように。

**massage**
ベルトの高さで触れる腰骨（こしぼね）の内側を圧迫する。

**stretch**
背筋を伸ばしたまま、徐々に身体を前に移動させる。

## 腰方形筋

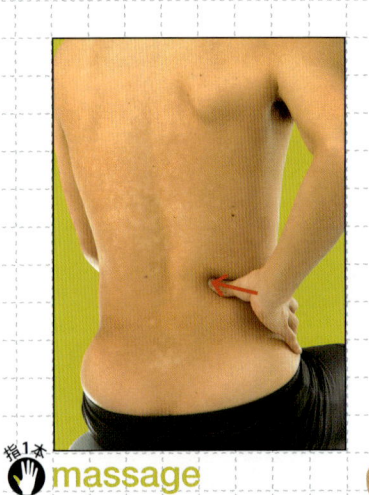

**point**
お尻が浮かないようにしっかりつけ、目線は左下を見るイメージ。

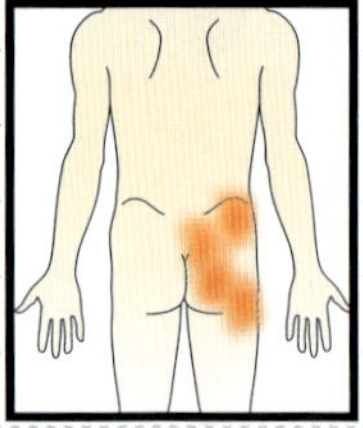

**massage**
母指以外の指を横腹あたりに当て、手を安定させた状態で骨盤の際から身体の中心に向かって圧迫する。

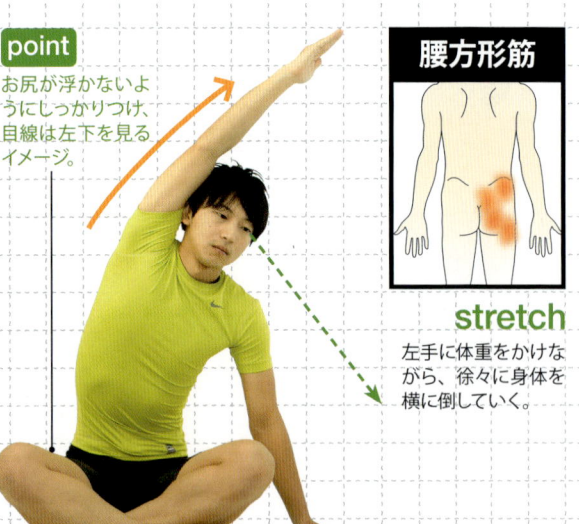

**stretch**
左手に体重をかけながら、徐々に身体を横に倒していく。

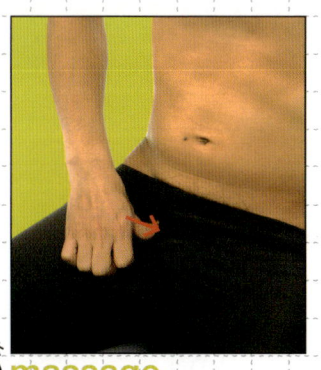

腰痛 | 腰痛の基本治療

## 腹直筋

**massage**
恥骨の上を圧迫する。

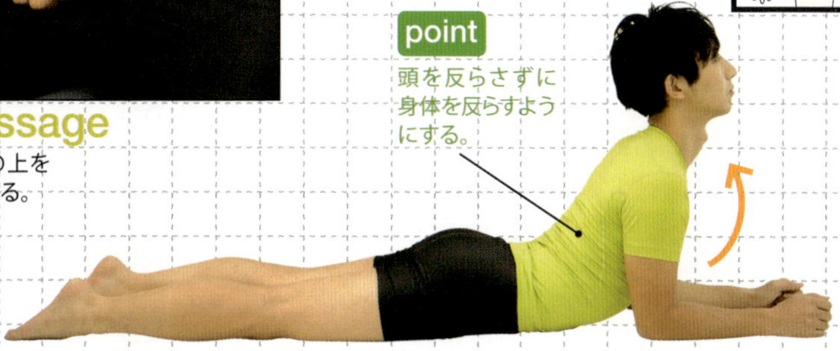

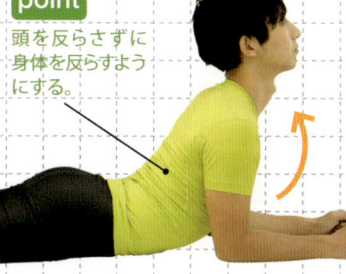

**stretch**
肘をつき、身体を反らす。その際、目線は少し上気味にし、肘と耳のラインが一直線になるように心がける。

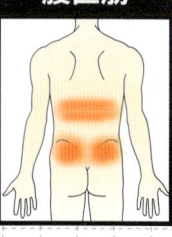

**point**
頭を反らさずに身体を反らすようにする。

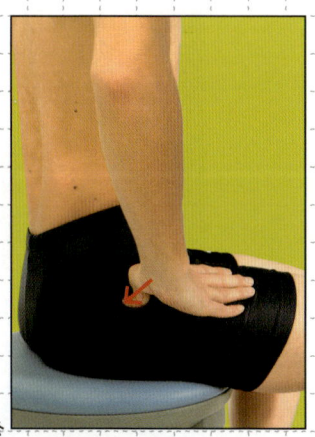

## 小殿筋

**massage**
足の付け根（大転子）の上を圧迫する。

**point**
ズボンのポケットのあたりに盛り上がって触れることができる骨が大転子。

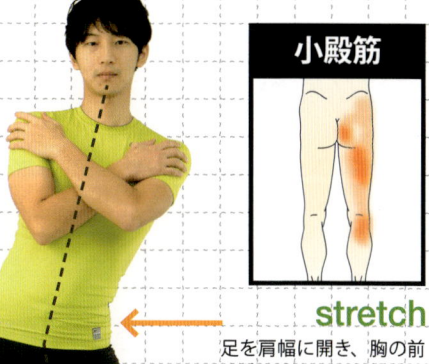

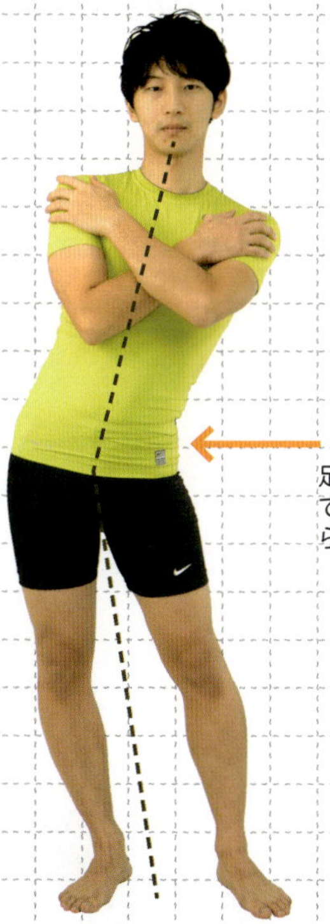

**stretch**
足を肩幅に開き、胸の前で腕をクロスした状態から腰を横に突き出す。

## 各筋肉の治療　5

腰痛の原因になりやすい代表的な筋肉です。3の「腰痛の治療を行ってみよう」（P64～69）を確認して原因となる筋肉をストレッチやマッサージしてみましょう。

- 腸腰筋

- 腰方形筋

- 脊柱起立筋

- 腹直筋

- 腹斜筋

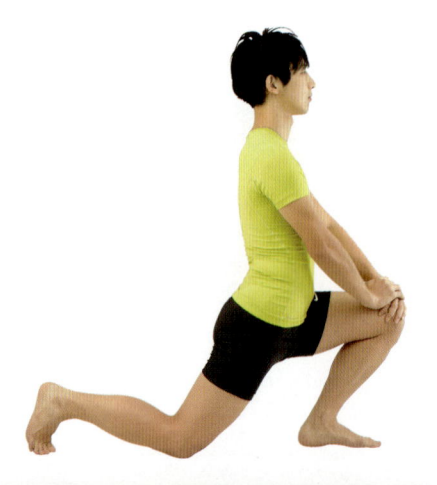

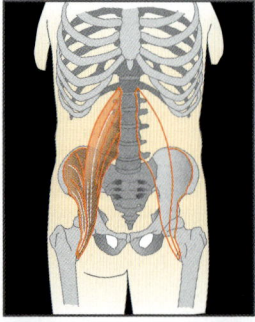

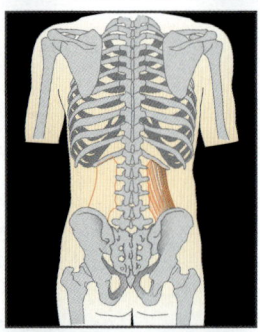

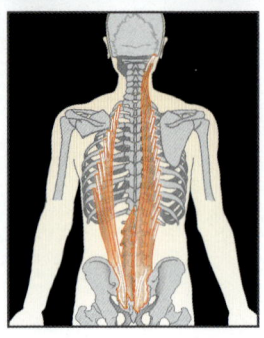

腰痛　各筋肉の治療

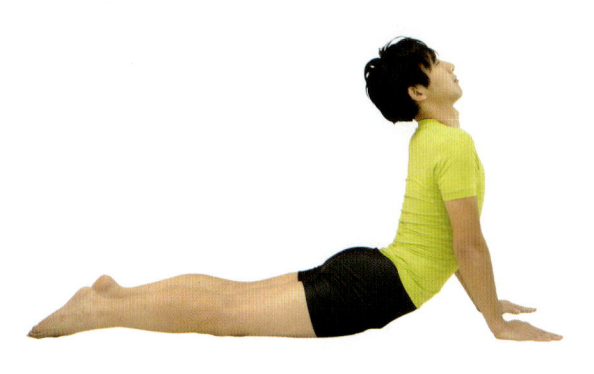

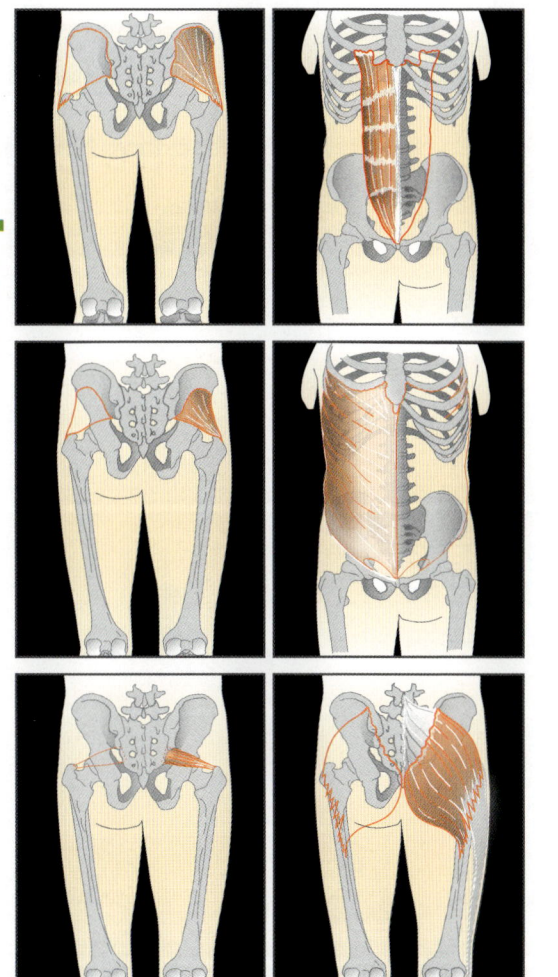

- 大殿筋
- 中殿筋
- 小殿筋
- 梨状筋

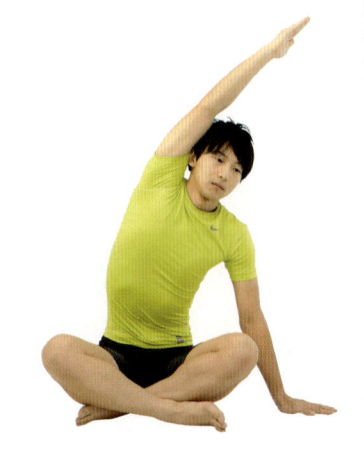

# 腸腰筋

## 筋肉の基礎情報

### ●位置
大腰筋・小腰筋・腸骨筋の3つの筋肉から構成されており、腰椎や骨盤から股関節の内側にかけて走行している。

### ●働き
・ボールを蹴る動作
・太ももを上げる動作
・仰向けの状態から上体を起こす動作

### ●疑うポイント
・スポーツ選手で腰痛がある
・腰椎に階段状の変形がある
・背中が反っている
・骨盤の高さが左右で異なる
・側弯症である

### ●日常生活でのアドバイス
・立ち上がり動作の反復を避ける
・長時間座ることを避ける
・身体を丸めた姿勢で寝ることを避ける

### ●関連して問題が起こる筋肉
・腰方形筋　・脊柱起立筋　・大腿四頭筋
・大腿筋膜張筋・股関節内転筋群

### 痛みパターン
・腰部
・殿部
・大腿前面

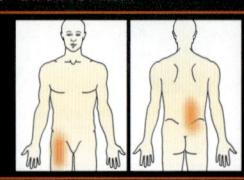

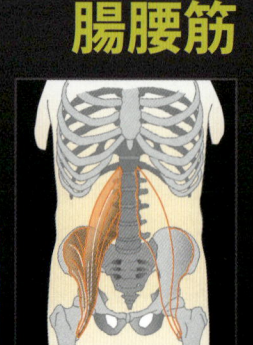

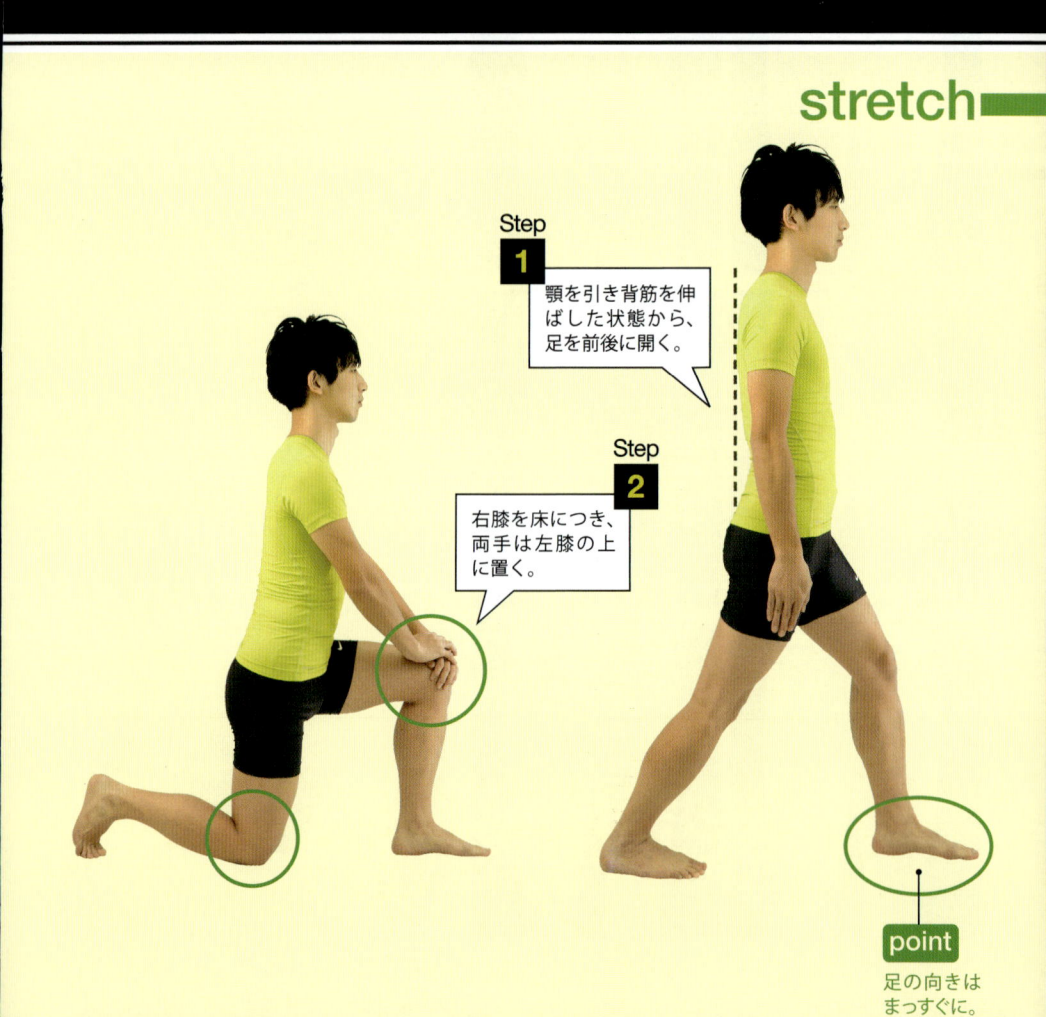

## stretch

### Step 1
顎を引き背筋を伸ばした状態から、足を前後に開く。

### Step 2
右膝を床につき、両手は左膝の上に置く。

### point
足の向きはまっすぐに。

## massage

### さらに効く
イスからお尻を半分出し、右足を後に引いた状態で圧迫する。

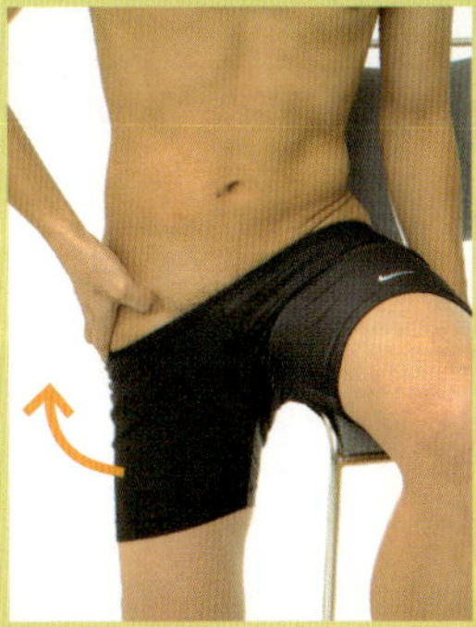

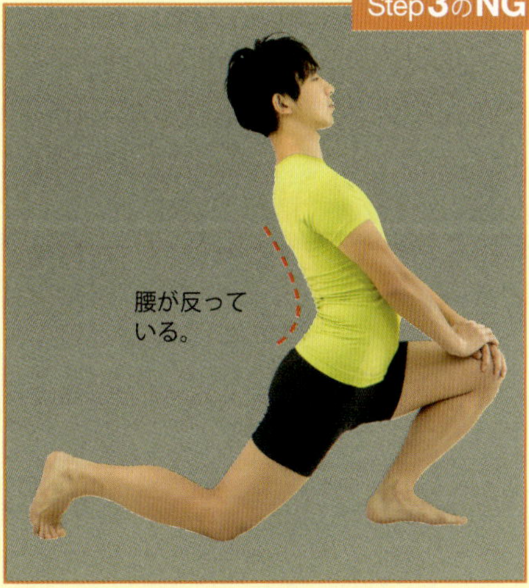

**point**
体幹より後ろに膝をつく。

### 基本
指1本

ベルトの高さで触れる腰骨（上前腸骨棘）の内側を圧迫する。

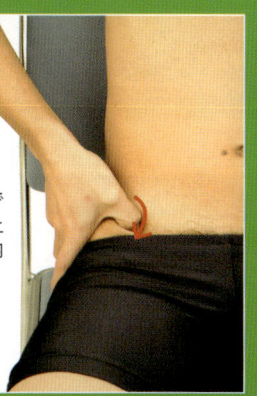

---

腰痛 / 各筋肉の治療 / 腸腰筋

**Step 3 の NG**
腰が反っている。

**point**
まっすぐ前を向き、背筋が曲がらないように。

**Step 3**
背筋を伸ばしたまま、徐々に身体を前に移動させる。

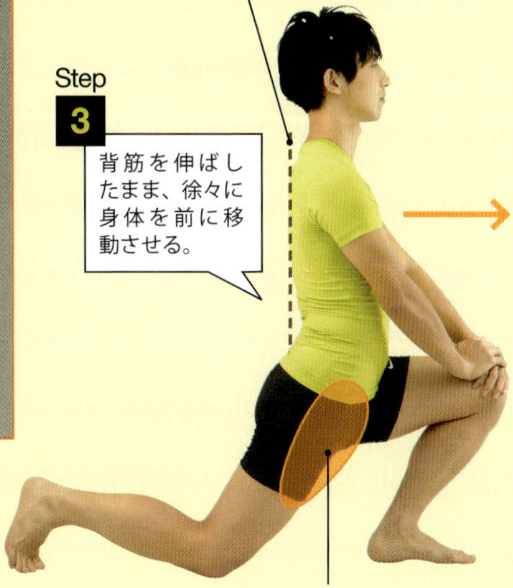

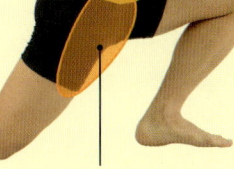

ココを伸ばす

●トレーニングの必要な筋肉●
**股関節の伸筋群**

## 腰方形筋

### 筋肉の基礎情報

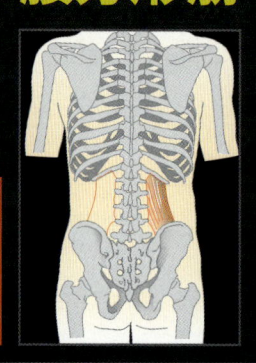

**●位置**
腰椎や骨盤から肋骨にかけて走行している。

**●働き**
・座った状態から床の物を取るために、片側を曲げる動作
・腰を反らす動作を補助する
・腰を安定させる
・呼吸を補助する

**●疑うポイント**
・円背・猫背である
・脚長差がある
・腰椎の側弯がある（特に高齢者）
・呼吸器疾患がある
・くしゃみや咳の際に痛みがある
・寝返りをする際に痛みがある

**●日常生活でのアドバイス**
・片足に体重をのせることを避ける
・体幹をねじる際に気をつける
・仕事の姿勢を確認する
・脚長差を確認する

**●関連して問題が起こる筋肉**
・中殿筋　・小殿筋　・大殿筋
・大腿筋膜張筋・腸腰筋

**痛みパターン**
・側腹部
・殿部
・鼠径部

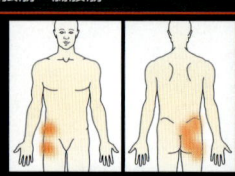

## stretch

### Step 2
左手に体重をかけながら、徐々に身体を横に倒していく。

**point** 目線は左下を見るイメージ。

ココを伸ばす

**point** お尻が浮かないようにしっかりつける。

### Step 1
背筋を伸ばしてあぐらをかき、右手を右耳につけるように高く上げる。

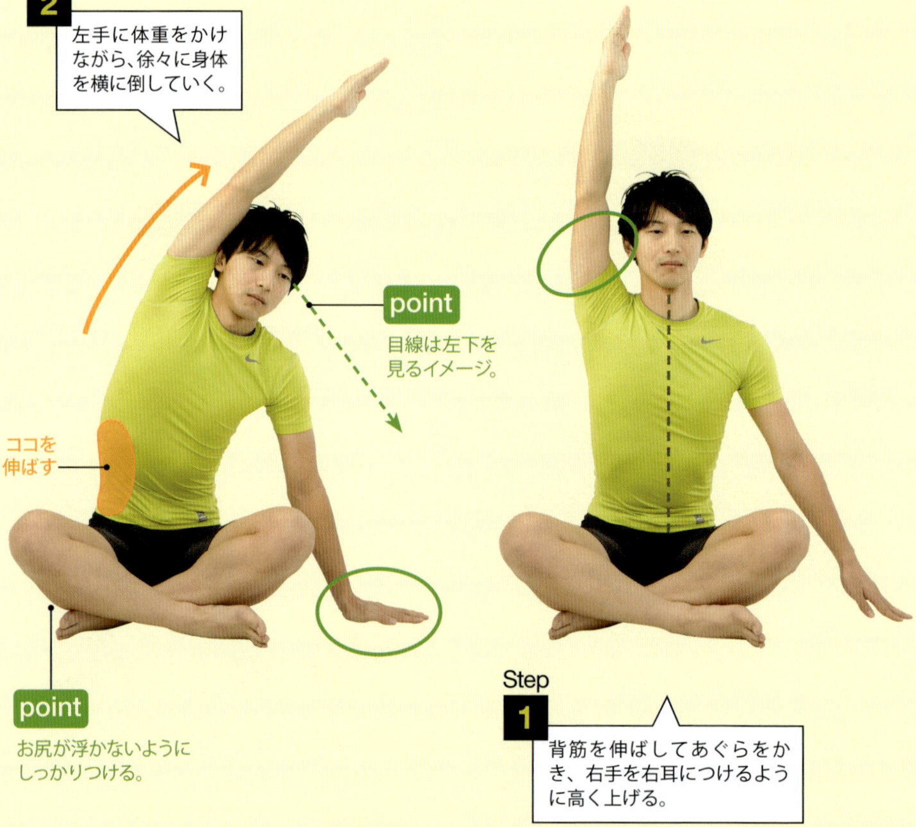

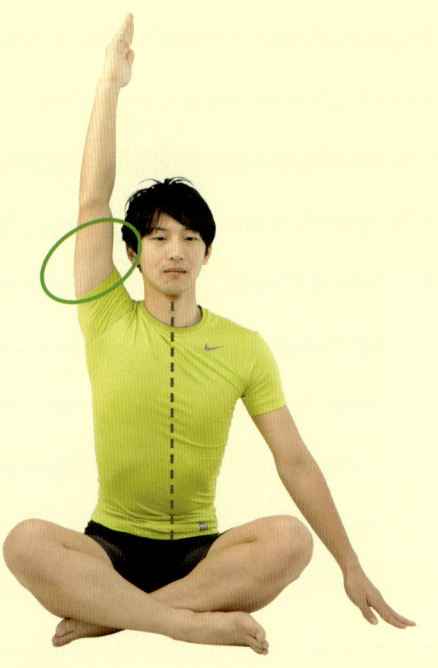

## massage

### さらに効く
身体を左側に倒した状態で圧迫する。

**point**
身体を左に倒す際に、イスからお尻が浮かないように注意する。

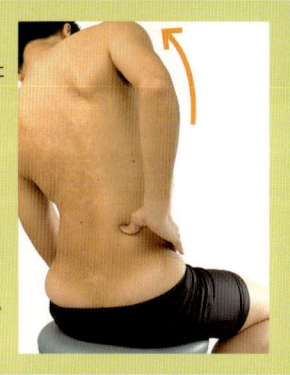

### 基本
指1本

母指以外の指を横腹あたりに当て、手を安定させた状態で骨盤の際から身体の中心に向かって圧迫する。

---

腰痛　各筋肉の治療　腰方形筋

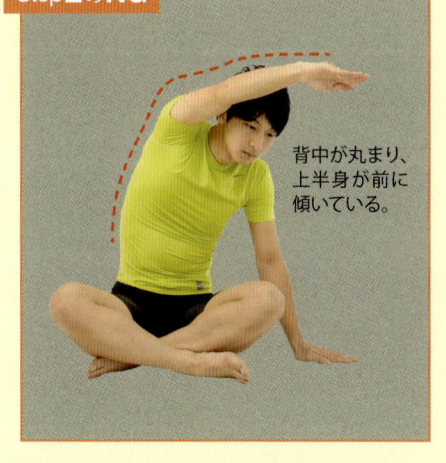

**Step2のNG**
背中が丸まり、上半身が前に傾いている。

**Step2のNG**
身体は傾いているが、お尻が浮いているのであまり筋肉が伸びていない。

● トレーニングの必要な筋肉 ●
胸腰椎の屈筋群・側屈筋群（反対側）

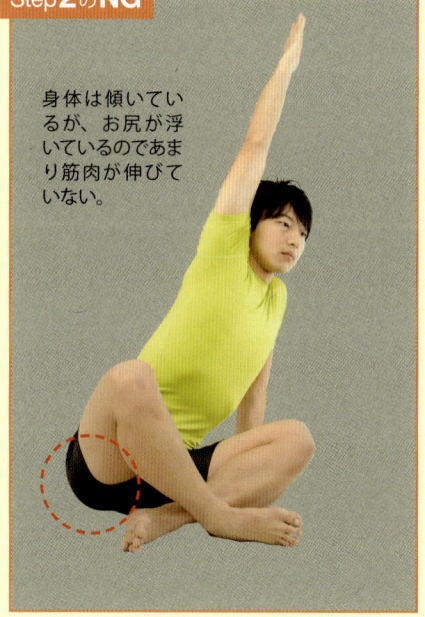

# 脊柱起立筋

## 筋肉の基礎情報

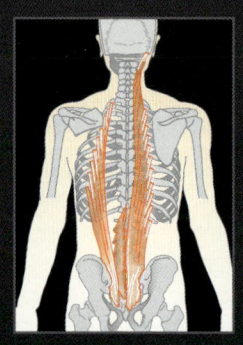

● **位置**
背中の中心部に存在する筋肉で、柱状の筋肉が重なることで構成されている。

● **働き**
・歩行時に腰から背中を安定させる
・身体を後ろや横に反らす動作
・身体をひねる動作

● **疑うポイント**
・猫背である
・仰向けで寝ることができない
・うつ伏せで寝る際にお腹にタオルを入れている

● **日常生活でのアドバイス**
・急に物を持ち上げるのを避ける
・猫背を改善する

● **関連して問題が起こる筋肉**
・後頭下筋　・僧帽筋
・肩甲挙筋　・広背筋
・中殿筋

**痛みパターン**
・肩甲間部
・背部
・腰部
・殿部
・腹部

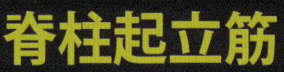

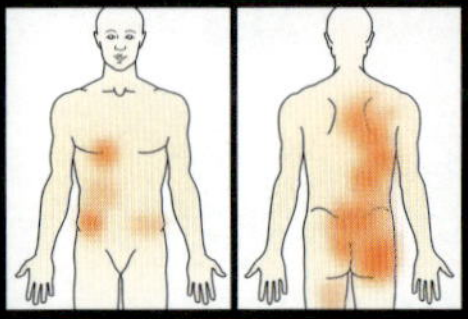

## stretch

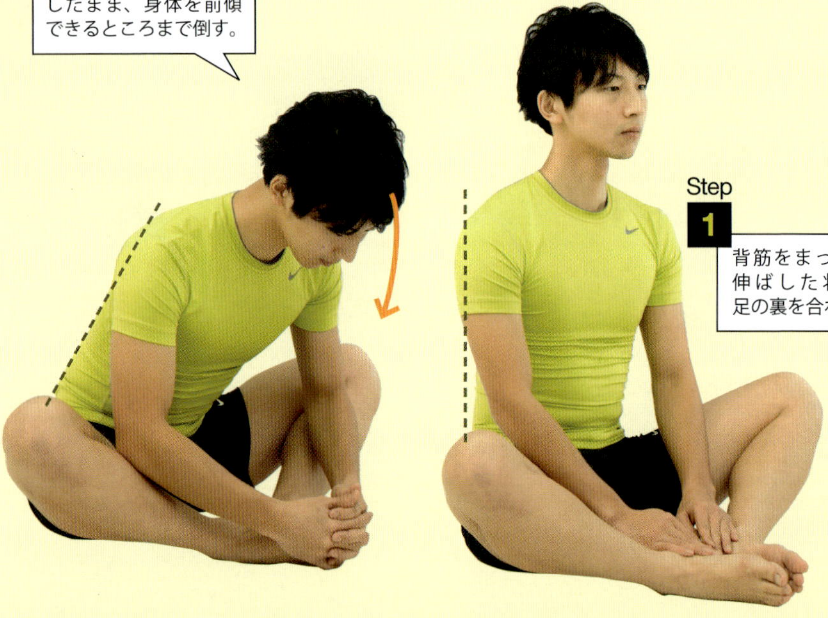

**Step 1**
背筋をまっすぐに伸ばした状態で、足の裏を合わせる。

**Step 2**
背筋をまっすぐに伸ばしたまま、身体を前傾できるところまで倒す。

## massage

### さらに効く
背中を丸めた状態で圧迫する。

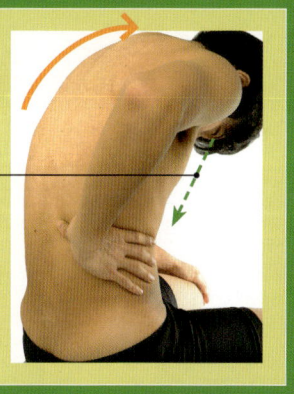

**point**
へそをのぞき込むイメージで背中を丸める。

### 基本
指1本

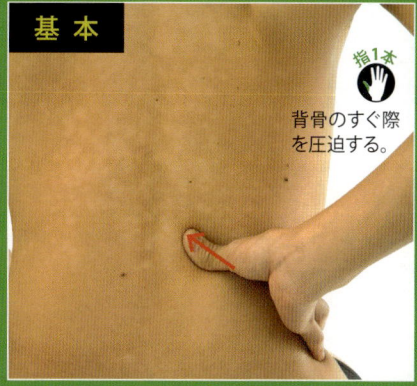

背骨のすぐ際を圧迫する。

---

腰痛　各筋肉の治療　脊柱起立筋

### Step 3のNG
踵を体幹に近づけ過ぎたために膝が浮いてしまい、身体を倒すことができない。

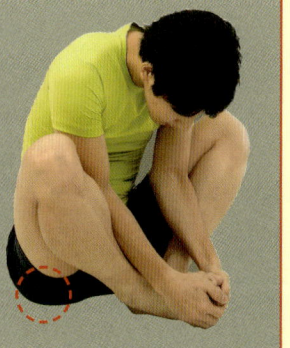

### Step 3
ステップ2の状態から、背筋を丸めるようなイメージで上半身を起こす。

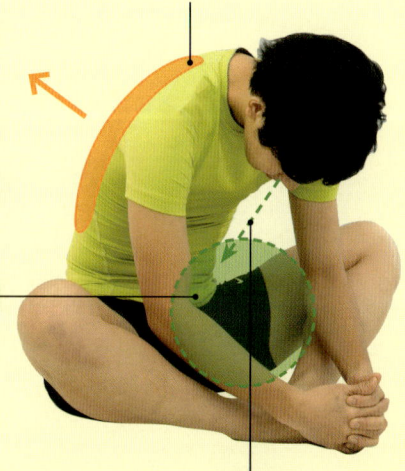

ココを伸ばす

**point**
お腹にボールを抱えているイメージで背中を丸める。

**point**
視線はへそをのぞき込むイメージ。

● トレーニングの必要な筋肉 ●
胸腰椎の屈筋群・側屈筋群（反対側）・回旋筋群

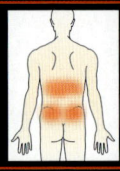

# 腹直筋

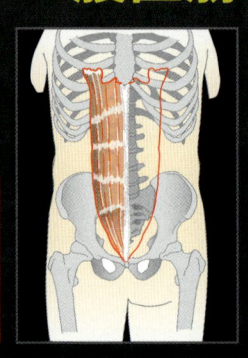

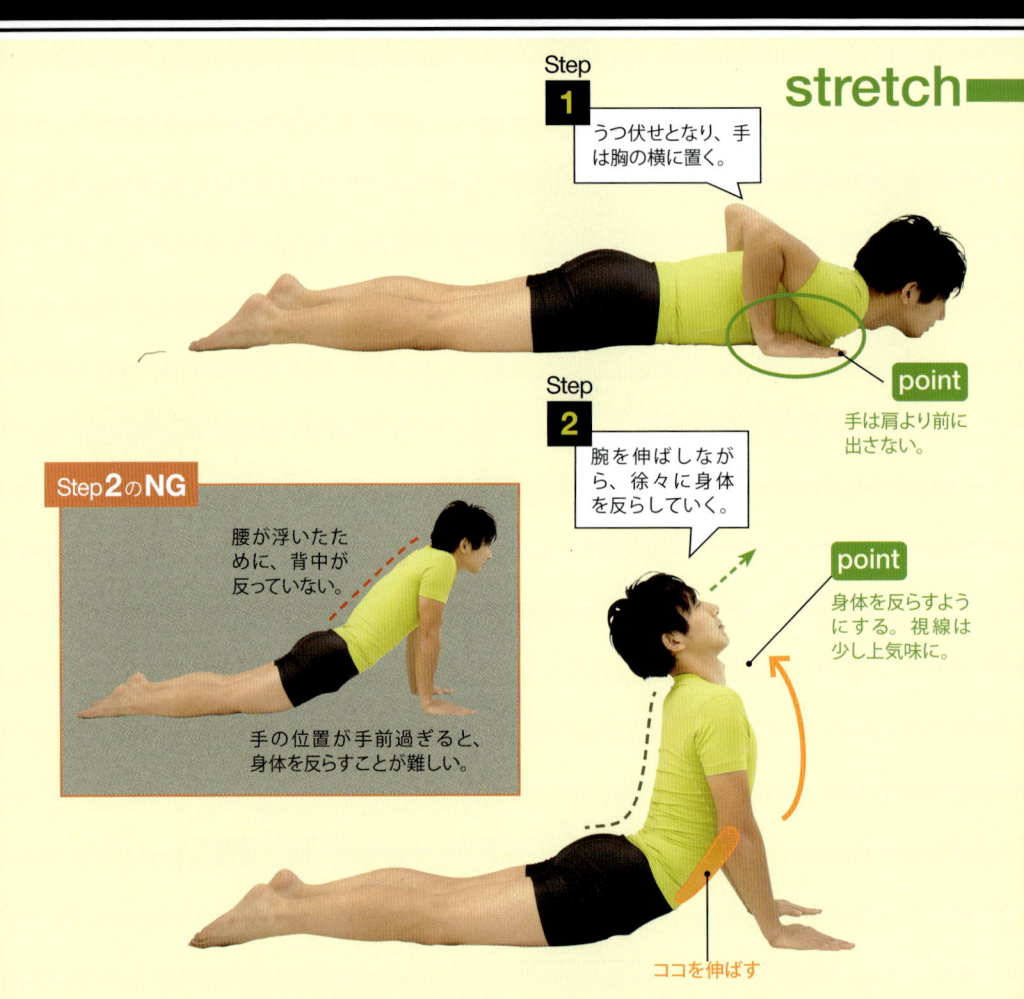

## 筋肉の基礎情報

### ●位置
恥骨から肋骨、胸骨に向かって走行している筋肉で、腹部の中央に存在する。

### ●働き
・骨盤を安定させる
・仰向けの状態から身体を起こす動作

### ●疑うポイント
・円背などで前傾姿勢となっている
・咳などに伴い痛みが出現する
・イスなどに浅めに腰掛け、お腹をつき出し、ふんぞり返るように座っている
・胸やけ、嘔吐、吐気、腹部の膨満感などの腹部症状がある
・月経困難症である

### ●日常生活でのアドバイス
・円背など姿勢を改善する
・体重を減らす

### ●関連して問題が起こる筋肉
なし

### 痛みパターン
・腰部

## stretch

### Step 1
うつ伏せとなり、手は胸の横に置く。

**point** 手は肩より前に出さない。

### Step 2
腕を伸ばしながら、徐々に身体を反らしていく。

**point** 身体を反らすようにする。視線は少し上気味に。

ココを伸ばす

### Step 2 の NG
腰が浮いたために、背中が反っていない。

手の位置が手前過ぎると、身体を反らすことが難しい。

### さらに効く
お腹を前に突き出した状態で圧迫する。

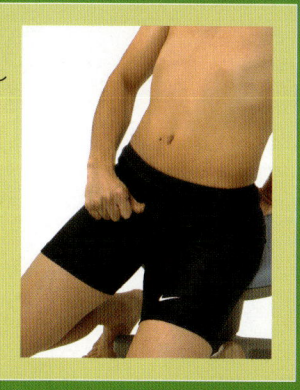

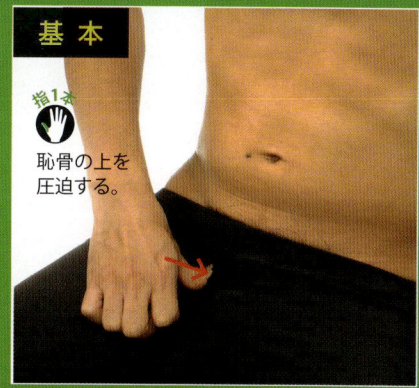

### 基本
指1本
恥骨の上を圧迫する。

## massage

腰痛
各筋肉の治療　腹直筋

**EASY 1**
肘をつき、身体を反らす。その際、目線は少し上気味にし、肘と耳のラインが一直線になるように心がける。

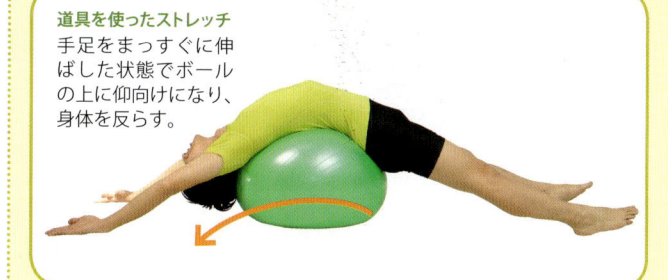

**EASY 2**
足を肩幅に開き、両手を組んだ状態で背伸びをし、身体を反らす。

**道具を使ったストレッチ**
手足をまっすぐに伸ばした状態でボールの上に仰向けになり、身体を反らす。

●トレーニングの必要な筋肉●
胸腰椎の伸筋群

# 腹斜筋

## 筋肉の基礎情報

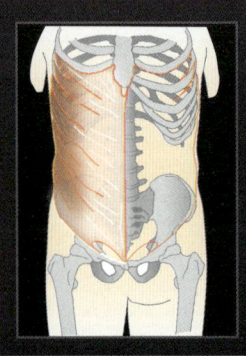

### ●位置
腹部の側面に存在し、骨盤から肋骨にかけて走行している。

### ●働き
- 内臓を支える補助をする
- 身体を横に曲げたり、ひねる動作

### ●疑うポイント
- 円背などで前傾姿勢となっている
- 咳などに伴い痛みが出現する
- 吐気、下痢、過敏性腸症候群などの消化器症状がある
- 月経困難症である

### ●日常生活でのアドバイス
- 体重を減らす
- 仕事を行うときの姿勢を確認する

### ●関連して問題が起こる筋肉
なし

**痛みパターン**
- 胸部
- 下腹部
- 側腹部

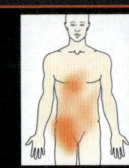

## stretch

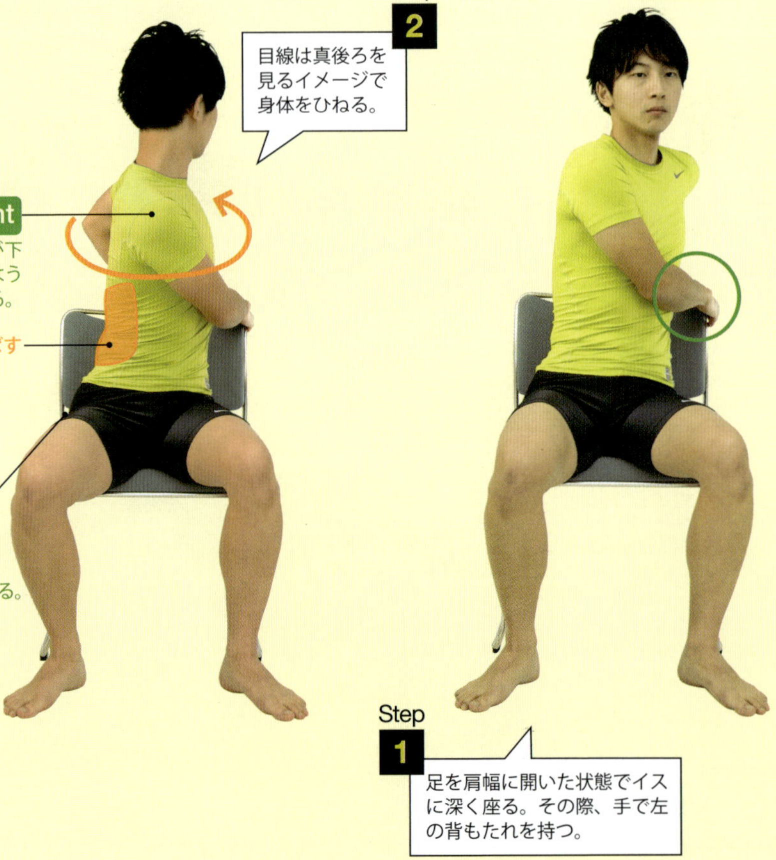

**Step 1**
足を肩幅に開いた状態でイスに深く座る。その際、手で左の背もたれを持つ。

**Step 2**
目線は真後ろを見るイメージで身体をひねる。

**point** 左右の肩が下がらないように注意する。

ココを伸ばす

**point** 腰を固定する。

## さらに効く

内腹斜筋は左へ身体をひねった状態で圧迫する。外腹斜筋は右へ身体をひねった状態で圧迫する。

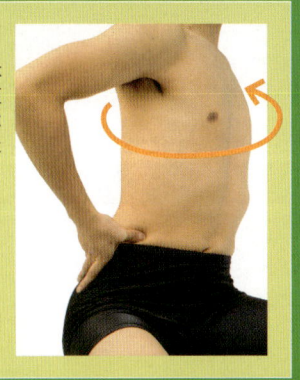

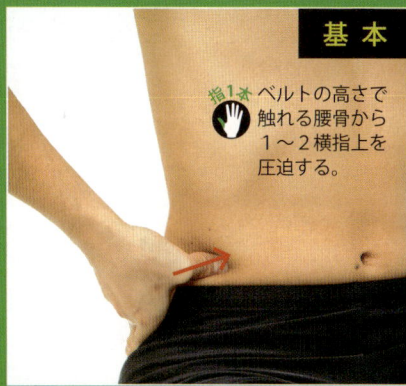

## 基本

ベルトの高さで触れる腰骨から1〜2横指上を圧迫する。

指1本

# massage

腰痛　各筋肉の治療　腹斜筋

顔を正面に向けたまま、身体をひねる。

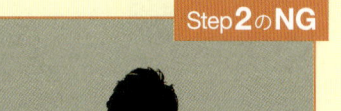

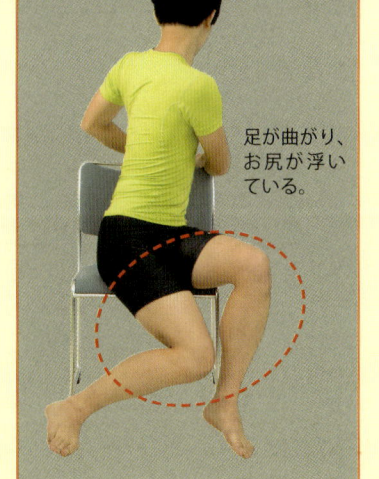

**EASY**

**Step2のNG**

足が曲がり、お尻が浮いている。

● トレーニングの必要な筋肉 ●

胸腰椎の伸筋群・側屈筋群（反対側）・回旋筋群

83

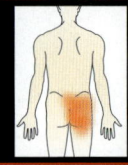

# 大殿筋

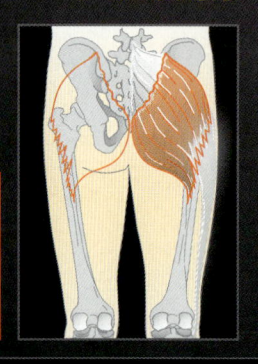

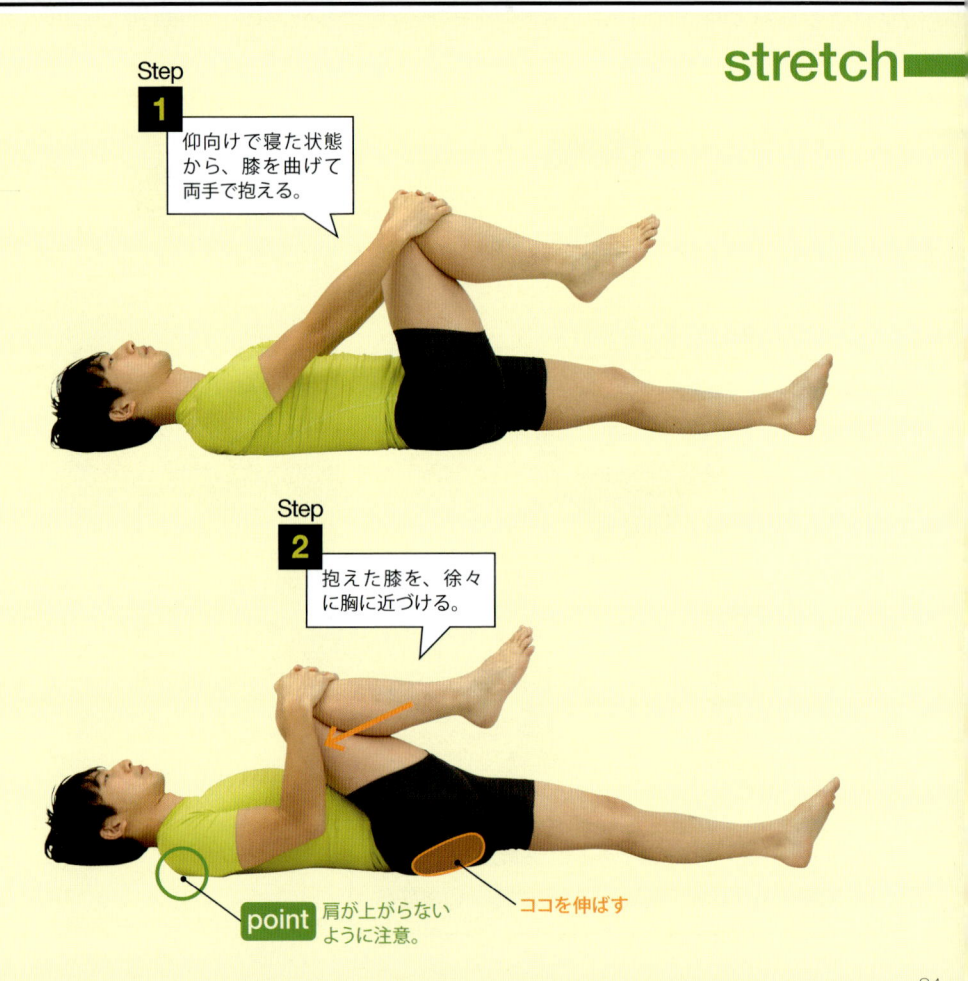

## 筋肉の基礎情報

### ●位置
殿部全体を覆う大きな筋肉であり、骨盤から大腿後面にかけて走行している。

### ●働き
- 階段を上る動作
- イスから立ち上がる動作
- 足を後ろに引く動作
- 骨盤を安定させる
- 車から降りる際、第1歩を踏み出す動作

### ●疑うポイント
- 円背である
- 腰を伸ばすと痛む
- 上り坂を歩くと痛む
- イスに座る際に殿部を突き出すように座る
- 殿部や大腿部の屈曲制限がある

### ●日常生活でのアドバイス
- 歩行や姿勢を確認する
- 寝る際に膝の下に枕を入れる
- ジャンプ動作を避ける

### ●関連して問題が起こる筋肉
- 中殿筋
- 小殿筋
- 腰方形筋
- ハムストリングス

**痛みパターン**
- 殿部

## stretch

**Step 1** 仰向けで寝た状態から、膝を曲げて両手で抱える。

**Step 2** 抱えた膝を、徐々に胸に近づける。

**point** 肩が上がらないように注意。

ココを伸ばす

### さらに効く

身体を前に倒した状態で圧迫する。

**point**
身体を前に倒す際、背筋を伸ばしたまま倒していく。

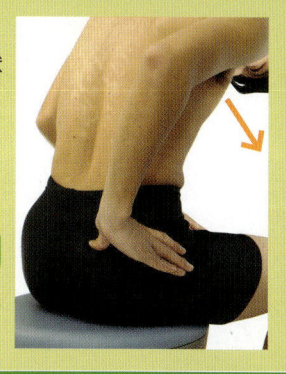

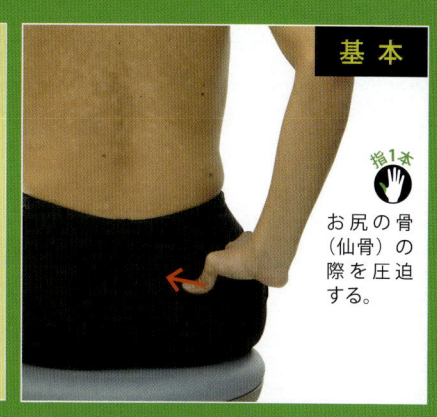

### 基本

指1本

お尻の骨（仙骨）の際を圧迫する。

## massage

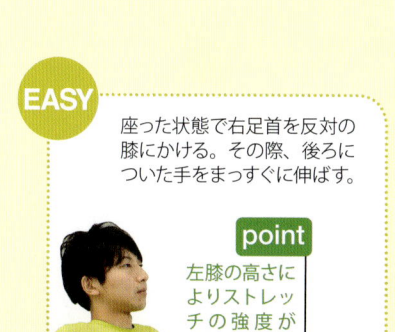

腰痛

各筋肉の治療　大殿筋

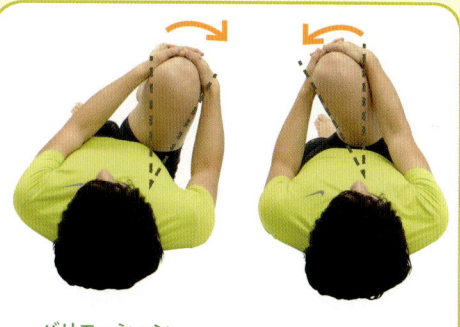

**EASY**
座った状態で右足首を反対の膝にかける。その際、後ろについた手をまっすぐに伸ばす。

**point**
左膝の高さによりストレッチの強度が変化する。

**バリエーション**
膝を抱え込む際に、膝の位置を内外に動かすと、重点的にこの筋肉の内側や外側がストレッチできる。

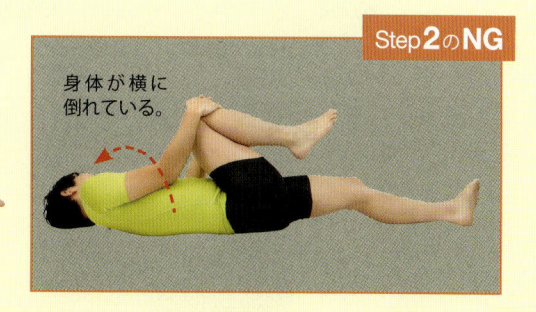

**Step2のNG**
身体が横に倒れている。

● トレーニングの必要な筋肉 ●
股関節の屈筋群・内旋筋群

## 中殿筋

### 筋肉の基礎情報

●位置
腸骨から大腿の外側にかけて走行しているが、大部分は大殿筋の深部に存在する。

●働き
・足を外に広げる動作
・低いフェンスなどの障害物を横からまたぐ動作

●疑うポイント
・股関節痛を訴えている
・痛みのある側を上にして横向きになって寝ている
・O脚である（内反変形が強い）
・財布をポケットに入れたまま座る習慣がある
・股関節の手術を行ったことがある

●日常生活でのアドバイス
・歩行や姿勢を確認する
・寝る際に膝の下に枕を入れる

●関連して問題が起こる筋肉
・腰方形筋　・大殿筋
・小殿筋　　・大腿筋膜張筋
・梨状筋　　・脊柱起立筋

痛みパターン
・殿部
・大腿後面

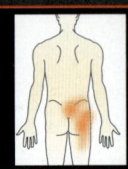

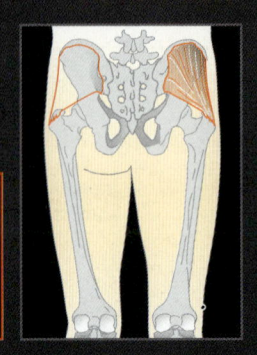

## stretch 座位編

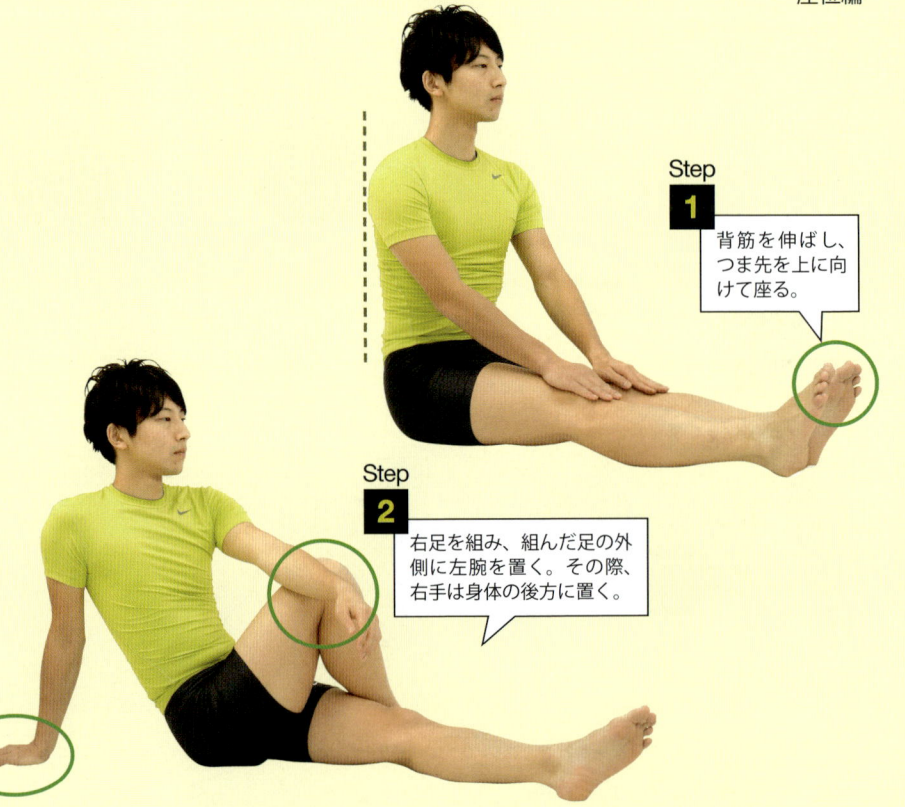

**Step 1**
背筋を伸ばし、つま先を上に向けて座る。

**Step 2**
右足を組み、組んだ足の外側に左腕を置く。その際、右手は身体の後方に置く。

### さらに効く

足を組んだ状態で圧迫する。

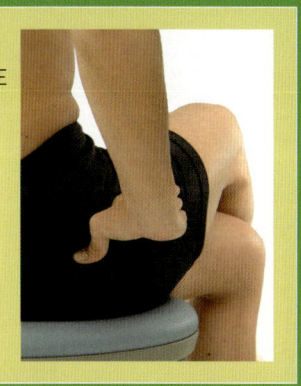

### 基本

指1本

尾骨と足の付け根（大転子）を結ぶ線のほぼ中央のポイントを圧迫する。

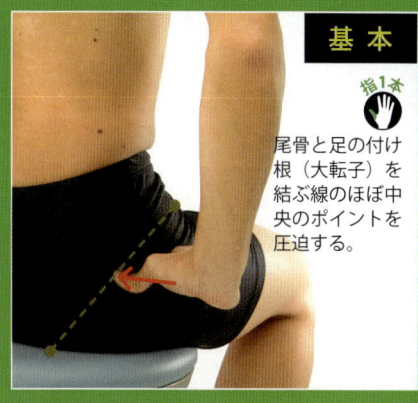

## massage

腰痛　各筋肉の治療　中殿筋

**Step 3のNG**

後方にある右肘が曲がってしまう。

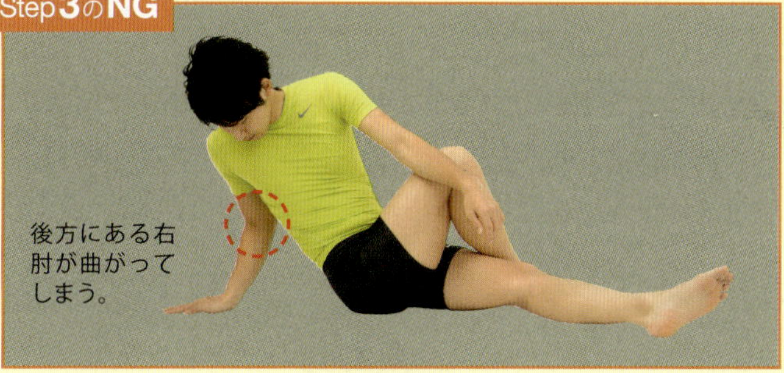

**Step 3**

左肘を支点に、後方を向くように身体をひねる。

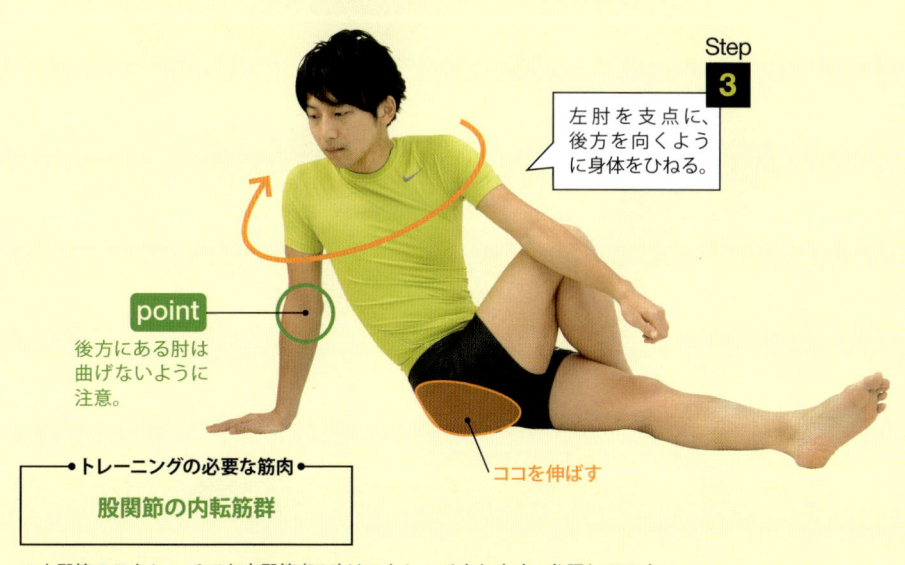

**point**
後方にある肘は曲げないように注意。

ココを伸ばす

●トレーニングの必要な筋肉●
**股関節の内転筋群**

※小殿筋のストレッチでも中殿筋（P88）はストレッチされます。参照して下さい。

# 小殿筋

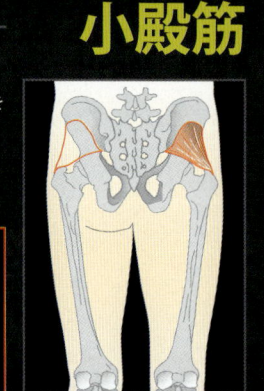

## 筋肉の基礎情報

### ●位置
股関節の外側で、中殿筋の深部に存在する。

### ●働き
- 足を外に広げる動作
- 低いフェンスなどを横からまたぐ動作
- 内股にする動作

### ●疑うポイント
- 坐骨神経痛様の痛みがある
- 股関節痛がある
- 痛みのある側を上にして横向きになって寝ている
- O脚である（内反変形が強い）
- 動作、歩行、安静時に痛みがある
- 股関節置換術を行っている

### ●日常生活でのアドバイス
- 歩行や姿勢を確認する
- 寝るとき、ベッドから垂れ下がるように下肢を放り出すことを避ける

### ●関連して問題が起こる筋肉
- 大腿筋膜張筋
- 大殿筋
- 中殿筋
- 大腿四頭筋
- 腓骨筋
- 梨状筋

### 痛みパターン
- 大腿外側
- 大腿後面
- 下腿外側
- 腰部

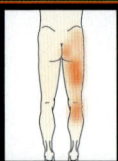

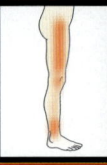

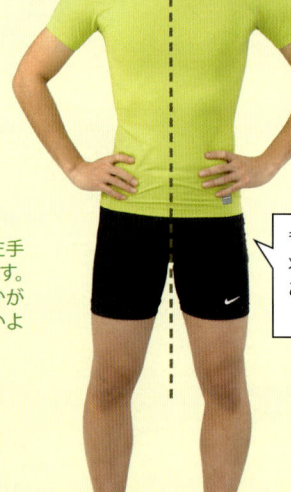

## stretch 立位編

### Step 1
背筋を伸ばした状態で腰に手をあて、足は肩幅よりやや広く開く。

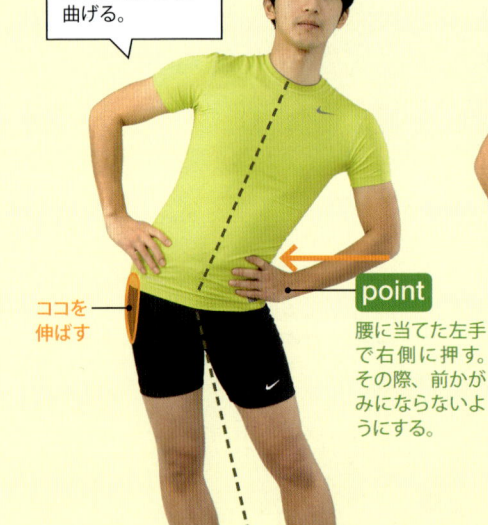

### Step 2
背筋を伸ばしたまま、腰から横に曲げる。

**point**　腰に当てた左手で右側に押す。その際、前かがみにならないようにする。

ココを伸ばす

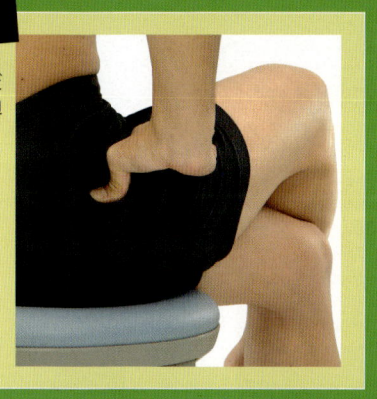

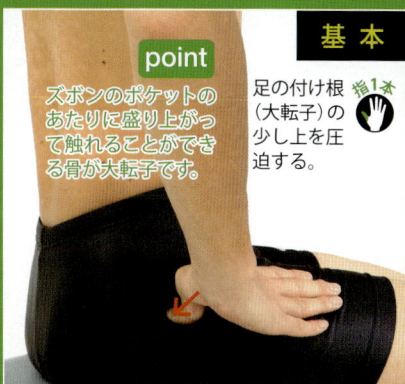

| さらに効く | 基本 |
|---|---|
| 足を組んだ状態で圧迫する。 | 足の付け根（大転子）の少し上を圧迫する。 |

**point**
ズボンのポケットのあたりに盛り上がって触れることができる骨が大転子です。

## massage

腰痛　各筋肉の治療　小殿筋

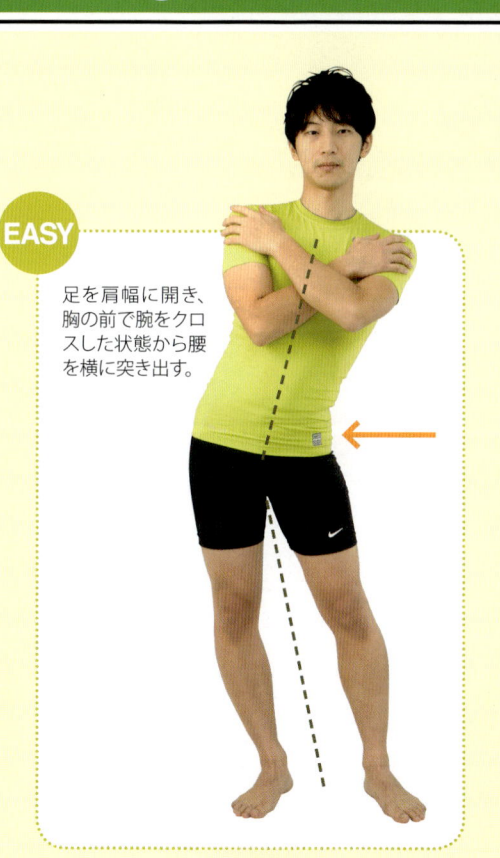

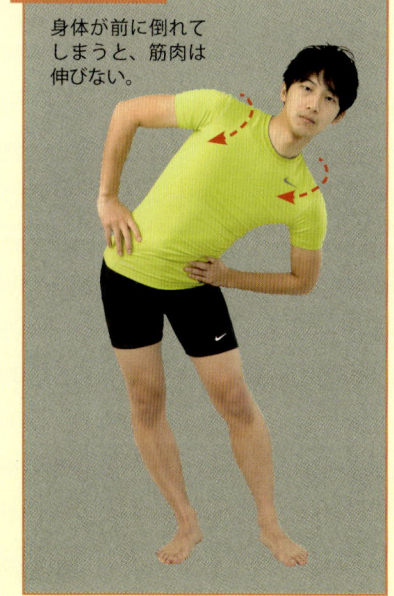

**EASY**
足を肩幅に開き、胸の前で腕をクロスした状態から腰を横に突き出す。

**Step2のNG**
身体が前に倒れてしまうと、筋肉は伸びない。

•トレーニングの必要な筋肉•
股関節の内転筋群・外旋筋群

※中殿筋のストレッチ（P86）でも小殿筋はストレッチされます。参照して下さい。

# 梨状筋

## 筋肉の基礎情報

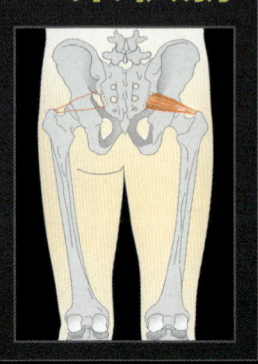

**●位置**
殿部の深部に存在し、仙骨から足の付け根にかけて走行している。

**●働き**
・車から降りる際、第一歩を踏み出す動作

**●疑うポイント**
・坐骨神経痛様の痛みがある
・股関節痛がある
・性機能障害（性交時痛）がある

**●日常生活でのアドバイス**
・足を組んで座る習慣をやめる
・歩行と姿勢を確認する

**●関連して問題が起こる筋肉**
・腰方形筋　・大殿筋
・中殿筋　　・小殿筋
・ハムストリングス

**痛みパターン**
・殿部
・大腿後面

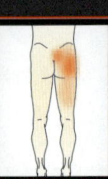

## stretch

**Step 1**
仰向けの状態で両膝を左に倒し、左右の手を大きく開く。なお、手のひらは床につける。

**Step 2**
左足を右膝の上に置き、腰が浮かないようにバランスをとりながら伸ばす。

**point**
腰や膝が浮かないようにする。

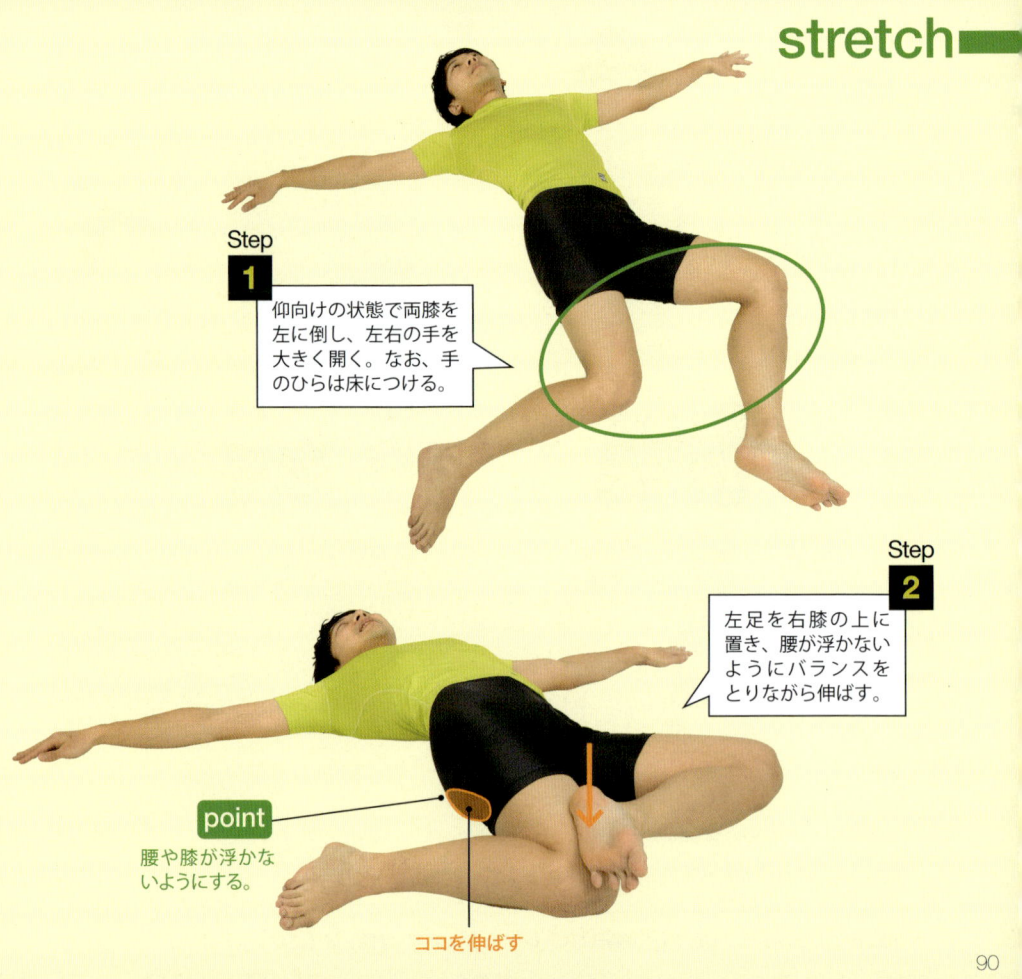

ココを伸ばす

## massage

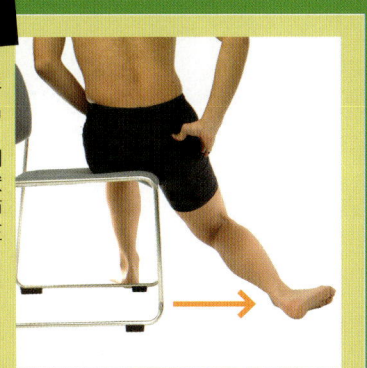

### さらに効く
イスから半分お尻を出して座り、右膝を内側に入れた状態（股関節内旋）で圧迫する。

### 基本
指1本

尾骨と足の付け根を結ぶ線の中央から2横指上のポイントを圧迫する。

---

腰痛

**各筋肉の治療** 梨状筋

**EASY 1**
イスに座り、右足を左太ももの上に乗せる。その後、背筋を伸ばしたまま、身体を45度くらい倒す。その際、右肘で右膝を徐々に押していく。

**EASY 2**
仰向けになり、右足を左膝の上にのせた状態から、左足を抱え込む。

**Step 2のNG**
腰が曲がり、お尻が浮いている。

● トレーニングの必要な筋肉 ●
**股関節の内旋筋群**

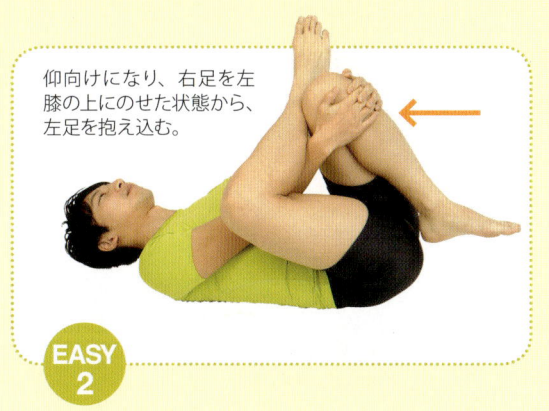

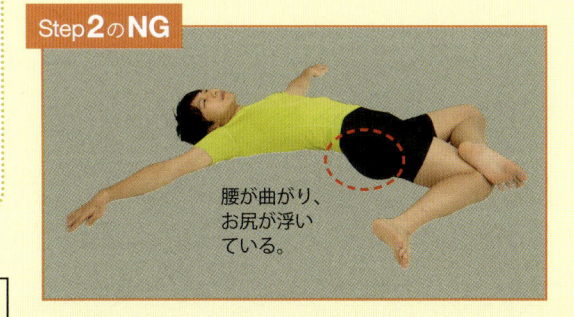

# 膝痛の原因とは 1

## 膝痛

膝痛の原因は、膝を構成する骨・筋肉・靭帯・半月板などの障害によって起こるものがほとんどです（表参照）。その中でも特に多いのが、若年者では靭帯や半月板の痛み、高齢者では骨の痛みと言われています。

しかしながら、膝の運動機能には筋肉が深く関与しており、骨や靭帯、半月板などに障害が認められれば、関連して筋肉にも何らかの障害があると言っても過言ではありません。そのため、膝痛を訴える患者は、疾患名にかかわらず、筋肉のケアをしておく必要があると思われます。なお、ストレッチやマッサージなどで対処できる膝の痛みは、筋肉に伴う痛みが中心です。

筋肉に伴う膝痛であるかどうかを判断する基準は、

❶ 痛みが「重だるい」や「張ったように」などで表現される鈍い痛みである

❷ 痛みの場所が1点では示せない（ある程度の範囲がある）

## 膝痛の原因とは

表：膝痛の原因となる疾患

| 領域 | 考えられる疾患 |
|---|---|
| 整形外科領域 | 骨折<br>脱臼<br>ベーカー膿腫<br>変形性膝関節症<br>半月板損傷<br>十字靱帯損傷<br>側副靱帯損傷<br>コンパートメント症候群など |
| その他 | 深部静脈血栓など |

❸ **股関節や膝の動きに伴い悪化する**

の3点に合致するかです。

動き始めに特に痛みを訴える膝痛は、変形性膝関節症の可能性が、膝の不安定性を伴う膝痛は、靱帯や半月板の損傷による膝痛である可能性が、さらに下肢の冷えや色調変化を伴う場合には、深部静脈血栓など循環系の疾患に伴う膝痛が考えられます。

そこで、右記の3つを満たす場合は筋肉性の膝痛と判断し、痛い場所から膝痛を6つのタイプに分類することで、悪い筋肉を見つけてみましょう。

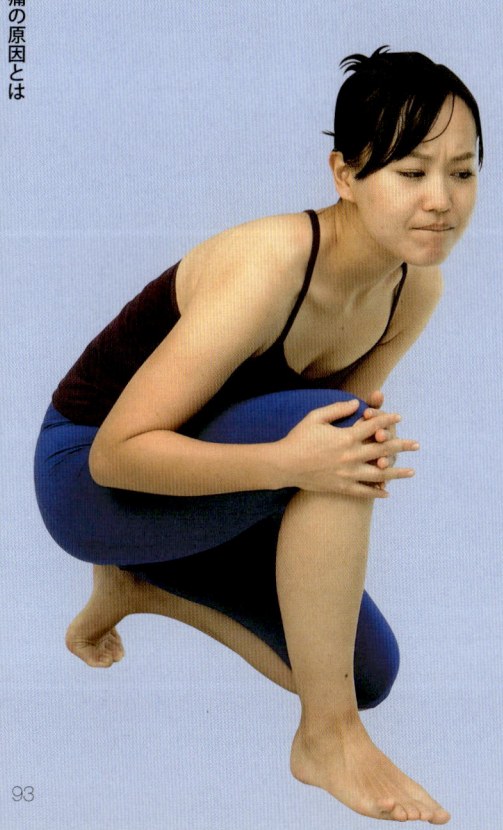

# 膝痛の治療に必要な用語 2

実際の治療の前に、膝痛の治療に必要な用語（ランドマーク）を確認しましょう。

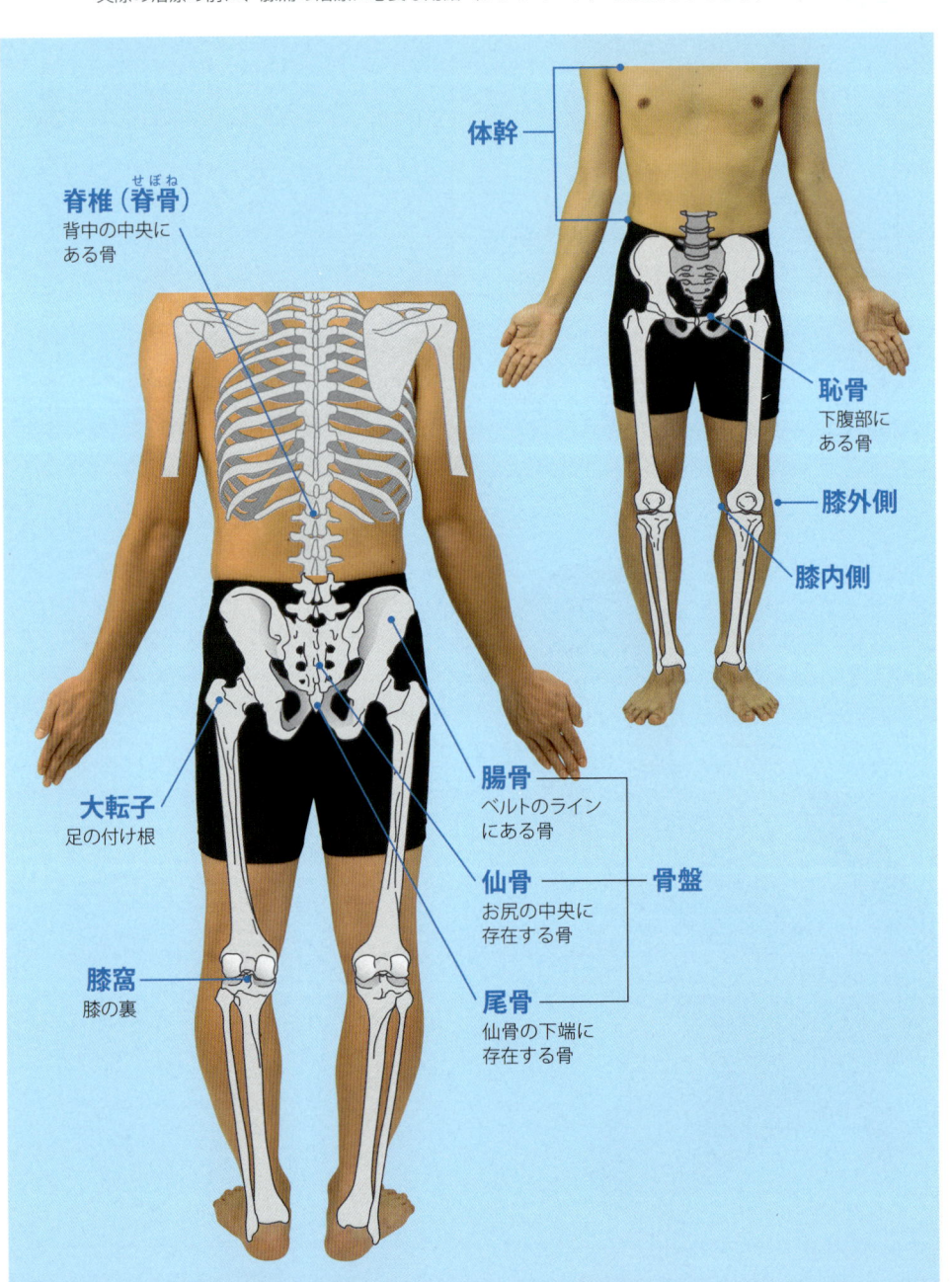

**体幹**

**脊椎（脊骨）**
背中の中央にある骨

**恥骨**
下腹部にある骨

**膝外側**

**膝内側**

**大転子**
足の付け根

**腸骨**
ベルトのラインにある骨

**仙骨**
お尻の中央に存在する骨

**骨盤**

**膝窩**
膝の裏

**尾骨**
仙骨の下端に存在する骨

膝痛の治療に必要な用語

- 殿部
- 大腿
- 下肢
- 下腿

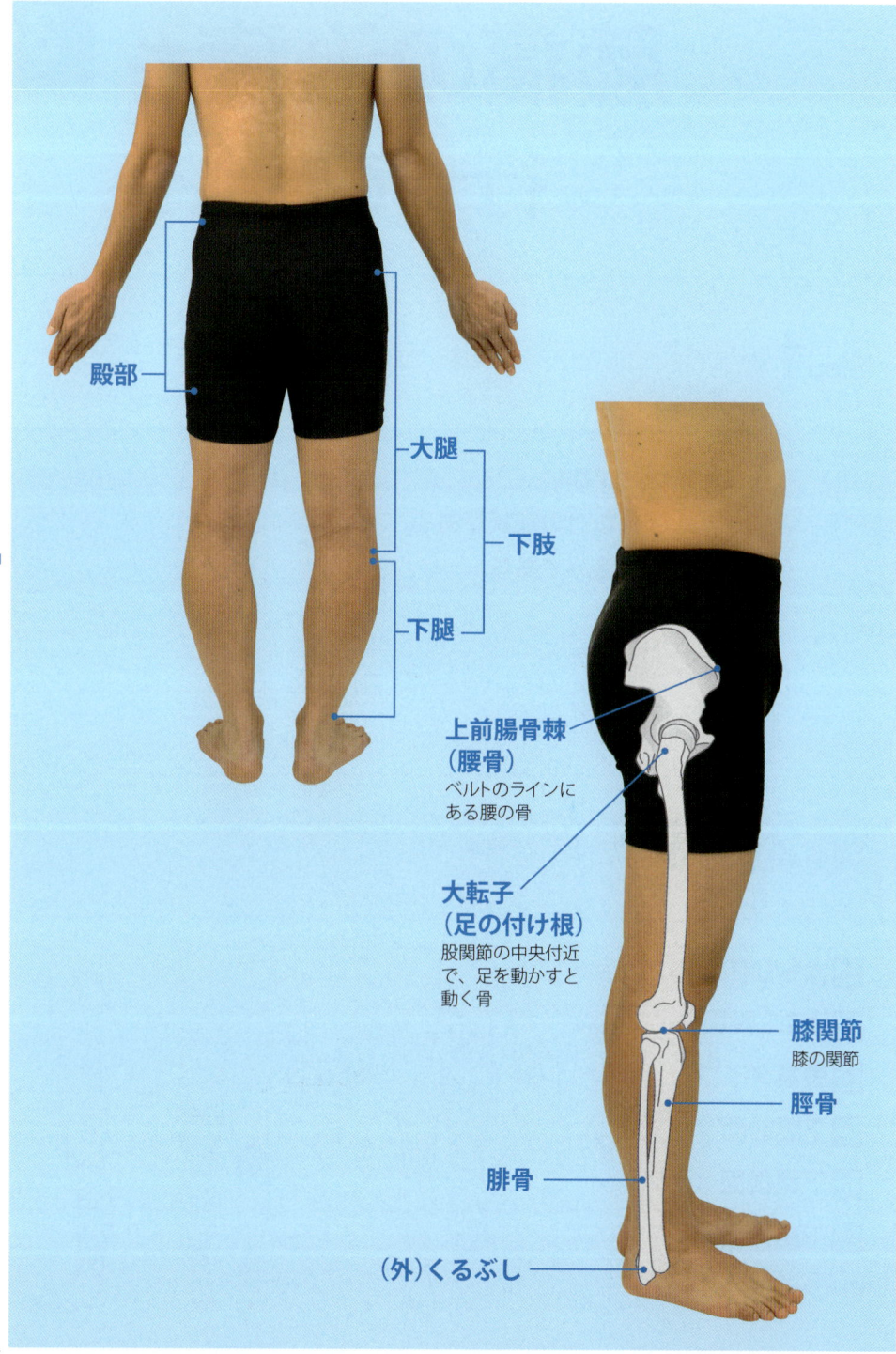

**上前腸骨棘（腰骨）**
ベルトのラインにある腰の骨

**大転子（足の付け根）**
股関節の中央付近で、足を動かすと動く骨

**膝関節**
膝の関節

**脛骨**

**腓骨**

**（外）くるぶし**

# 膝痛の治療を行ってみよう 3

**Step 1** ▶ まずは、セルフケアが可能な痛みであるかを確認します。
確認項目は

> ❶ 膝が動かない
> ❷ しびれなどの症状がある
> ❸ 激しい痛みである

の3点です。上記の3つに当てはまる場合は、筋肉の痛みではない可能性があるので、念のため病院で検査を受けましょう。

---

**Step 2** ▶ 次に、痛みがある部位を確認しましょう。
痛みの部位は

- A 太もも前面タイプ (P98)
- B 太もも後面タイプ (P99)
- C 膝裏タイプ (P99)
- D 下腿前面タイプ (P100)
- E 下腿後面タイプ (P100)
- F 下腿外側タイプ (P101)

の6タイプです。

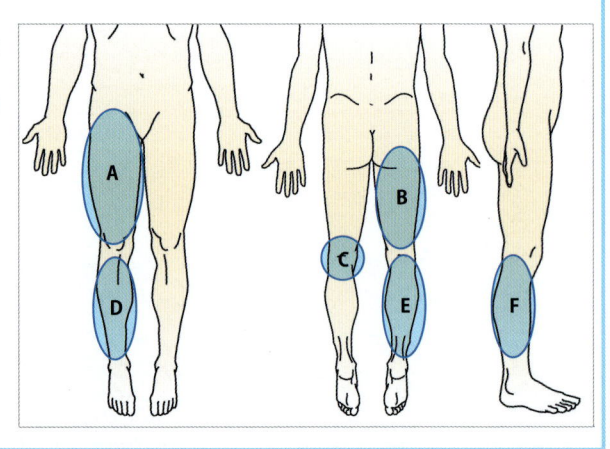

**Step 3 ▶** 痛みがある部位と関連のある筋肉を動かして（P98〜101）、どの筋肉が原因かを特定しましょう。

膝を曲げた状態で、下腿を内側に動かすと痛みが起こる

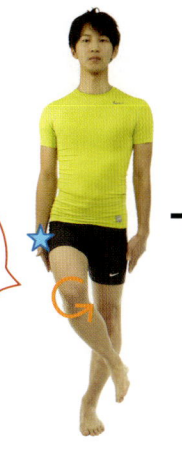

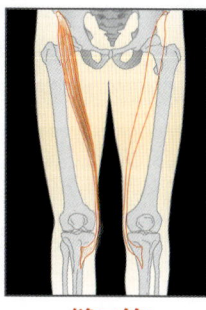

**縫工筋**
に問題があります。

膝痛

膝痛の治療を行ってみよう

**Step 4 ▶** 原因となる筋肉が決まったら、それぞれの筋肉をストレッチまたはマッサージしましょう（P104〜）。なお、痛みの部位が多い場合や、予防的に治療を行う場合には、まずは膝痛の基本治療を行いましょう（P102〜103）。

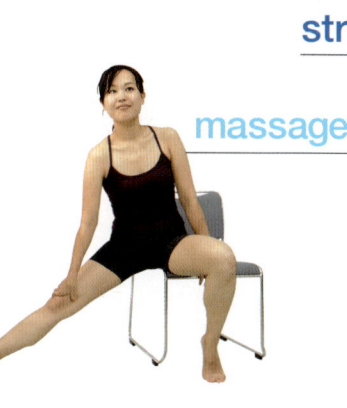

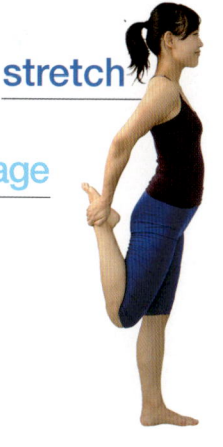

massage

stretch

**Step 5 ▶** もう一度、Step3で痛みがあった筋肉を動かし、痛みが変化しているかを確認しましょう。痛みが少しでも変化していれば、定期的に治療を続けていきましょう。

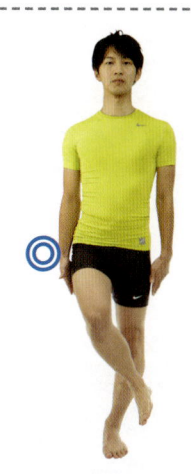

→ **筋肉の確定**

## A 太もも前面タイプ

太ももの前面に痛みがあるタイプの方は、

★：収縮している筋肉の場所

❶腸腰筋 ❷縫工筋 ❸大腿四頭筋 ❹股関節内転筋群

のいずれかに問題があります。❶～❹のどの筋肉に問題があるのかを、4つの動きから判断しましょう。

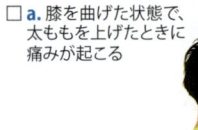

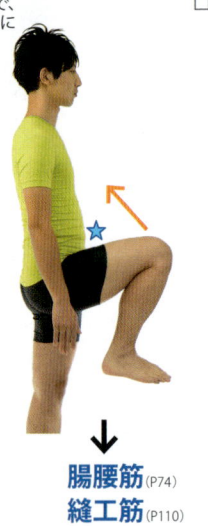

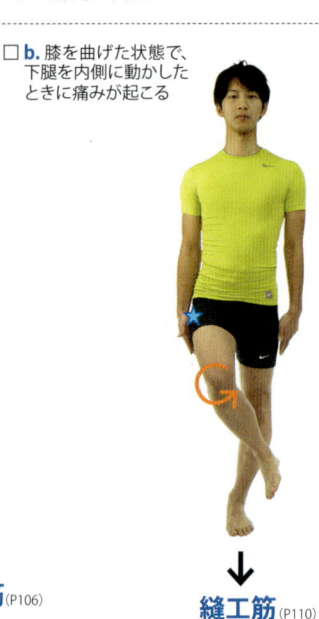

□ **a.** 膝を曲げた状態で、太ももを上げたときに痛みが起こる

↓

**腸腰筋** (P74)
**縫工筋** (P110)
**大腿四頭筋** (P106)

□ **b.** 膝を曲げた状態で、下腿を内側に動かしたときに痛みが起こる

↓

**縫工筋** (P110)

□ **c.** 膝を伸ばしたときに痛みが起こる

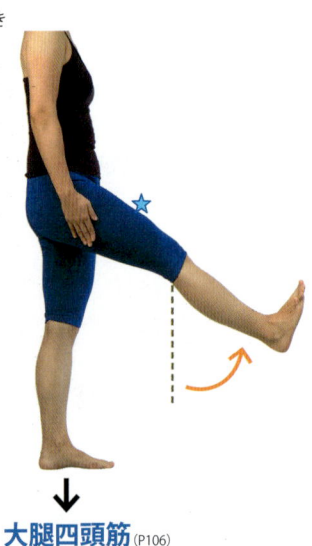

↓

**大腿四頭筋** (P106)

□ **d.** 下肢を前に出し、内側に動かしたときに痛みが起こる

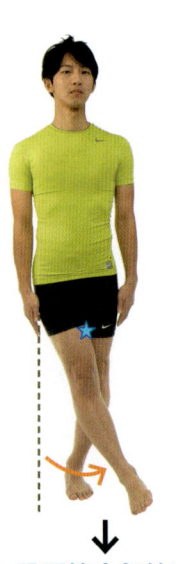

↓

**股関節内転筋群** (P114)

98

## B 太もも後面タイプ

太ももの後面に痛みがあるタイプの方は、

⭐:収縮している筋肉の場所

**❶ハムストリングス ❷中殿筋 ❸小殿筋 ❹梨状筋**

のいずれかに問題があります。❶〜❹のどの筋肉に問題があるのかを、5つの動きから判断しましょう。

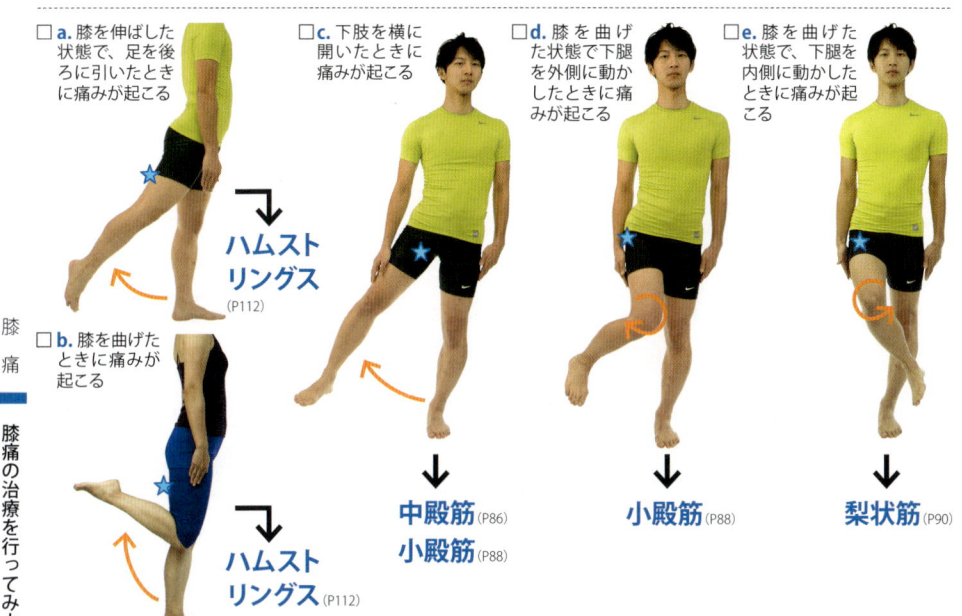

☐ **a.** 膝を伸ばした状態で、足を後ろに引いたときに痛みが起こる

→ ハムストリングス (P112)

☐ **b.** 膝を曲げたときに痛みが起こる

→ ハムストリングス (P112)

☐ **c.** 下肢を横に開いたときに痛みが起こる

→ 中殿筋 (P86) / 小殿筋 (P88)

☐ **d.** 膝を曲げた状態で下腿を外側に動かしたときに痛みが起こる

→ 小殿筋 (P88)

☐ **e.** 膝を曲げた状態で、下腿を内側に動かしたときに痛みが起こる

→ 梨状筋 (P90)

膝痛 膝痛の治療を行ってみよう

## C 膝裏タイプ

膝裏に痛みがあるタイプの方は、

⭐:収縮している筋肉の場所

**❶ハムストリングス ❷膝窩筋 ❸腓腹筋 ❹ヒラメ筋 ❺足底筋**

のいずれかに問題があります。❶〜❺のどの筋肉に問題があるのかを、3つの動きから判断しましょう。

☐ **a.** 膝を伸ばした状態で、足を後ろに引いたときに痛みが起こる

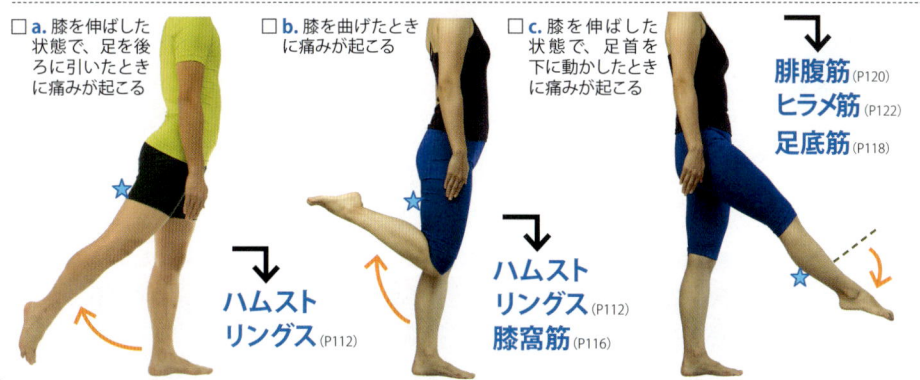

→ ハムストリングス (P112)

☐ **b.** 膝を曲げたときに痛みが起こる

→ ハムストリングス (P112) / 膝窩筋 (P116)

☐ **c.** 膝を伸ばした状態で、足首を下に動かしたときに痛みが起こる

→ 腓腹筋 (P120) / ヒラメ筋 (P122) / 足底筋 (P118)

## D 下腿前面タイプ

下腿の前面に痛みがあるタイプの方は、　　　　　　　　　　★：収縮している筋肉の場所

**❶前脛骨筋　❷股関節内転筋群　❸長（母）趾伸筋**

のいずれかに問題があります。❶〜❸のどの筋肉に問題があるのかを、2つの動きから判断しましょう。

☐ **a.** 膝を伸ばした状態で、足首を上に動かしたときに痛みが起こる

☐ **b.** 下肢を前に出し、内側に動かしたときに痛みが起こる

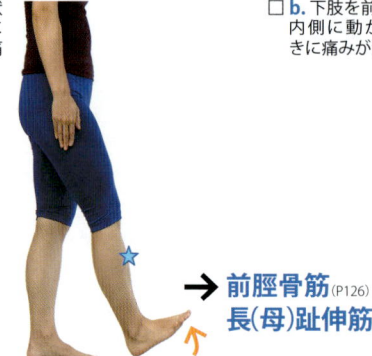

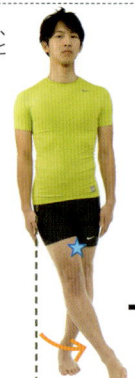

→ 前脛骨筋 (P126)
　長（母）趾伸筋 (P128)

→ 股関節内転筋群 (P114)

## E 下腿後面タイプ

下腿後面に痛みがあるタイプの方は、　　　　　　　　　　★：収縮している筋肉の場所

**❶腓腹筋　❷ヒラメ筋　❸後脛骨筋　❹足底筋**

のいずれかに問題があります。❶〜❹のどの筋肉に問題があるのかを、3つの動きから判断しましょう。

☐ **a.** 膝を伸ばした状態で、足首を下に動かしたときに痛みが起こる

☐ **b.** 足首を内側に返したときに痛みが起こる

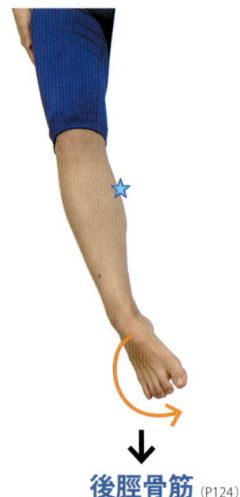

☐ **c.** 膝を曲げたときに痛みが起こる

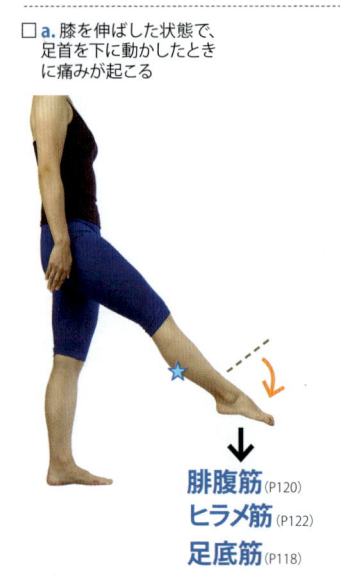

↓
腓腹筋 (P120)
ヒラメ筋 (P122)
足底筋 (P118)

↓
後脛骨筋 (P124)

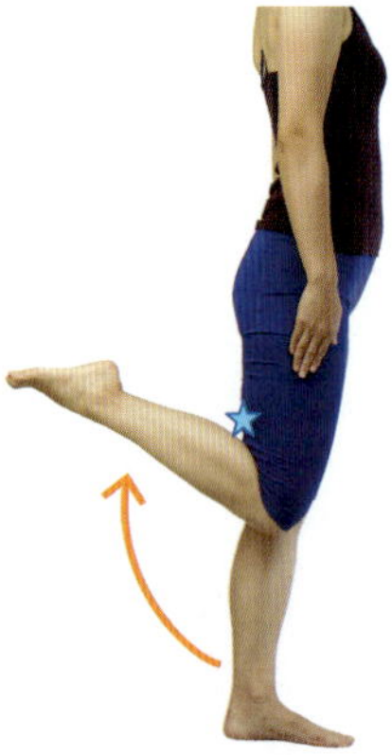

↓
足底筋 (P118)

100

## F 下腿外側タイプ

下腿外側に痛みがあるタイプの方は、　　　　　　　　　　　★：収縮している筋肉の場所

**❶小殿筋　❷大腿四頭筋　❸腓骨筋**

のいずれかに問題があります。❶〜❸のどの筋肉に問題があるのかを、5つの動きから判断しましょう。

□ **a.** 下肢を横に開いたときに痛みが起こる

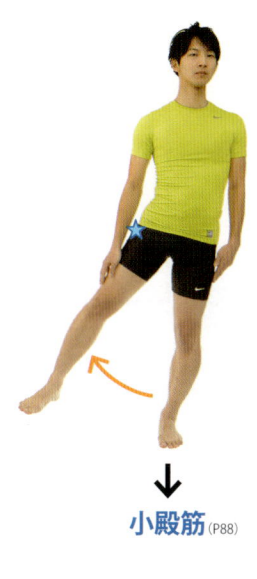

□ **b.** 膝を曲げた状態で、足を外側に動かしたときに痛みが起こる

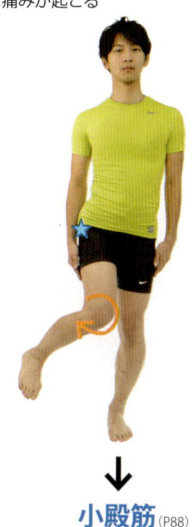

□ **c.** 膝を伸ばしたときに痛みが起こる

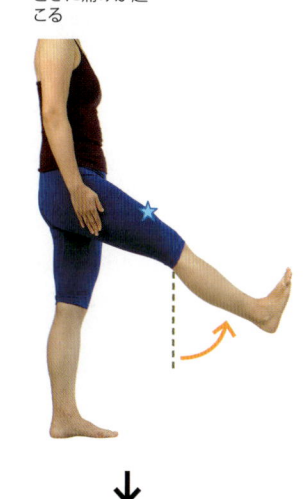

↓ 小殿筋 (P88)

↓ 小殿筋 (P88)

↓ 大腿四頭筋 (P106)

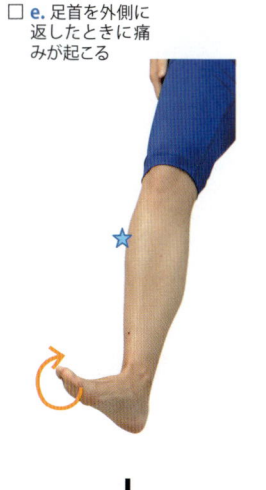

□ **d.** 膝を伸ばした状態で、足首を下に動かしたときに痛みが起こる

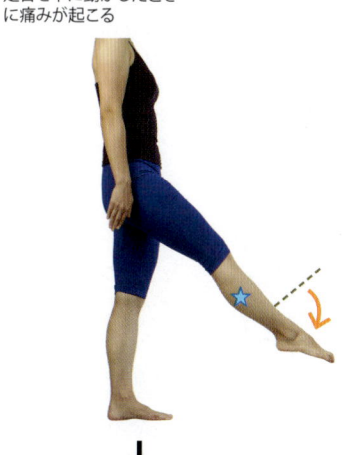

□ **e.** 足首を外側に返したときに痛みが起こる

↓ 腓骨筋 (P130)

↓ 腓骨筋 (P130)

膝痛　膝痛の治療を行ってみよう

# 膝痛の基本治療 4

痛みの部位が多い場合や、予防的に治療を行いたい場合は、膝痛を起こす筋肉の中でも特に問題になりやすい4つの筋肉を治療してみましょう。なお、筋肉の詳細は、各ページを参照してください。図注：赤は痛みを感じる部位

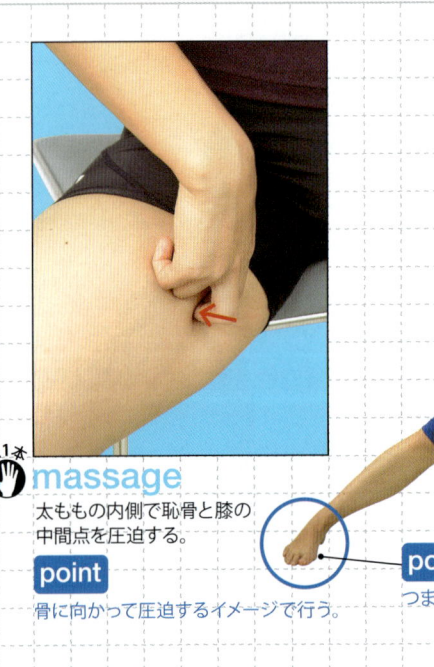

## 股関節内転筋群

**massage**
太ももの内側で恥骨と膝の中間点を圧迫する。

**point**
骨に向かって圧迫するイメージで行う。

**point**
つま先を前に向ける。

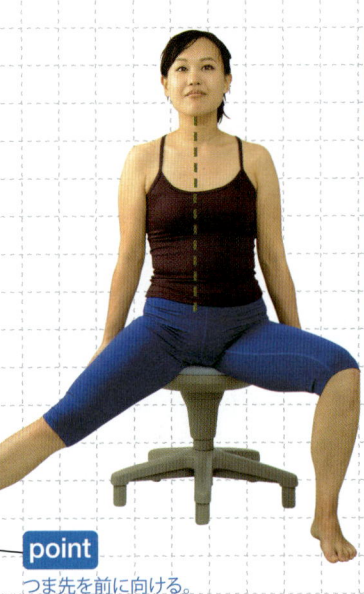

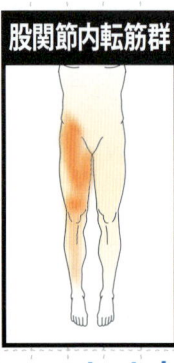

**stretch**
背筋を伸ばしてイスに浅く座った状態から、右足を伸ばし真横に出す。

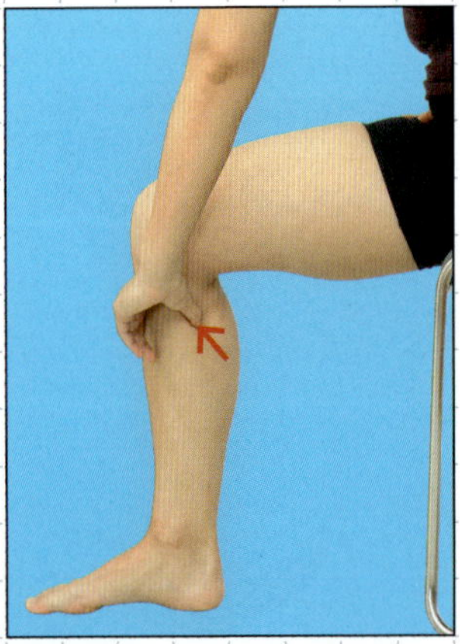

## 腓腹筋

**stretch**
右足のつま先にタオルをかけ、体幹を引き寄せる。

**massage**
膝裏内側から5横指下を圧迫する。

**point**
外側も内側と同様に行う。

**point**
膝を伸ばす。

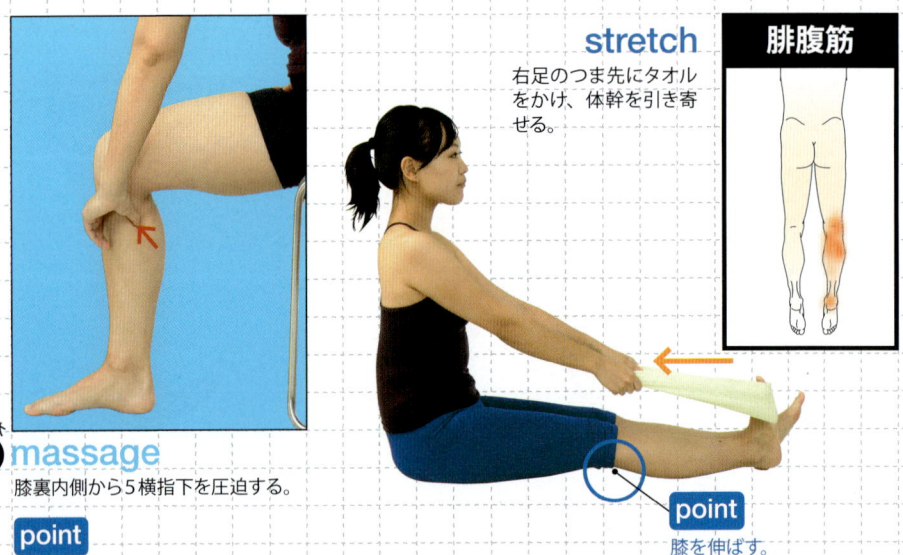

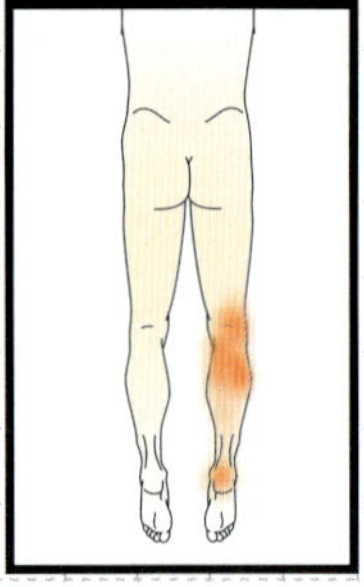

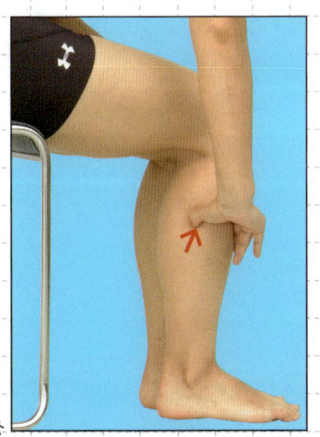

## stretch

右膝を軽く曲げた状態でつま先にタオルをかけ、タオルを体幹方向に引き寄せる。

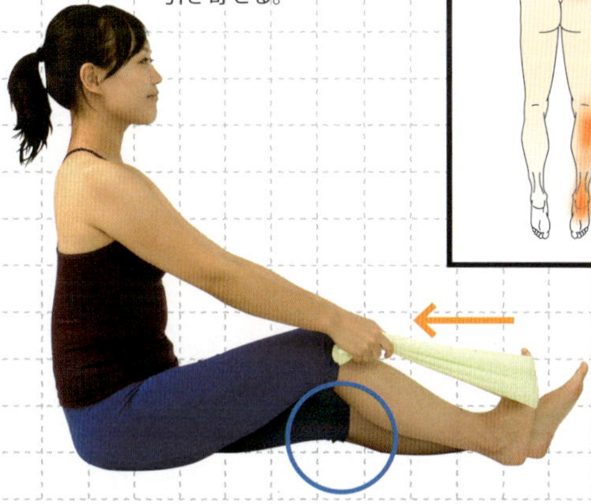

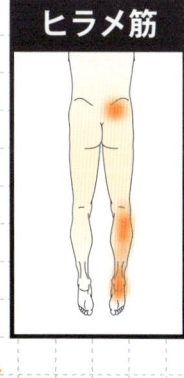

**ヒラメ筋**

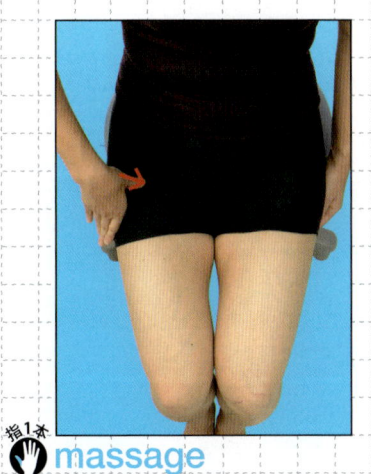

### massage

膝裏外側から5横指下を圧迫する。

**point**

腓腹筋の下に存在するため、骨の際を圧迫する。

## stretch

右膝を曲げた状態で座り、身体を徐々に後ろに倒していく。

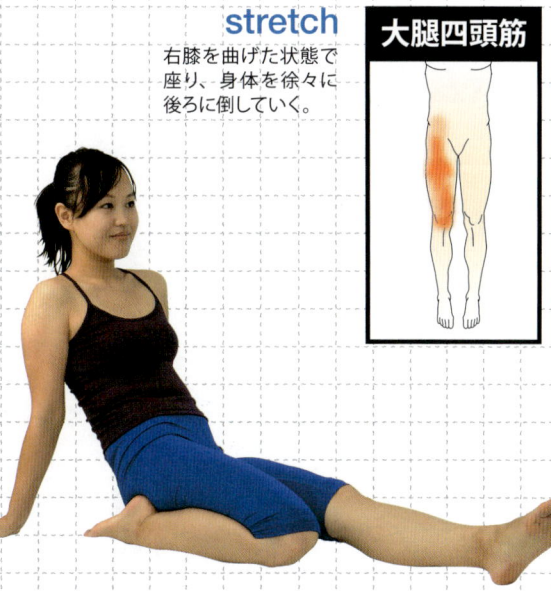

**大腿四頭筋**

### massage

腰骨から膝に向かい5横指下を圧迫する。

**point**

圧迫する位置を左右にずらすことで大腿四頭筋の異なるポイントが圧迫できる。

膝痛 — 膝痛の基本治療

# 各筋肉の治療 5

膝痛の原因になりやすい代表的な筋肉です。3の「膝痛の治療を行ってみよう」(P96〜101)を確認して原因となる筋肉をストレッチやマッサージしてみましょう。

- 大腿四頭筋

- 大腿筋膜張筋

- 縫工筋

- ハムストリングス

- 股関節内転筋群

- 膝窩筋

- 足底筋

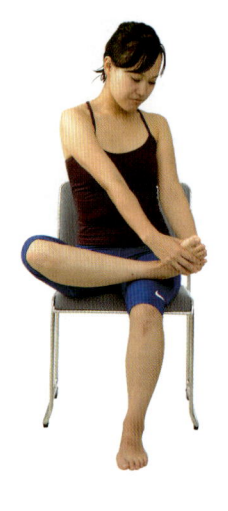

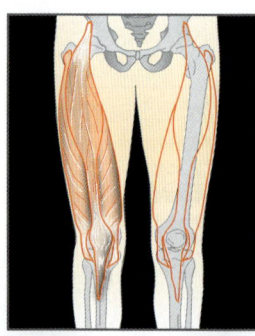

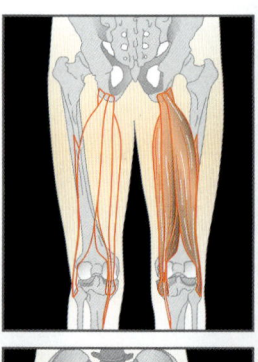

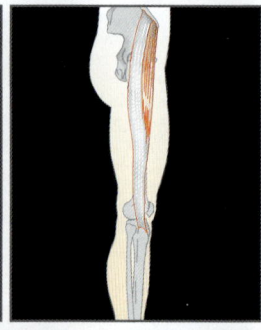

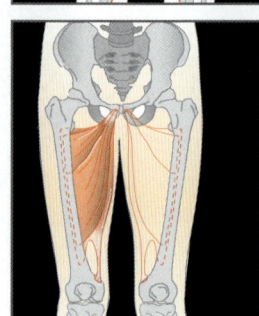

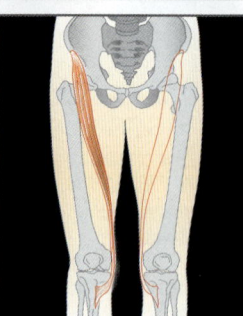

膝痛　各筋肉の治療

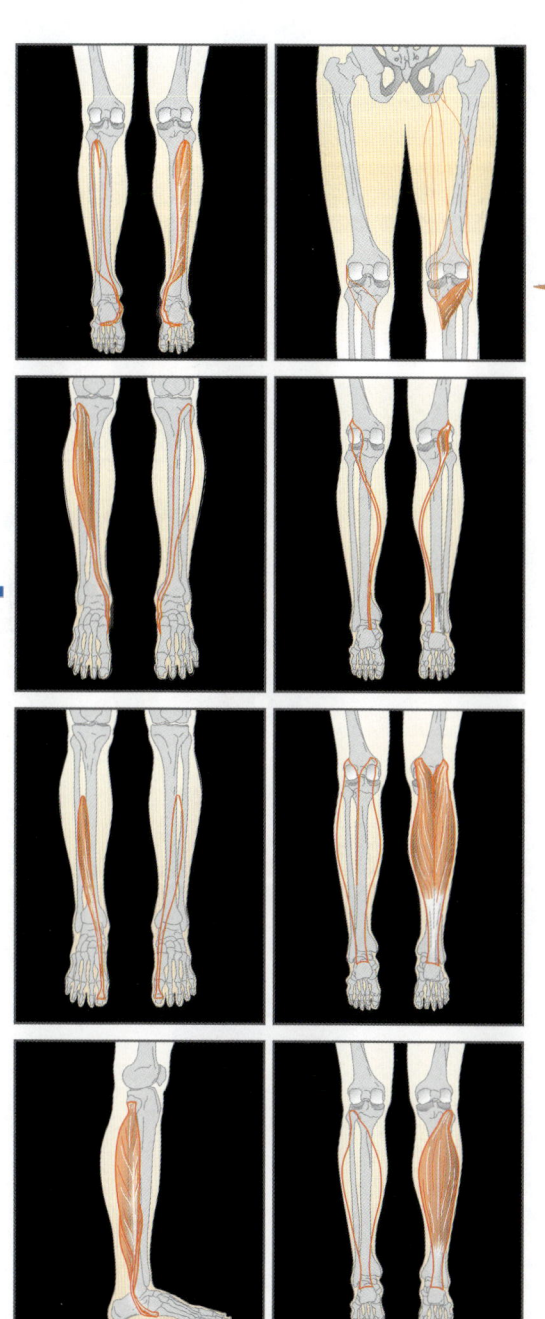

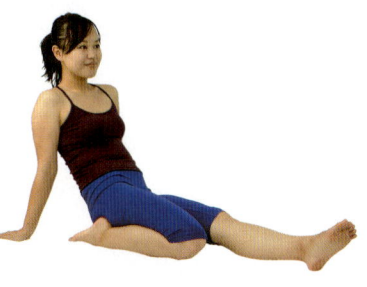

- 腓腹筋
- ヒラメ筋
- 後脛骨筋
- 前脛骨筋
- 長(母)趾伸筋
- 腓骨筋

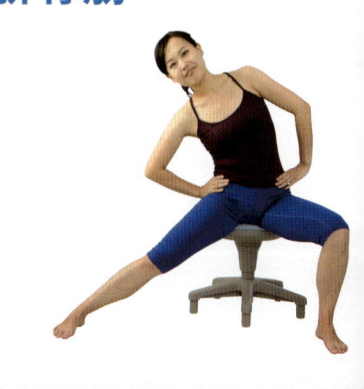

105

# 大腿四頭筋

## 筋肉の基礎情報

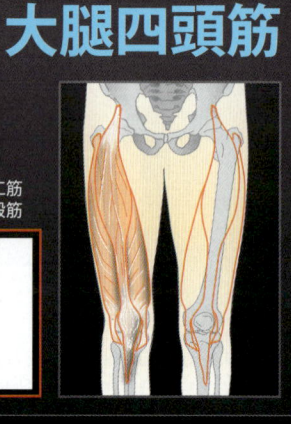

### ●位置
大腿直筋、内側広筋、外側広筋、中間広筋の4つからなり、骨盤から膝にかけて走行している。

### ●働き
・階段を上る動作　・膝関節を伸ばす動作
・ボールを蹴るような動作

### ●疑うポイント
・膝が完全に伸びない
・膝を伸ばした状態で、長時間仰向けやうつ伏せができない
・歩行時に痛みを感じる
・膝痛により睡眠が障害されている
・膝折れが起こる
・大腿骨骨折をしたことがある

### ●日常生活でのアドバイス
・歩行や姿勢を確認する
・正座を避ける
・寝る際に膝の下に枕を入れる

### ●関連して問題が起こる筋肉
・腸腰筋　　・大腿筋膜張筋　・縫工筋
・大殿筋　　・中殿筋　　　　・小殿筋

### 痛みパターン
・大腿前面
・大腿内側
・大腿外側
・膝

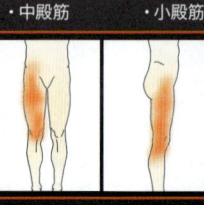

## stretch

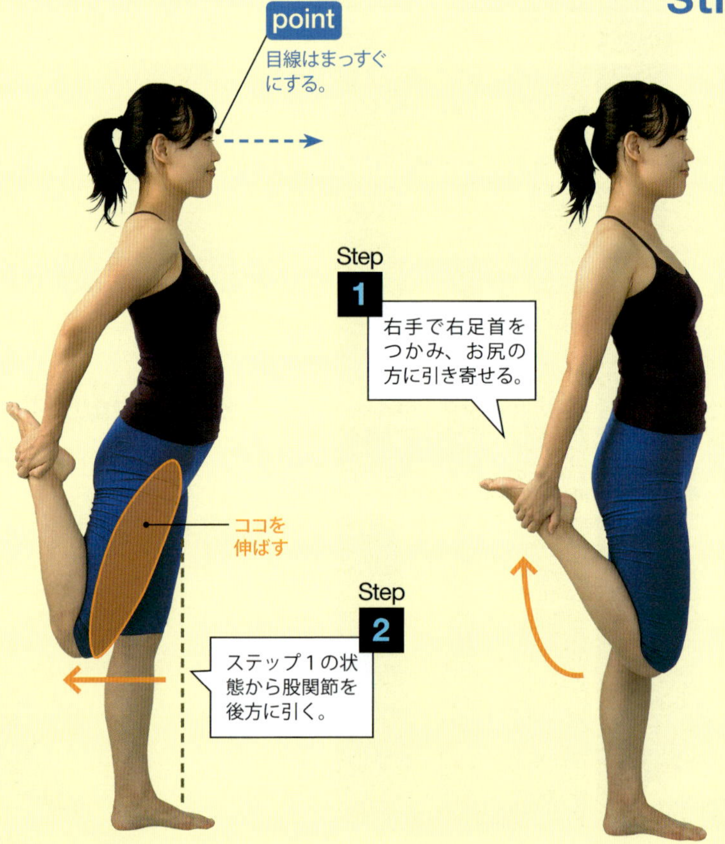

**point** 目線はまっすぐにする。

**Step 1** 右手で右足首をつかみ、お尻の方に引き寄せる。

ココを伸ばす

**Step 2** ステップ1の状態から股関節を後方に引く。

## さらに効く

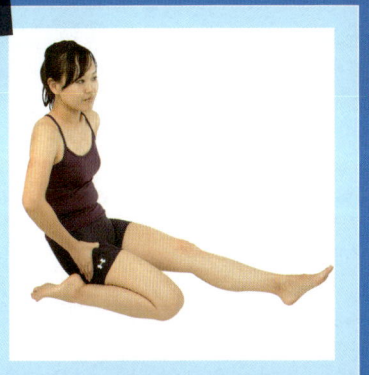

右膝を曲げた状態で圧迫する。

## 基本

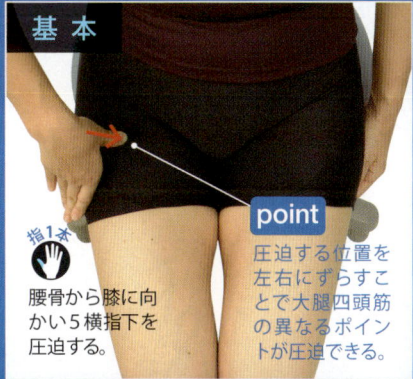

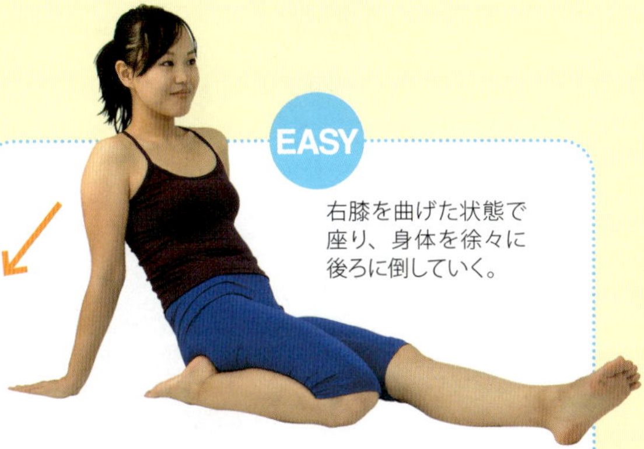

**point** 圧迫する位置を左右にずらすことで大腿四頭筋の異なるポイントが圧迫できる。

指1本 腰骨から膝に向かい5横指下を圧迫する。

## ■massage

膝痛　各筋肉の治療　大腿四頭筋

### EASY
右膝を曲げた状態で座り、身体を徐々に後ろに倒していく。

### Step2のNG
股関節を後ろに引く際に、身体が後ろに倒れてしまう。

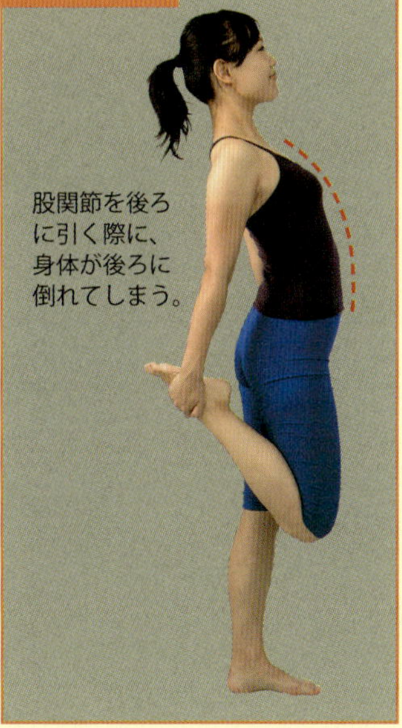

●トレーニングの必要な筋肉●
膝関節の屈筋群

# 大腿筋膜張筋

## 筋肉の基礎情報

### ●位置
ズボンのポケットの位置に存在し、股関節から大腿外側にかけて走行している。

### ●働き
・膝を安定させる
・もも上げをする動作
・足を外側に開く動作
・膝関節を伸ばす動作

### ●疑うポイント
・大腿前面や大腿外側に痛みやしびれがある
・変形性股関節症や変形性膝関節症である

### ●日常生活でのアドバイス
・前屈みの姿勢を長時間行わない
・足を組んだり、片足立ちを避ける
・寝る際に膝の下に枕を入れる
・ランニングフォームや歩行の姿勢を確認する

### ●関連して問題が起こる筋肉
・中殿筋　・小殿筋　・大腿四頭筋
・縫工筋　・腰方形筋

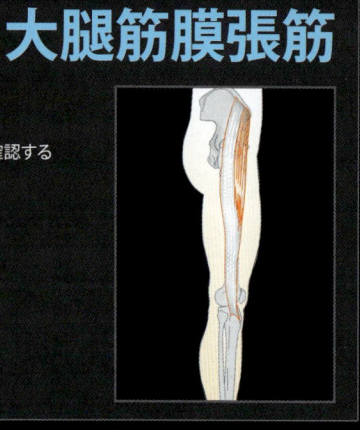

## stretch

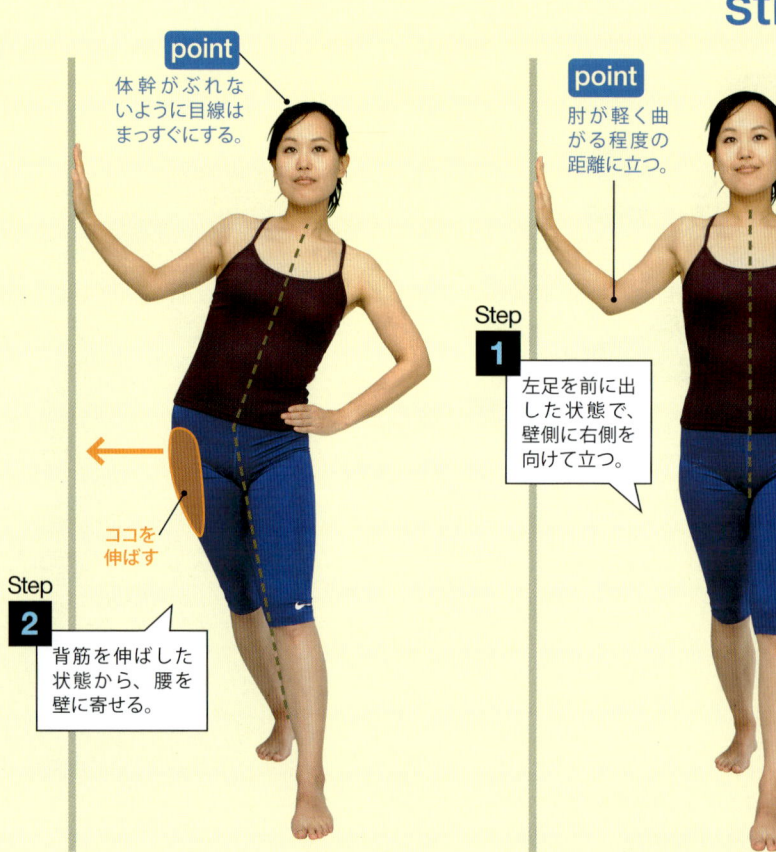

**point**
体幹がぶれないように目線はまっすぐにする。

**point**
肘が軽く曲がる程度の距離に立つ。

**Step 1**
左足を前に出した状態で、壁側に右側を向けて立つ。

ココを伸ばす

**Step 2**
背筋を伸ばした状態から、腰を壁に寄せる。

## さらに効く

右足を少し後ろに引いた状態で圧迫する。

**point**
足を後ろに引いた際に股関節を少し内側に入れる(内転させる)。

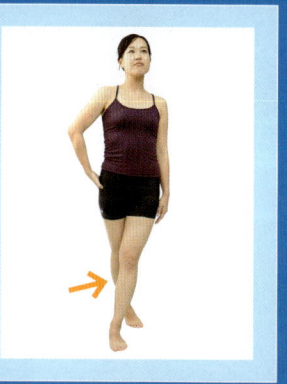

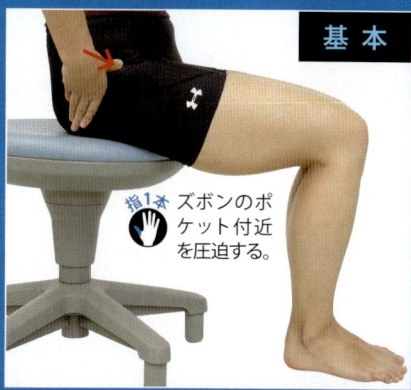

### 基本

指1本 ズボンのポケット付近を圧迫する。

## massage

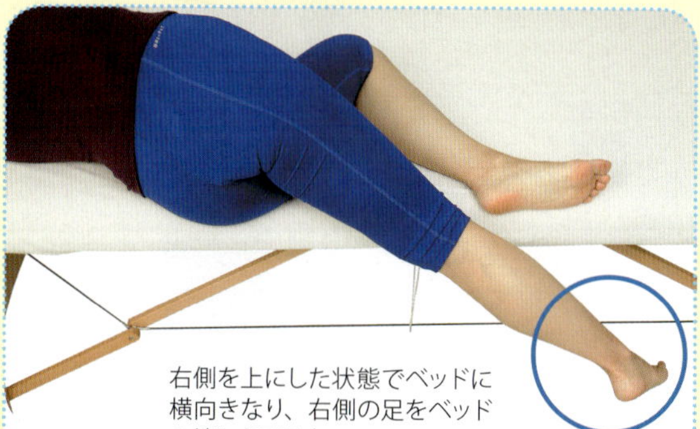

膝痛

各筋肉の治療 大腿筋膜張筋

右側を上にした状態でベッドに横向きなり、右側の足をベッドの端から下ろす。

**EASY**

### Step2のNG

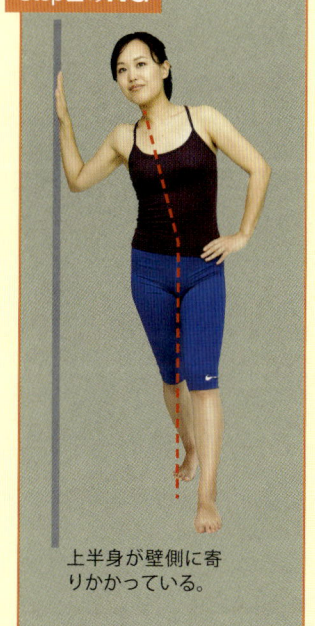

上半身が壁側に寄りかかっている。

●トレーニングの必要な筋肉●
股関節の伸筋群・内転筋群

# 縫工筋

## 筋肉の基礎情報

●位置
骨盤から膝にかけて存在し、大腿の前面を斜めに走行している。

●働き
・あぐらをかく動作
・膝関節を曲げる動作
・歩行やランニングの際に足を前に出す動作の補助

●疑うポイント
・股関節、大腿部、膝内側に痛みがある
・変形性股関節症、変形性膝関節症である

●日常生活でのアドバイス
・歩行と姿勢を確認する
・長時間あぐらをかくのをやめる

●関連して問題が起こる筋肉
・大腿四頭筋
・ハムストリングス
・大腿筋膜張筋

**痛みパターン**
・大腿前面
・膝関節内側

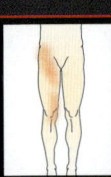

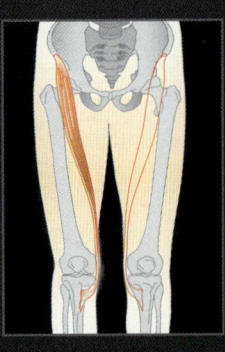

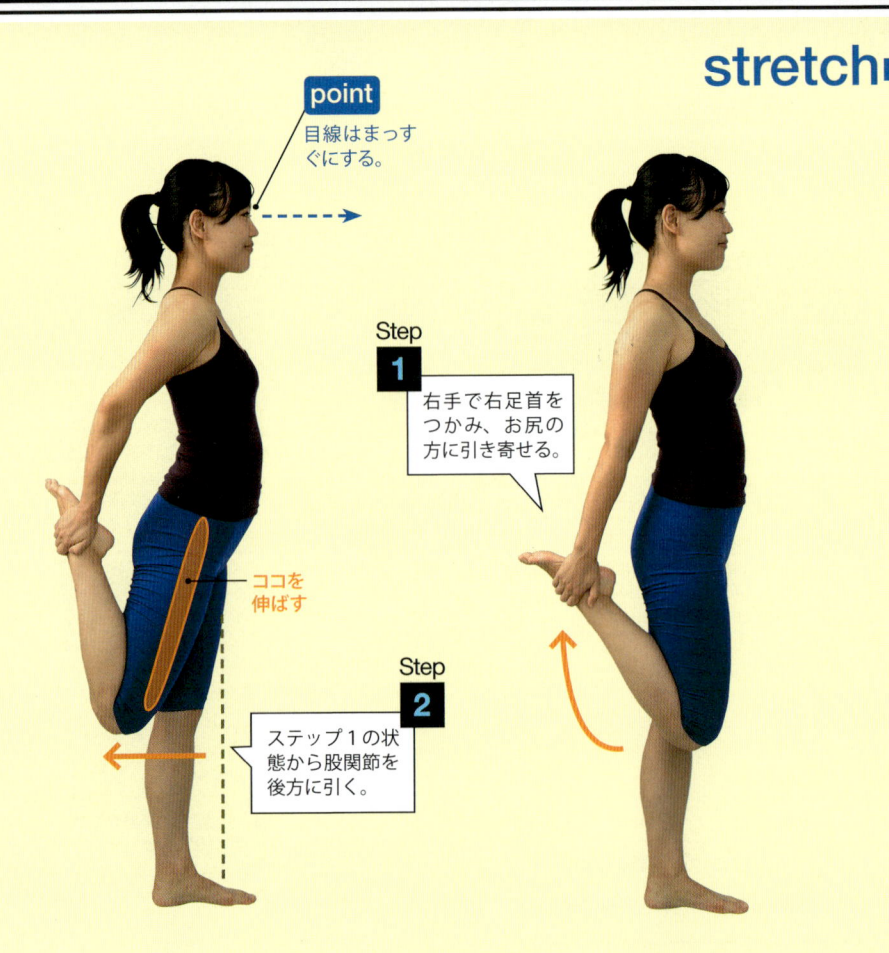

## stretch

**point**
目線はまっすぐにする。

**Step 1**
右手で右足首をつかみ、お尻の方に引き寄せる。

**Step 2**
ステップ1の状態から股関節を後方に引く。

ココを伸ばす

## massage

**さらに効く**
イスに浅く座り、右足を横に伸ばした状態で圧迫する。

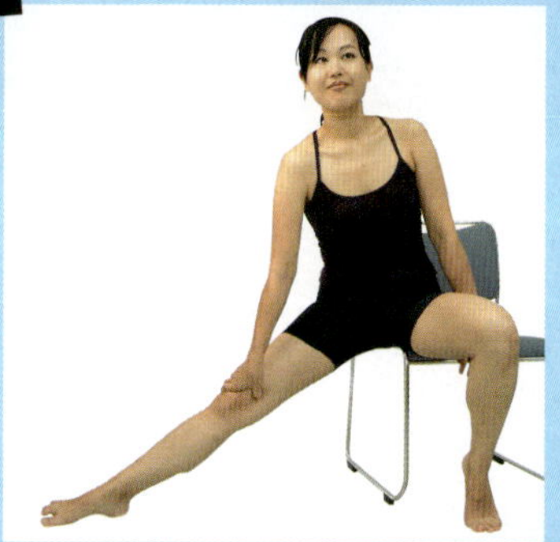

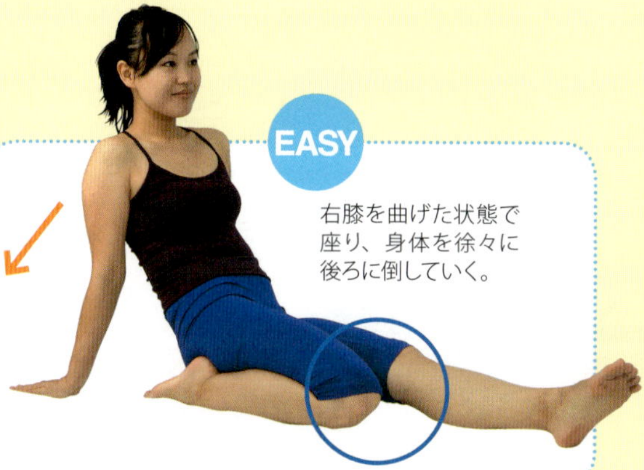

**基本**
指1本 膝内側から3横指上を圧迫する。 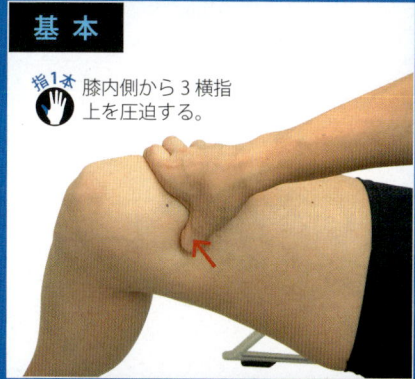

---

膝痛

各筋肉の治療　縫工筋

**EASY**
右膝を曲げた状態で座り、身体を徐々に後ろに倒していく。

**Step2のNG**
股関節を後ろに引く際に、身体が後ろに倒れてしまう。 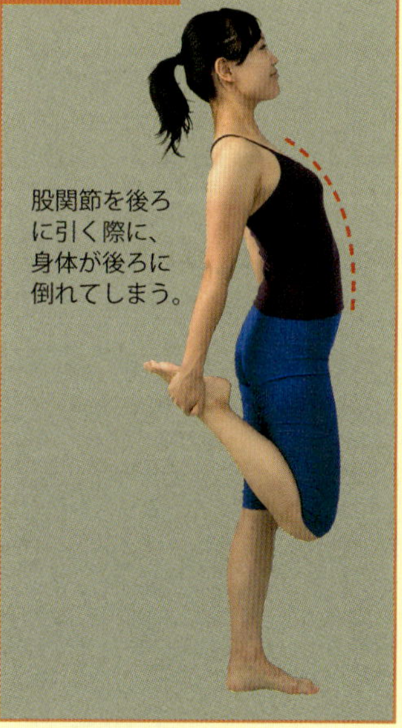

●トレーニングの必要な筋肉●
股関節の伸筋群・内旋筋群

# ハムストリングス

## 筋肉の基礎情報

### ●位置
大腿二頭筋と半腱・半膜様筋の3つからなり、大腿後面を殿部から膝にかけて走行している。

### ●働き
- 膝関節を曲げる動作
- 足を後ろに引く動作

### ●疑うポイント
- 仰向けで寝た際、床と膝の間に指が2本以上入る
- 歩行時の着地の際に痛みがある
- 歩行障害が著しい

### ●日常生活でのアドバイス
- 運転姿勢を確認する
- 働く姿勢を確認する
- サイクリングの姿勢を確認する

### ●関連して問題が起こる筋肉
- 梨状筋　・膝窩筋　・腓腹筋　・足底筋
- 大殿筋　・中殿筋　・小殿筋

**痛みパターン**
- 殿部
- 大腿後面
- 膝関節後面

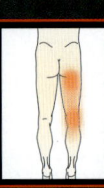

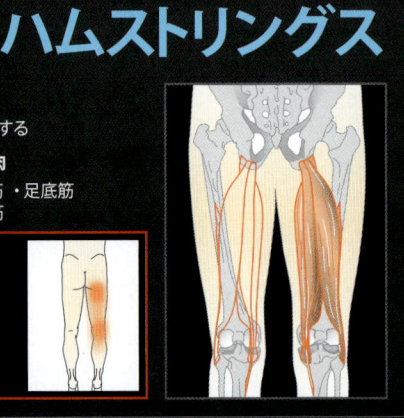

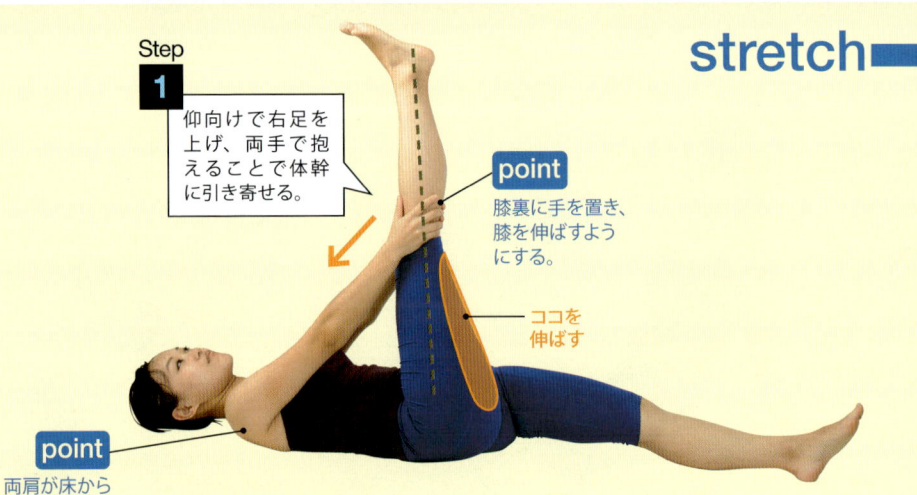

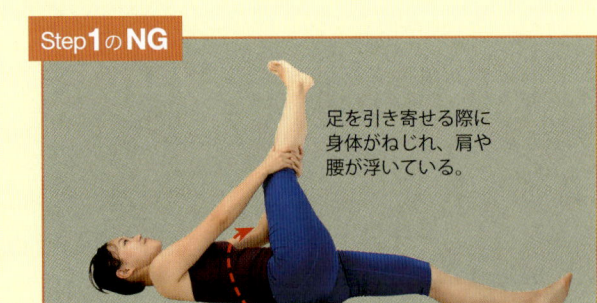

## stretch

### Step 1
仰向けで右足を上げ、両手で抱えることで体幹に引き寄せる。

**point**　膝裏に手を置き、膝を伸ばすようにする。

ココを伸ばす

**point**　両肩が床から浮かないように注意する。

### Step1のNG
足を引き寄せる際に身体がねじれ、肩や腰が浮いている。

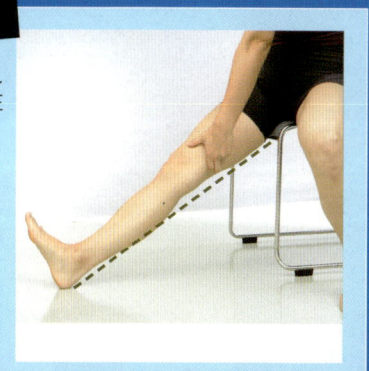

## さらに効く
膝を伸ばした状態で圧迫する。

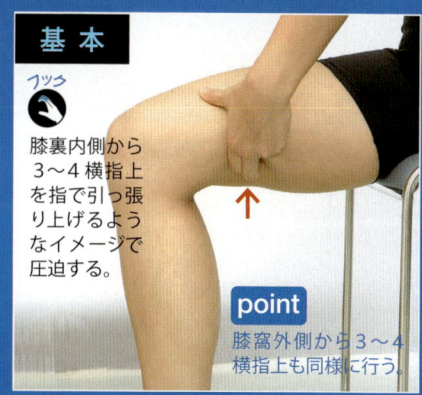

## 基本
フック

膝裏内側から3〜4横指上を指で引っ張り上げるようなイメージで圧迫する。

**point**
膝窩外側から3〜4横指上も同様に行う。

# massage

膝痛／各筋肉の治療　ハムストリングス

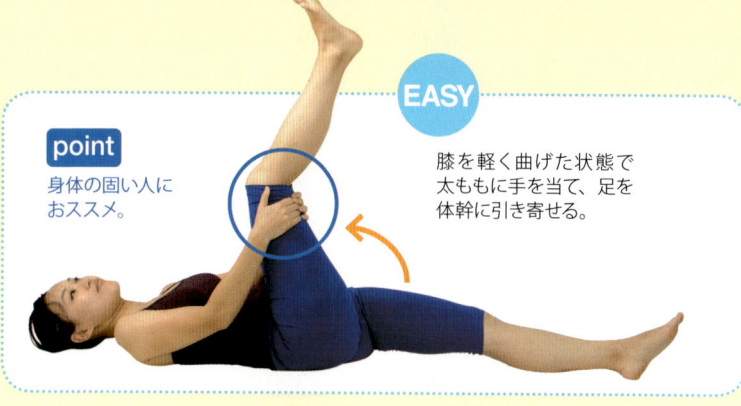

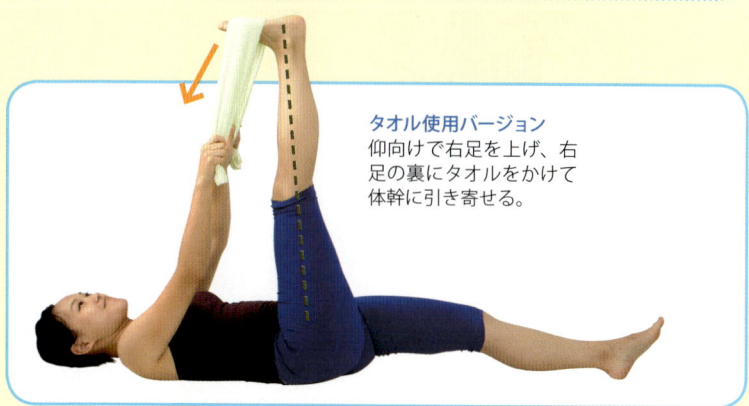

**point**
身体の固い人におススメ。

**EASY**
膝を軽く曲げた状態で太ももに手を当て、足を体幹に引き寄せる。

**タオル使用バージョン**
仰向けで右足を上げ、右足の裏にタオルをかけて体幹に引き寄せる。

● トレーニングの必要な筋肉 ●
股関節の屈筋群・膝関節の伸筋群

# 股関節内転筋群

## 筋肉の基礎情報

●位置
大内転筋、短内転筋、長内転筋からなり、恥骨から大腿部の内側にかけて走行している。

●働き
・車の乗り降りの際に、第2歩目に見られる動作
・足(股関節)を閉じる動作

●疑うポイント
・鼠径部が緊張している
・股関節の屈曲拘縮が見られる
・O脚になっている
・仰向けの際に両膝の間が開いている
・股関節のクリック音がある

●日常生活でのアドバイス
・姿勢を確認する
・下半身を使う運動を避ける
・スキー／サイクリングなどのフォームを確認する

●関連して問題が起こる筋肉
・大腿四頭筋　・腸腰筋　・縫工筋

**痛みパターン**
・大腿内側
・下腿内側

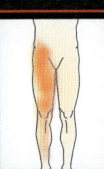

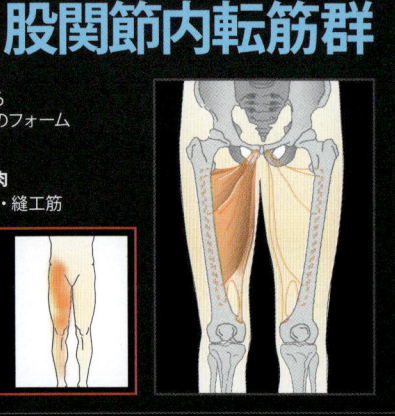

## stretch

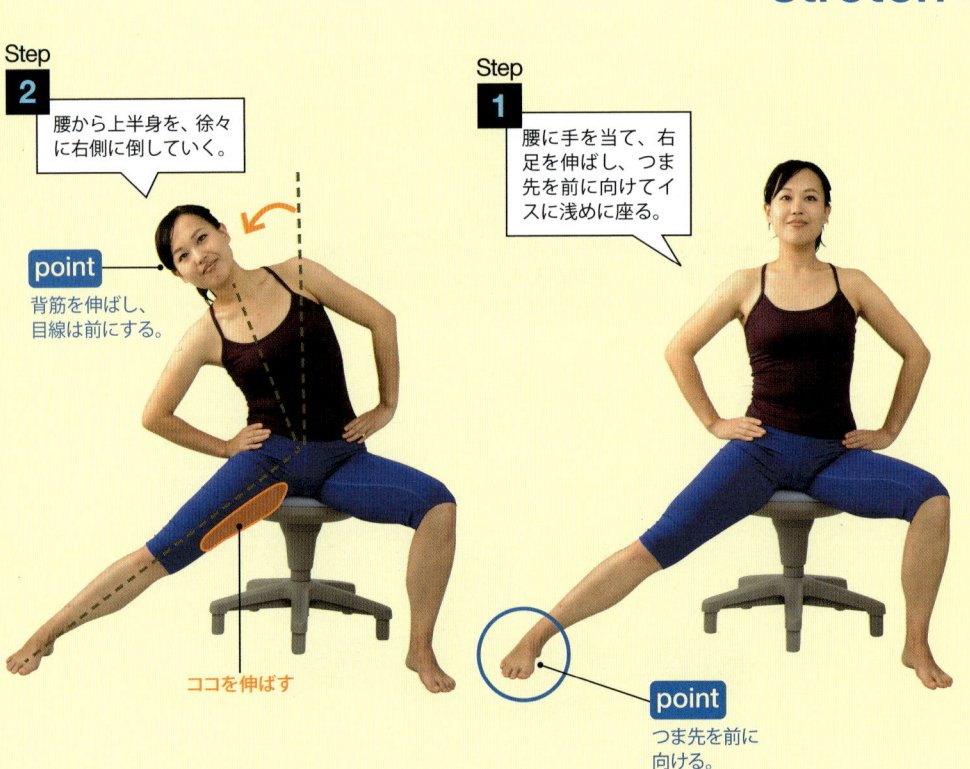

**Step 1**
腰に手を当て、右足を伸ばし、つま先を前に向けてイスに浅めに座る。

**point**
つま先を前に向ける。

**Step 2**
腰から上半身を、徐々に右側に倒していく。

**point**
背筋を伸ばし、目線は前にする。

ココを伸ばす

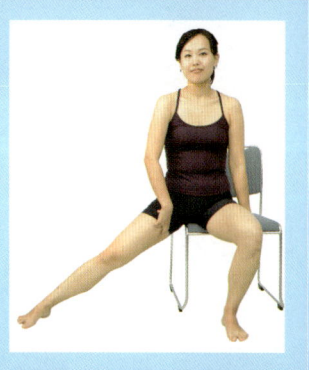

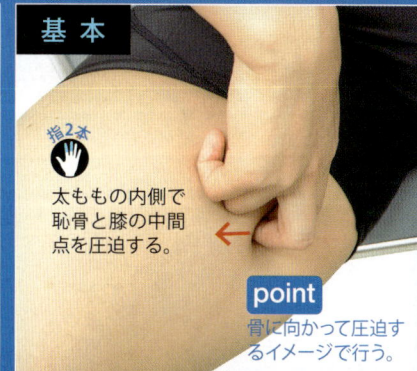

## massage

### さらに効く
イスに浅く座り、足を横に出し、膝を伸ばした状態で圧迫する。

### 基本
太ももの内側で恥骨と膝の中間点を圧迫する。

**指2本**

**point**
骨に向かって圧迫するイメージで行う。

---

膝痛　各筋肉の治療　股関節内転筋群

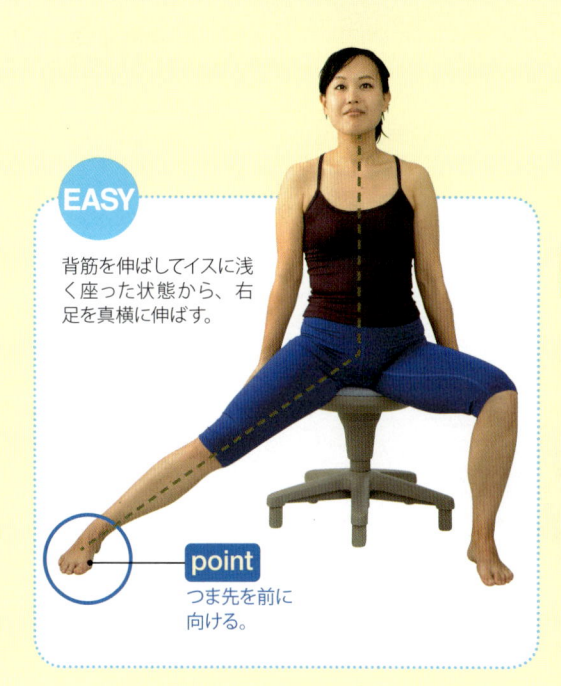

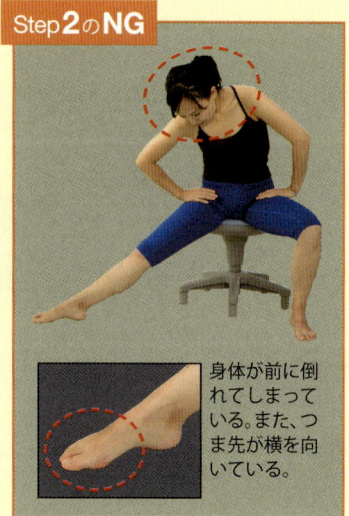

### EASY
背筋を伸ばしてイスに浅く座った状態から、右足を真横に伸ばす。

**point**
つま先を前に向ける。

### Step2のNG
身体が前に倒れてしまっている。また、つま先が横を向いている。

● トレーニングの必要な筋肉 ●
**股関節の外転筋群**

# 膝窩筋

## 筋肉の基礎情報

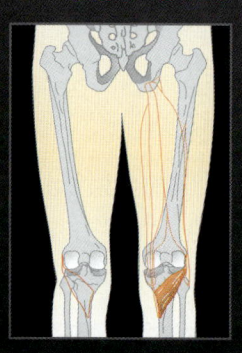

●位置
膝裏に存在し、膝の裏を外側から内側に斜めに走行している。

●働き
・歩行動作
・膝関節を固定する

●疑うポイント
・慢性的に膝が痛い
・膝が完全に伸びない
・坂や階段を下りる際に膝裏が痛む
・正座を行うと膝裏が痛む
・膝のこわばり感がある

●日常生活でのアドバイス
・膝に無理に体重をかけない
・正座をやめる

●関連して問題が起こる筋肉
・ハムストリングス ・腓腹筋
・足底筋

痛みパターン
・膝関節後面

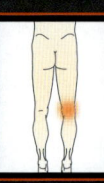

## stretch

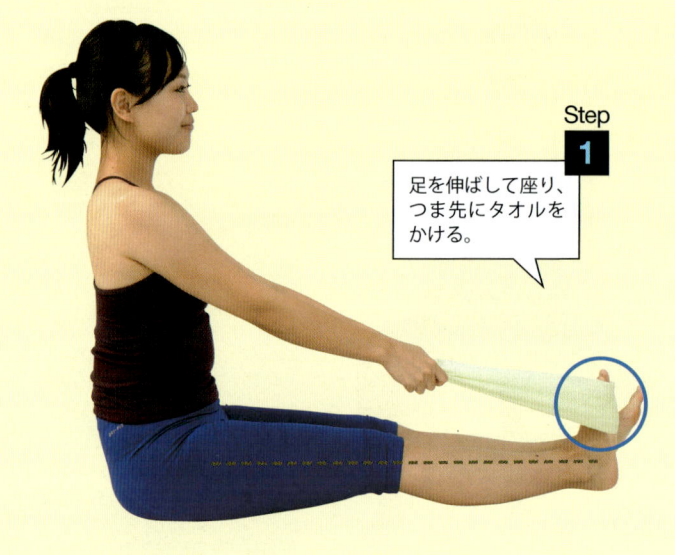

### Step 1

足を伸ばして座り、つま先にタオルをかける。

### さらに効く
膝裏を伸ばした状態で圧迫する。

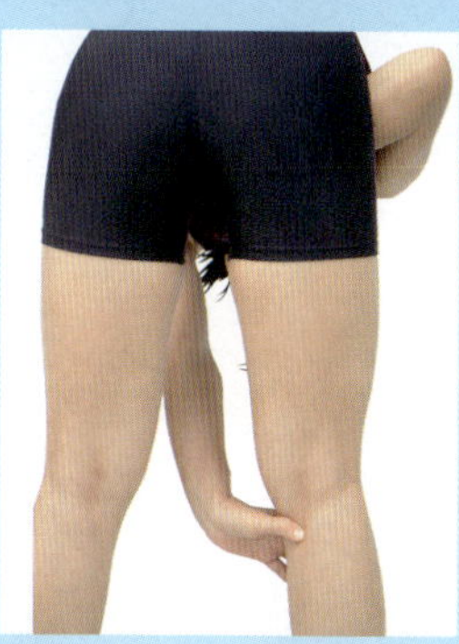

### 基本
膝裏中央より2横指下で、かつ1横指内側を圧迫する。

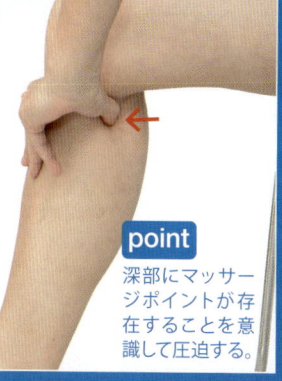

**point**
深部にマッサージポイントが存在することを意識して圧迫する。

## massage

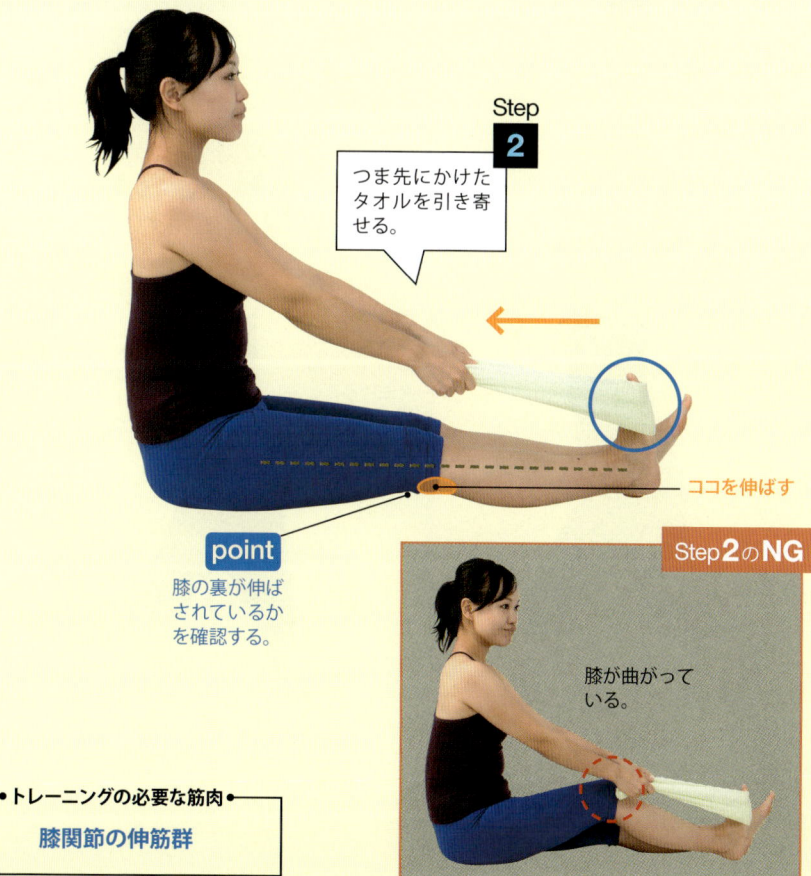

膝痛　各筋肉の治療　膝窩筋

**Step 2**
つま先にかけたタオルを引き寄せる。

ココを伸ばす

**point**
膝の裏が伸ばされているかを確認する。

**Step2のNG**
膝が曲がっている。

● トレーニングの必要な筋肉 ●
**膝関節の伸筋群**

# 足底筋

## 筋肉の基礎情報

●**位置**
下腿の深部に存在し、膝裏から踵まで走行している。

●**働き**
・車のペダルを踏み込む動作
・膝を軽く曲げる動作

●**疑うポイント**
・踵の高い靴を履く習慣がある
・ふくらはぎ、踵、膝裏の痛みがある

●**日常生活でのアドバイス**
・踵の高い靴を履かないようにする
・ランニング場所を変える

●**関連して問題が起こる筋肉**
・膝窩筋　・腓腹筋　・後脛骨筋

**痛みパターン**
・膝裏
・足の裏

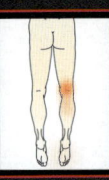

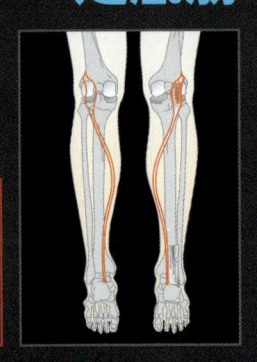

## stretch

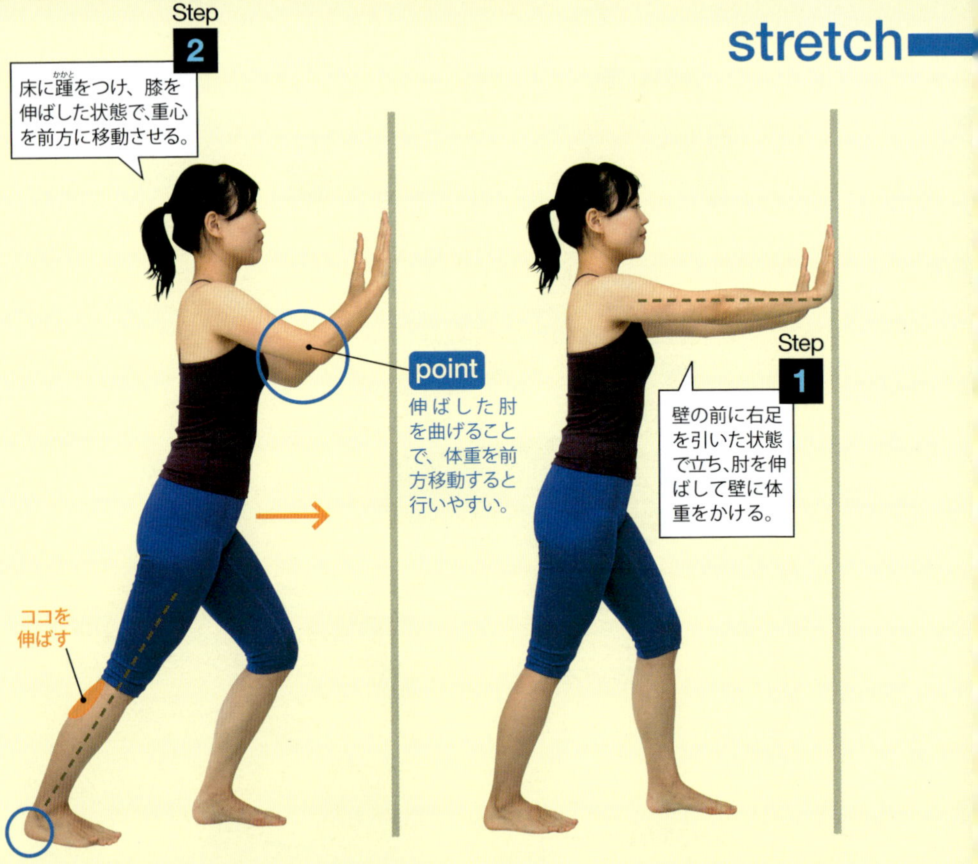

**Step 2**
床に踵をつけ、膝を伸ばした状態で、重心を前方に移動させる。

**point**
伸ばした肘を曲げることで、体重を前方移動すると行いやすい。

ココを伸ばす

**Step 1**
壁の前に右足を引いた状態で立ち、肘を伸ばして壁に体重をかける。

| さらに効く | 基本 |
|---|---|
| 膝裏を伸ばした状態で圧迫する。 | 指1本<br>膝裏の中央付近を、下腿をはさむように圧迫する。 |

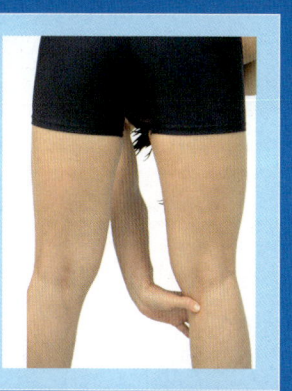

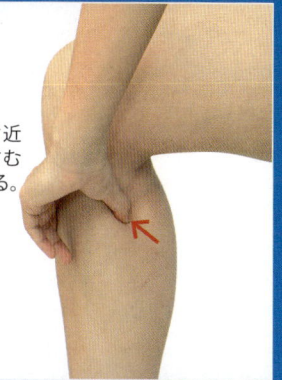

# massage

膝痛 / 各筋肉の治療 足底筋

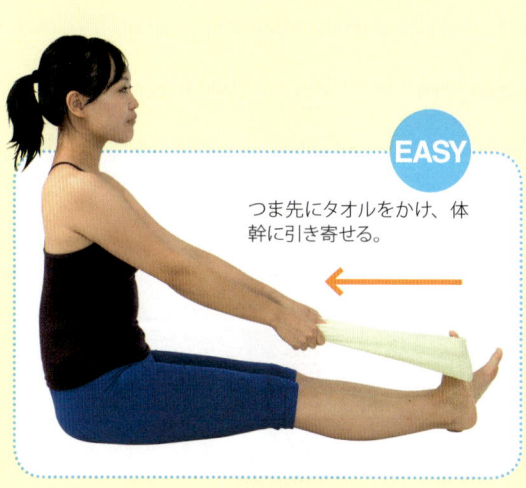

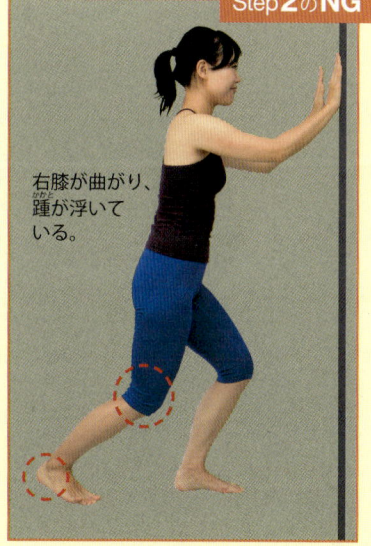

**EASY**
つま先にタオルをかけ、体幹に引き寄せる。

**Step2のNG**
右膝が曲がり、踵が浮いている。

● トレーニングの必要な筋肉 ●
膝関節の伸筋群・足関節の背屈筋群

# 腓腹筋

## 筋肉の基礎情報

● **位置**
下腿後面に存在し、膝裏からアキレス腱を経て、踵まで走行している。

● **働き**
・つま先立ちをする動作
・足関節を下に向ける動作
・膝関節を曲げる補助をする

● **疑うポイント**
・仰向けの際、膝が完全に伸びない
・こむら返りが頻繁に起きる
・扁平足である
・ハイヒールを愛用している
・高いイスに長時間座ることが多い

● **日常生活でのアドバイス**
・踵の高い靴を避ける　・姿勢を確認する
・ランニングシューズを確認する
・ジャンプ動作を避ける

● **関連して問題が起こる筋肉**
・ヒラメ筋　・足底筋　・後脛骨筋
・長趾屈筋　・前脛骨筋

**痛みパターン**
・下腿後面
・アキレス腱
・足底

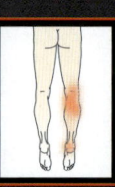

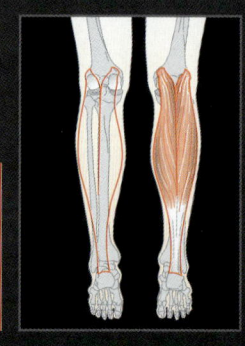

## stretch

**Step 1**
壁の前に右足を引いた状態で立ち、肘を伸ばして壁に体重をかける。

**Step 2**
床に踵をつけ、膝を伸ばした状態で、重心を前方に移動させる。

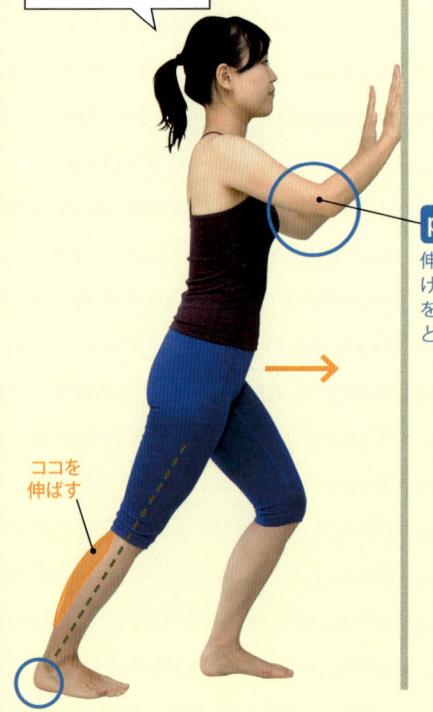

**point**
伸ばした肘を曲げることで、体重を前方移動すると行いやすい。

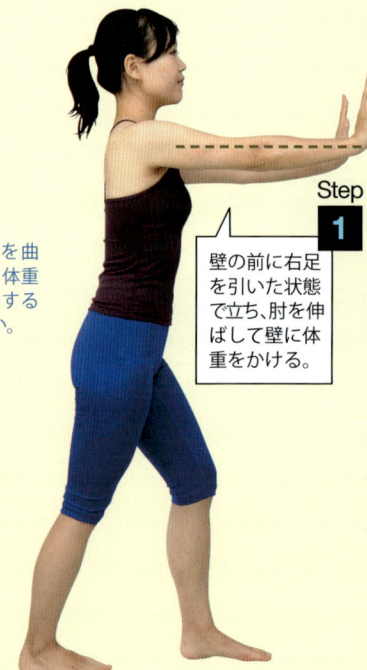

ココを伸ばす

## massage

**さらに効く**
膝を伸ばした状態で圧迫する。

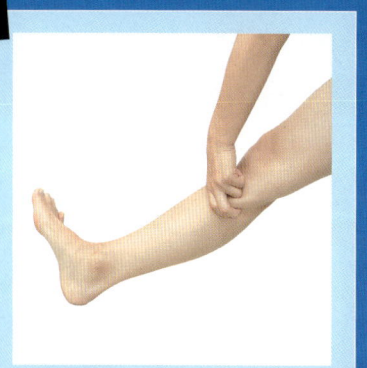

**基本**
指1本
膝裏内側から5横指下を圧迫する。

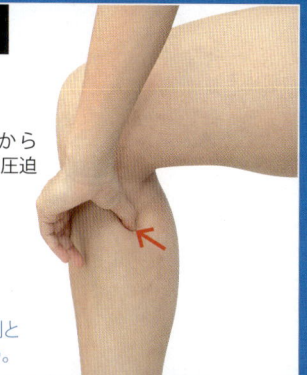

**point**
外側も内側と同様に行う。

---

膝痛　各筋肉の治療　腓腹筋

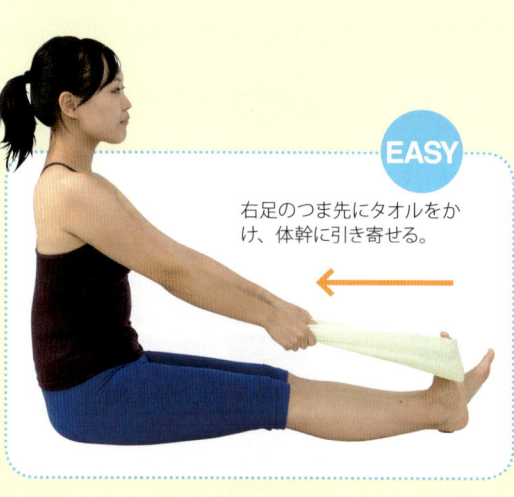

**EASY**
右足のつま先にタオルをかけ、体幹に引き寄せる。

**Step2のNG**
右膝が曲がり、踵が浮いている。

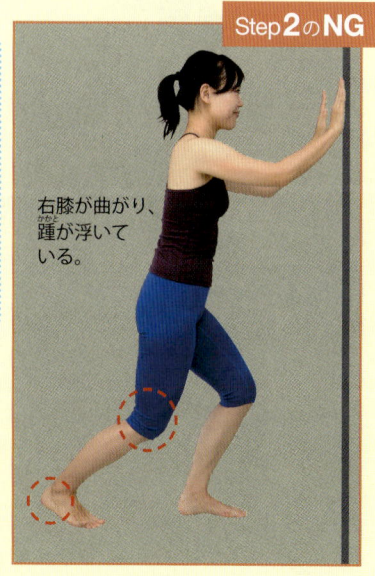

●トレーニングの必要な筋肉●
足関節の背屈筋群

# ヒラメ筋

## 筋肉の基礎情報

● **位置**
腓腹筋の下に存在する筋肉で、膝から踵にかけて走行している。

● **働き**
・つま先立ちをする動作

● **疑うポイント**
・足の冷えが強い
・踵の高い靴を履くことが多い
・ふくらはぎ、踵、膝裏の痛みがある
・変形性膝関節症、アキレス腱炎、足底筋膜炎などがある

● **日常生活でのアドバイス**
・ランニングフォームやランニング場所を確認する
・踵の高い（ヒール）靴を避ける
・長時間の立位を避ける

● **関連して問題が起こる筋肉**
・膝窩筋　・腓腹筋　・後脛骨筋

**痛みパターン**
・足底部
・アキレス腱
・踵
・下腿後面
・殿部　・顔面部

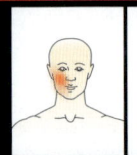

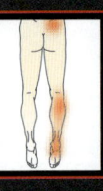

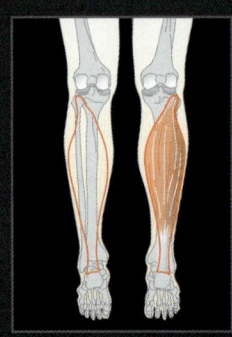

## stretch

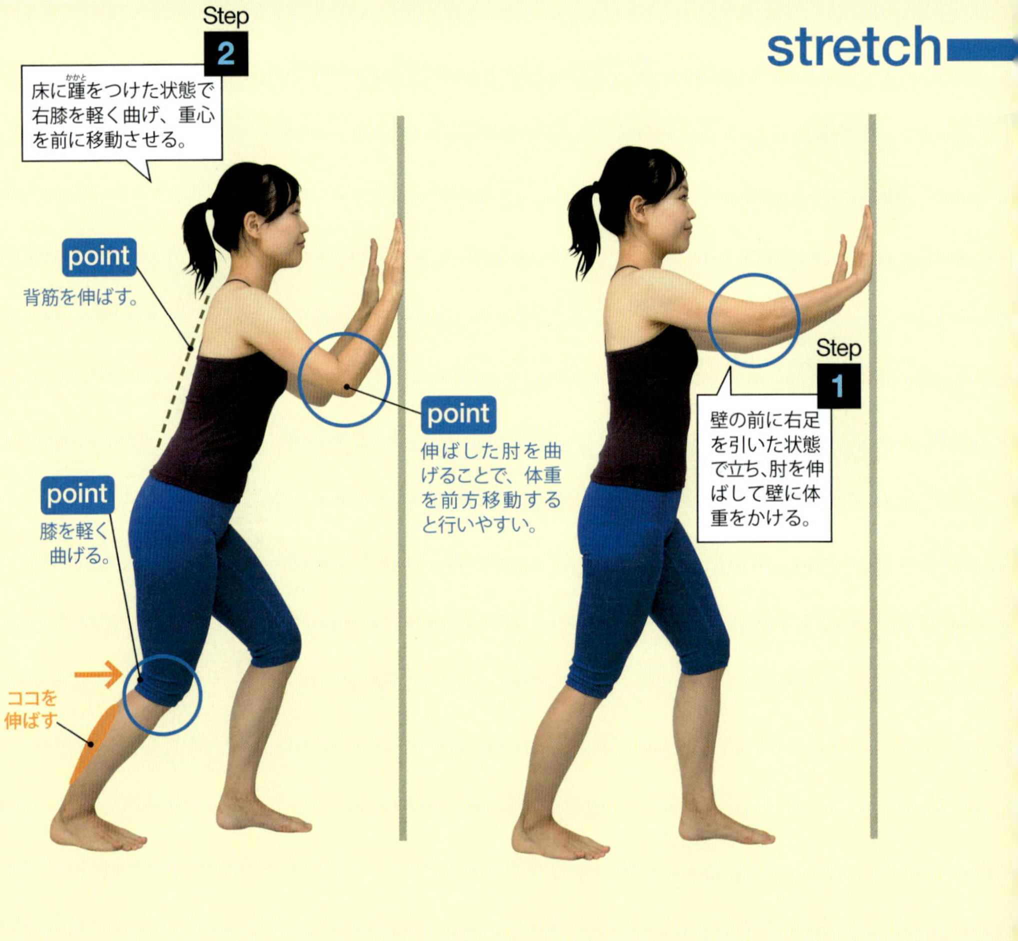

**Step 1**
壁の前に右足を引いた状態で立ち、肘を伸ばして壁に体重をかける。

**Step 2**
床に踵をつけた状態で右膝を軽く曲げ、重心を前に移動させる。

**point** 背筋を伸ばす。

**point** 伸ばした肘を曲げることで、体重を前方移動すると行いやすい。

**point** 膝を軽く曲げる。

ココを伸ばす

### さらに効く
つま先を上げた状態で骨の際から圧迫する。

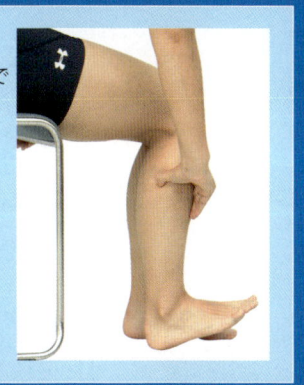

### 基本
**point** 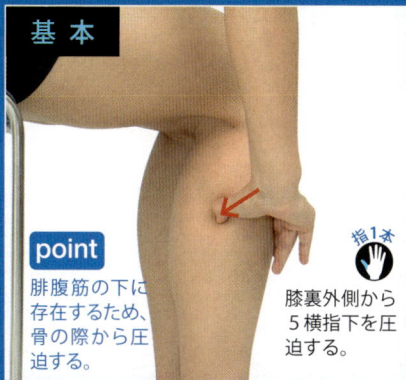
腓腹筋の下に存在するため、骨の際から圧迫する。

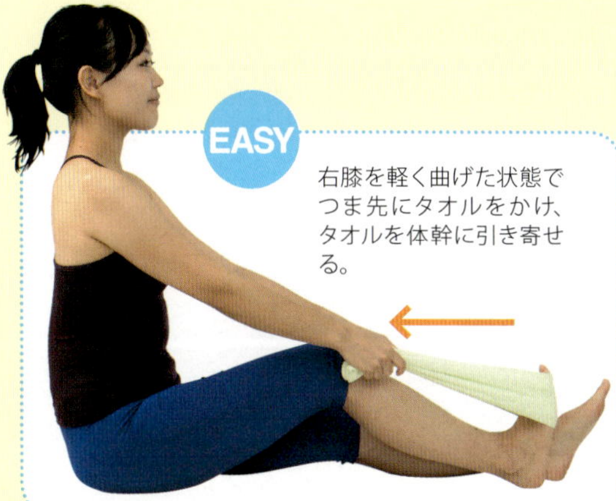

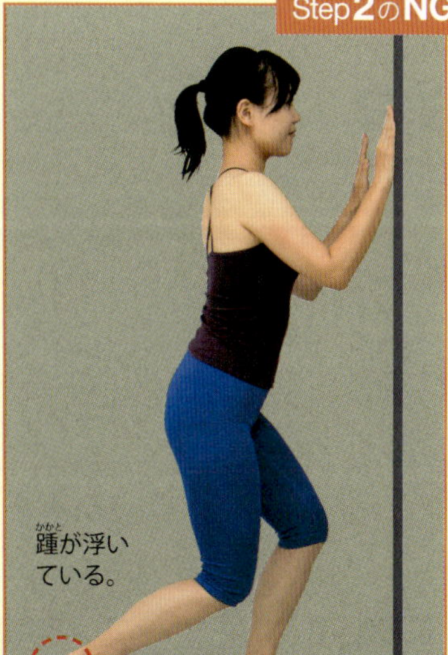

指1本
膝裏外側から5横指下を圧迫する。

## massage

膝痛　各筋肉の治療　ヒラメ筋

**EASY**
右膝を軽く曲げた状態でつま先にタオルをかけ、タオルを体幹に引き寄せる。

**Step2のNG**
踵が浮いている。

● トレーニングの必要な筋肉 ●
**足関節の背屈筋群**

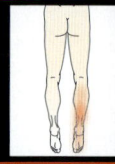

# 後脛骨筋

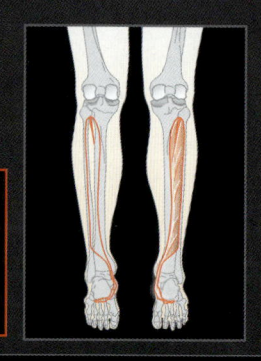

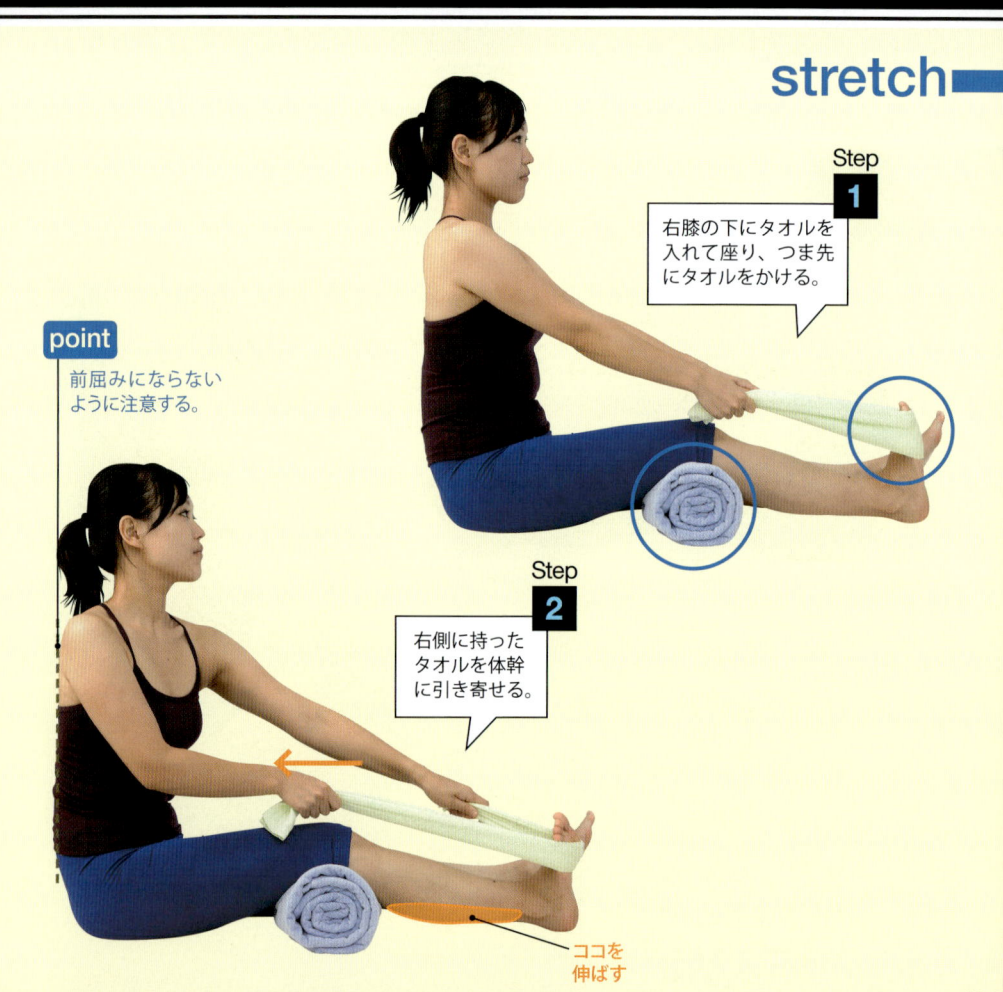

## 筋肉の基礎情報

● **位置**
下腿後面の深部に存在し、膝裏から足底にかけて走行している。

● **働き**
・つま先立ちをする動作
・車のペダルを踏み込む動作
・足部を内返しする動作
・足関節を下に向ける動作を補助

● **疑うポイント**
・ランニング／歩行時に痛みがある
・ふくらはぎや踵に痛みがある

● **日常生活でのアドバイス**
・ランニングシューズを替える
・ランニング場所を変更する
・アーチサポート／装具を使用する

● **関連して問題が起こる筋肉**
・腓骨筋

**痛みパターン**
・下腿後面
・踵
・足底

## stretch

**Step 1**
右膝の下にタオルを入れて座り、つま先にタオルをかける。

**Step 2**
右側に持ったタオルを体幹に引き寄せる。

**point**
前屈みにならないように注意する。

ココを伸ばす

## さらに効く

左手で足首を外側に向けた（外返した）状態で圧迫する。

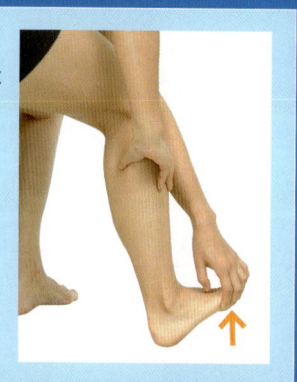

## 基本

膝裏中央から5横指下を圧迫する。

### point

深部にマッサージポイントが存在することを意識して圧迫する。

# massage

**膝痛** — 各筋肉の治療　後脛骨筋

**Step 2 の NG**
右と左両方を同時に引いている。

**Step 2 の NG**
タオルをかける位置が低い。

● トレーニングの必要な筋肉 ●
**足関節の外返し筋群**

# 前脛骨筋

## 筋肉の基礎情報

●位置
すねの部分に存在する筋肉で、膝から内くるぶしを通り、足の裏まで走行している。

●働き
・足関節を上に向ける動作

●疑うポイント
・歩行時によくつまずく
・足を引きずっている
・山道などでこぼこした道をよく歩く
・足の母趾が痛む（痛風様）
・ランニング、ジョギング愛好者である
・シンスプリントである

●日常生活でのアドバイス
・長時間の運転を避ける
・ランニングフォームやランニングシューズを替える
・車の座席を調節する

●関連して問題が起こる筋肉
・長（母）趾伸筋　・腓骨筋

痛みパターン
・下腿前面
・母趾

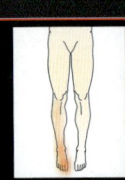

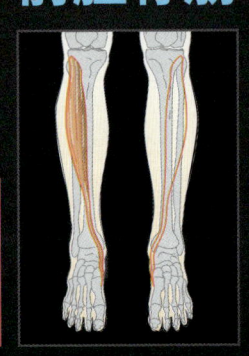

## stretch

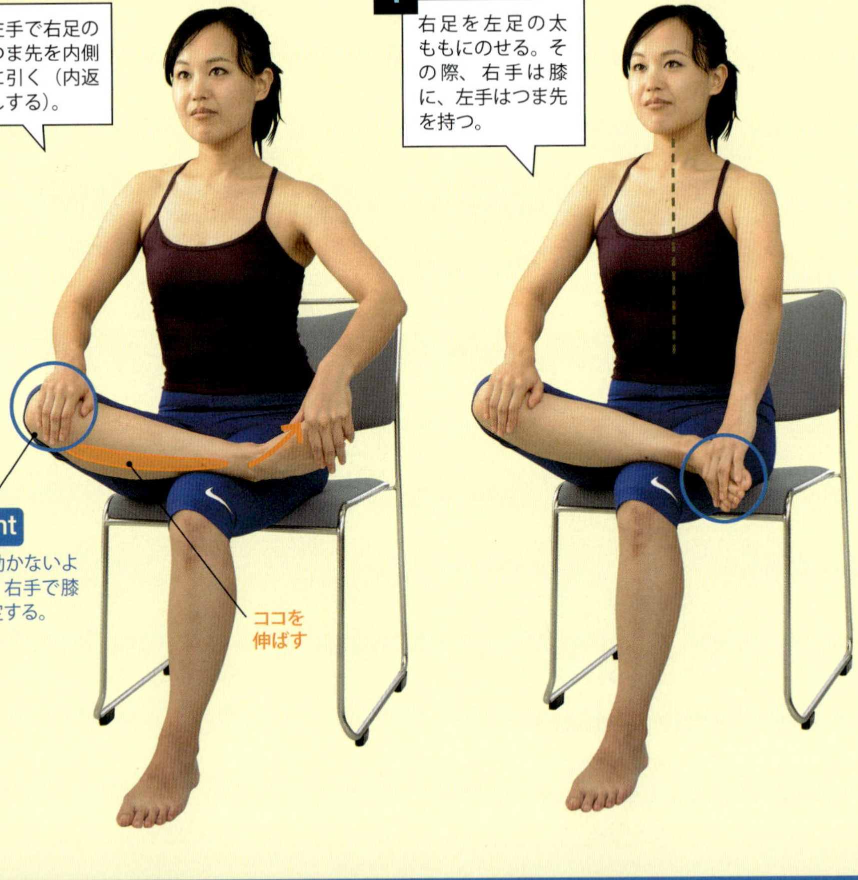

**Step 1**
右足を左足の太ももにのせる。その際、右手は膝に、左手はつま先を持つ。

**Step 2**
左手で右足のつま先を内側に引く（内返しする）。

**point**
膝が動かないように、右手で膝を固定する。

ココを伸ばす

## さらに効く

イスに座り、つま先を内側に引いた（内返した）状態で圧迫する。

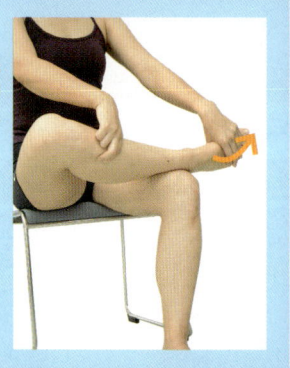

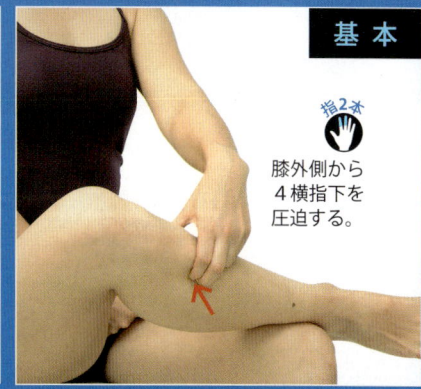

## 基 本

指2本

膝外側から4横指下を圧迫する。

---

## massage

膝痛　各筋肉の治療　前脛骨筋

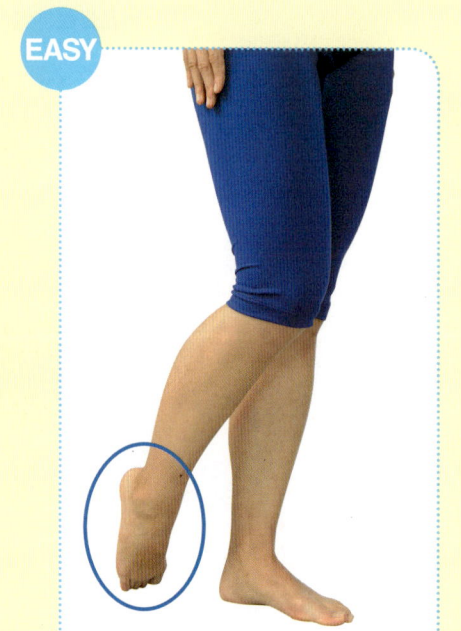

### EASY

立った姿勢で右足のつま先を内側に引き（内返しにし）、徐々に体重をかけて伸ばす。

### Step2のNG

左手が足首を持っている。

●トレーニングの必要な筋肉●
**足関節の底屈筋群**

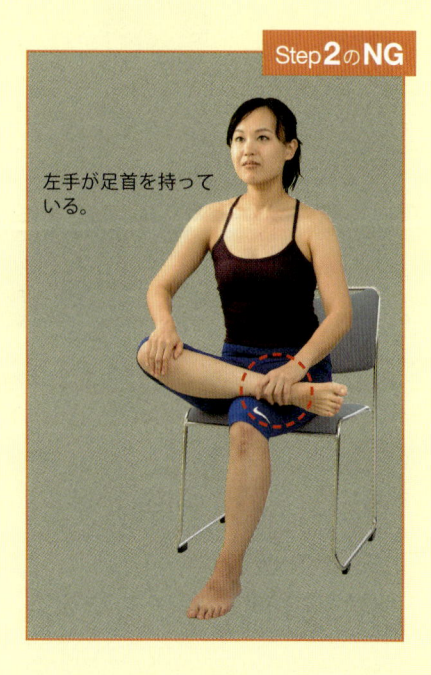

# 長(母)趾伸筋

## 筋肉の基礎情報

●位置
すねの部分に存在する筋肉で、膝から各趾まで走行している

●働き
・階段を上る際に足趾が段につまずかないようにする動作
・足の趾を上に向ける動作

●疑うポイント
・足背(足の甲)に痛みがある
・母趾に痛みがある
・夜間のこむら返りがある

●日常生活でのアドバイス
・靴を確認する
・歩行や働く姿勢を確認する
・運転や寝る際、足の位置を確認する

●関連して問題が起こる筋肉
・腓骨筋　・前脛骨筋

**痛みパターン**
・足関節前面
・足背
・足趾

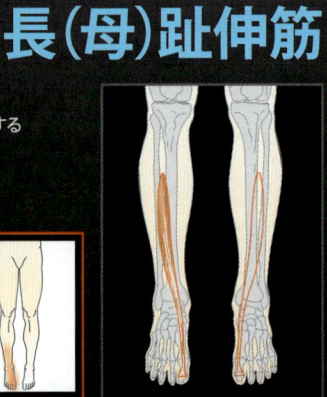

## stretch

### 長母趾伸筋のストレッチ

**Step 1**
右足を左足の太ももにのせ、左手で右母趾をつかむ。

**point**
右手で右膝を押さえ、動かないように固定する。

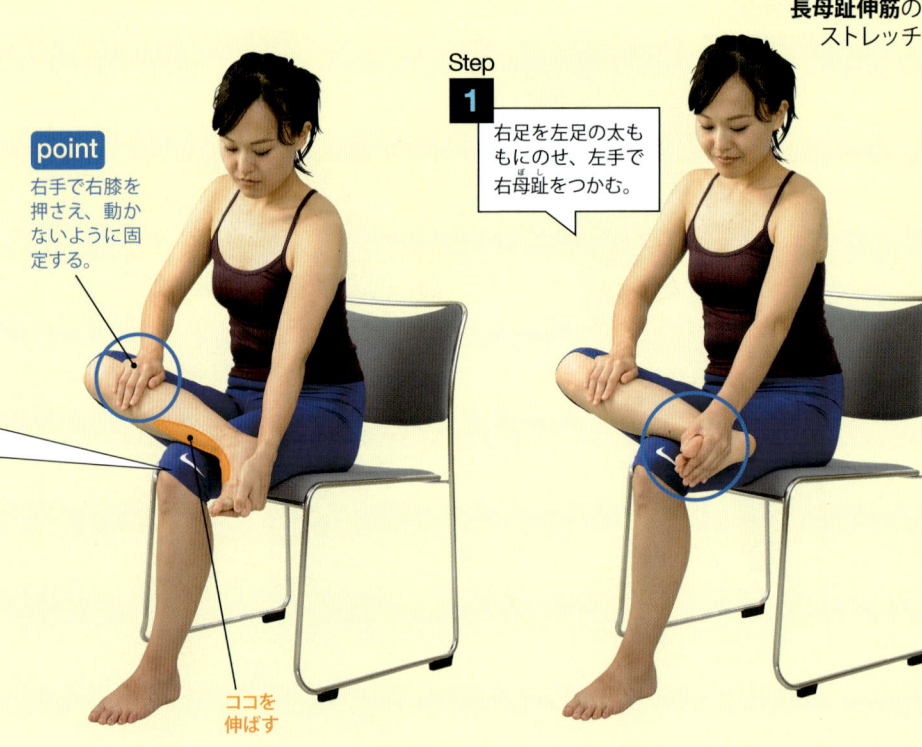

ココを伸ばす

128

## massage

**さらに効く**

左手で母趾を下に向け（❶）、足首を外にひねった（外返した❷）状態で圧迫する。

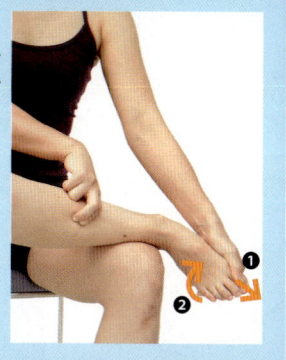

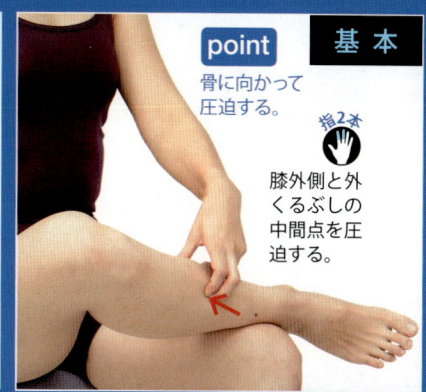

**point** / **基本**

骨に向かって圧迫する。

指2本

膝外側と外くるぶしの中間点を圧迫する。

---

膝痛

各筋肉の治療　長（母）趾伸筋

**長趾伸筋の**
**ストレッチ**

**Step 1**

つま先を下に向けた状態で、足首を内側に引く（内返しする）。

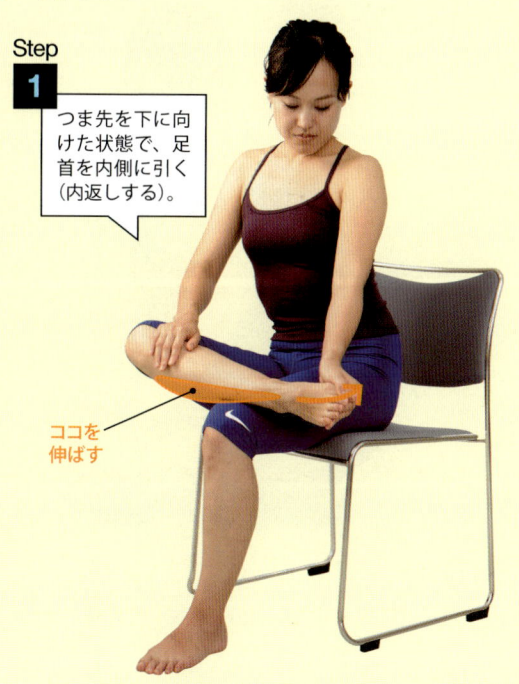

ココを伸ばす

**Step 2**

左手で母趾を下に向けた状態（❶）から、足首を外にひねる（外返しする❷）。

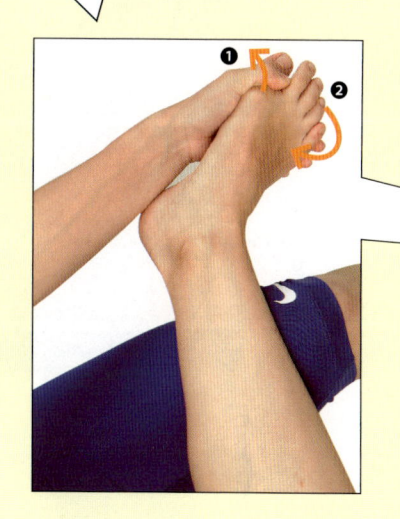

●トレーニングの必要な筋肉●
**足関節の底屈筋群**

# 腓骨筋

### 筋肉の基礎情報

**●位置**
下腿の外側に存在し、膝外側から外くるぶしを経て足底まで走行している

**●働き**
・歩行やランニングなどの動作
・足部を外返しする動作
・足関節を上や下に向ける動作

**●疑うポイント**
・片足立ちがしにくい
・下肢を使うスポーツをしている（サッカーなど）
・下肢に長期ギプスを装着していた
・モートン足である
・足首をよく捻挫する
・足趾にタコやイボがある

**●日常生活でのアドバイス**
・足場の悪い道を避ける
・しっかりと足首をサポートする
・靴を確認する
・歩行や姿勢を確認する

**●関連して問題が起こる筋肉**
・大腿筋膜張筋　・小殿筋　・長趾伸筋

**痛みパターン**
・下腿外側
・外果
・足関節外側
・足関節前面
・踵

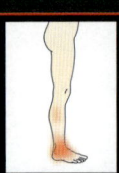

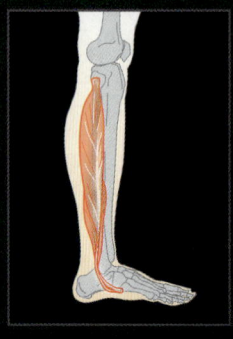

## stretch

**Step 1**
右足を左足の太ももにのせる。その際、左手を踵に、右手をつま先に置く。

**Step 2**
足の裏を見るように右手で右足首を内側に引き寄せる。

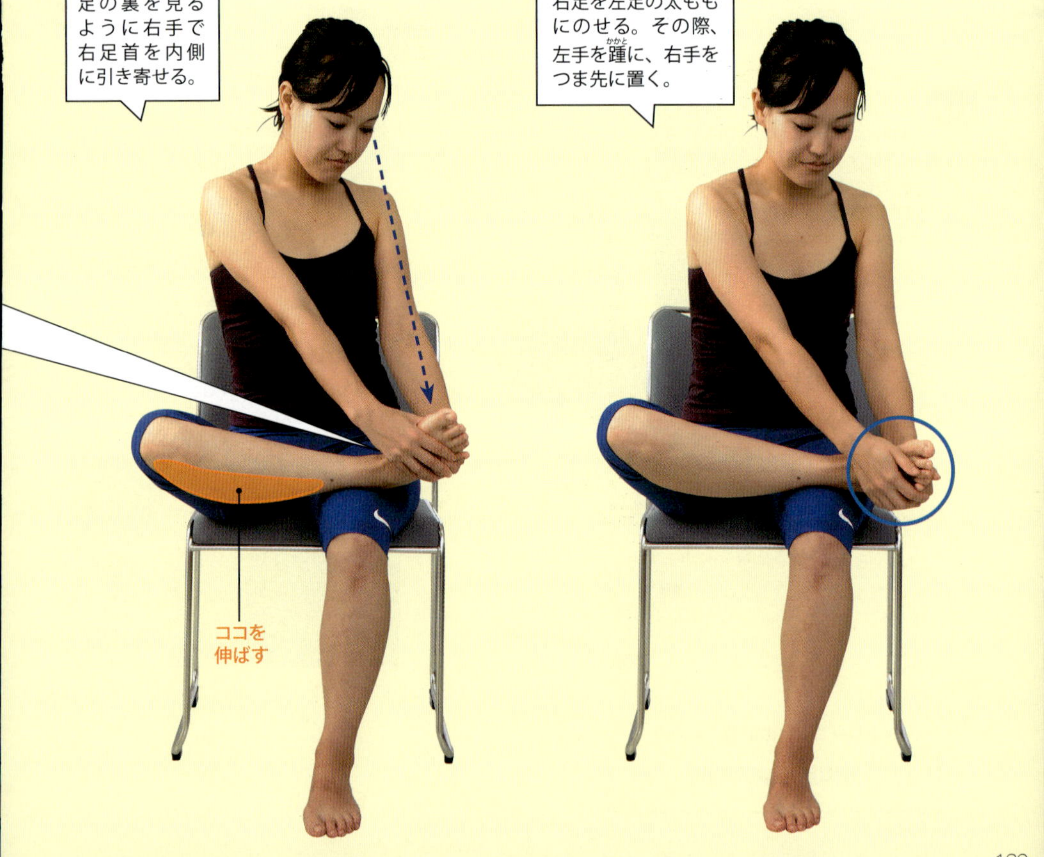

ココを伸ばす

130

## さらに効く

右手で右足首を内側に引き寄せた（内返しした）状態で圧迫する。

## point / 基本

出っ張った骨と外くるぶしを結ぶ線上にもトリガーポイントがいくつか存在する。

指2本

膝外側の少し下にある出っ張った骨（腓骨）から3横指下を圧迫する。

# massage

膝痛

各筋肉の治療　腓骨筋

### Step2のNG

足首が下を向いているので筋肉は伸びていない。

### point

左手で踵が動かないように固定する。

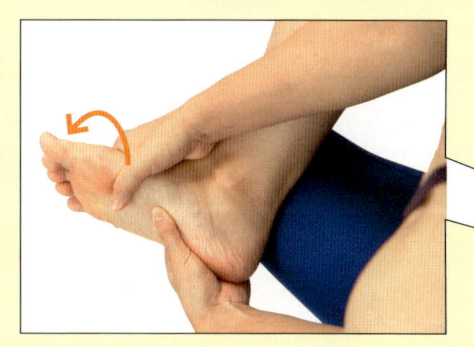

● トレーニングの必要な筋肉 ●
足関節の背屈筋群・足の内返し筋群

# 肩痛

## 肩痛の原因とは 1

肩痛はスポーツ選手や中高年の女性に多く認められる疾患です。肩関節は球関節と呼ばれ、ソケットのような半球の部分に骨（上腕骨）が入り込んだ形をしています。そのため、肩は前後・左右と他の関節に比べて自由に動かすことが可能で、とても可動性が高い関節です。しかし、可動範囲が高いということは、それだけ不安定であるということです。そのため、肩関節を安定させるために、肩周囲には多くの筋肉が存在しています。よって、肩の痛みの大部分には筋肉の障害がかかわっていると思われます。

一方、肩に痛みを起こす原因は肩周囲の筋肉だけではありません。頚部の神経が圧迫されることにより起こる痛みや、心臓や消化器系の疾患により生じる痛みなど、その原因は多彩です（表参照）。そのため、痛みの原因を確認した上で、筋肉の痛みが関与する場合にはセルフケアを行う必要があります。

なお、ストレッチやマッサージなどで対処できる肩の痛みは、筋肉に伴う痛みが中心です。筋肉に伴う肩痛が含まれるかどうかを判断する基準は、

表：肩痛の原因となる疾患

| 領　域 | 考えられる疾患 |
|---|---|
| 整形外科領域 | 頚椎症、頚椎椎間板症、頚椎椎間関節症、頚椎椎間板ヘルニア、関節リウマチ、肩関節周囲炎、腱板炎、石灰性腱炎、腱板断裂、胸郭出口症候群　など |
| 内科領域 | 肺疾患（肺腫瘍など）<br>心循環器系疾患（狭心症・心筋梗塞・高血圧・解離性動脈瘤など）<br>腹腔内疾患（胆嚢炎・胆石症・膵炎・胃炎など） |
| その他 | 帯状疱疹　など |

❶ 痛みが「重だるい」や「張ったように」などで表現される鈍い痛みである
❷ 痛みの場所が1点では示せない（ある程度の範囲がある）
❸ 肩や首の動きに伴い悪化する

の3点に合致するかです。

なお、激しい痛みを訴える肩痛は腱の石灰化に伴う石灰性腱炎の可能性が、ピリピリしたり、しびれを伴う肩痛では頚椎椎間板ヘルニアに代表される神経性の肩痛である可能性が、さらに動悸や息切れを伴う肩痛では狭心症など心疾患に伴う肩痛が考えられます。

そこで、右記の3点を満たす場合は筋肉性の肩痛と判断します。

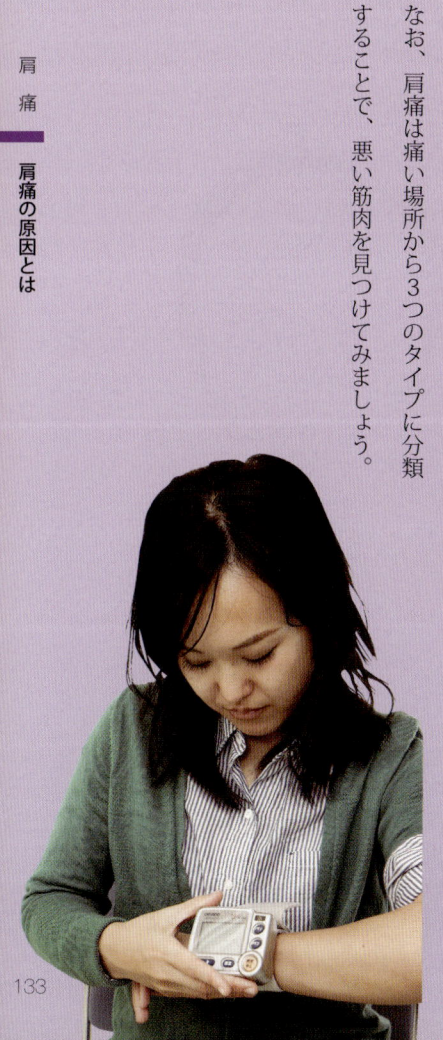

なお、肩痛は痛い場所から3つのタイプに分類することで、悪い筋肉を見つけてみましょう。

肩痛　肩痛の原因とは

# 肩痛の治療に必要な用語 2

実際の治療の前に、肩痛の治療に必要な用語（ランドマーク）を確認しましょう。

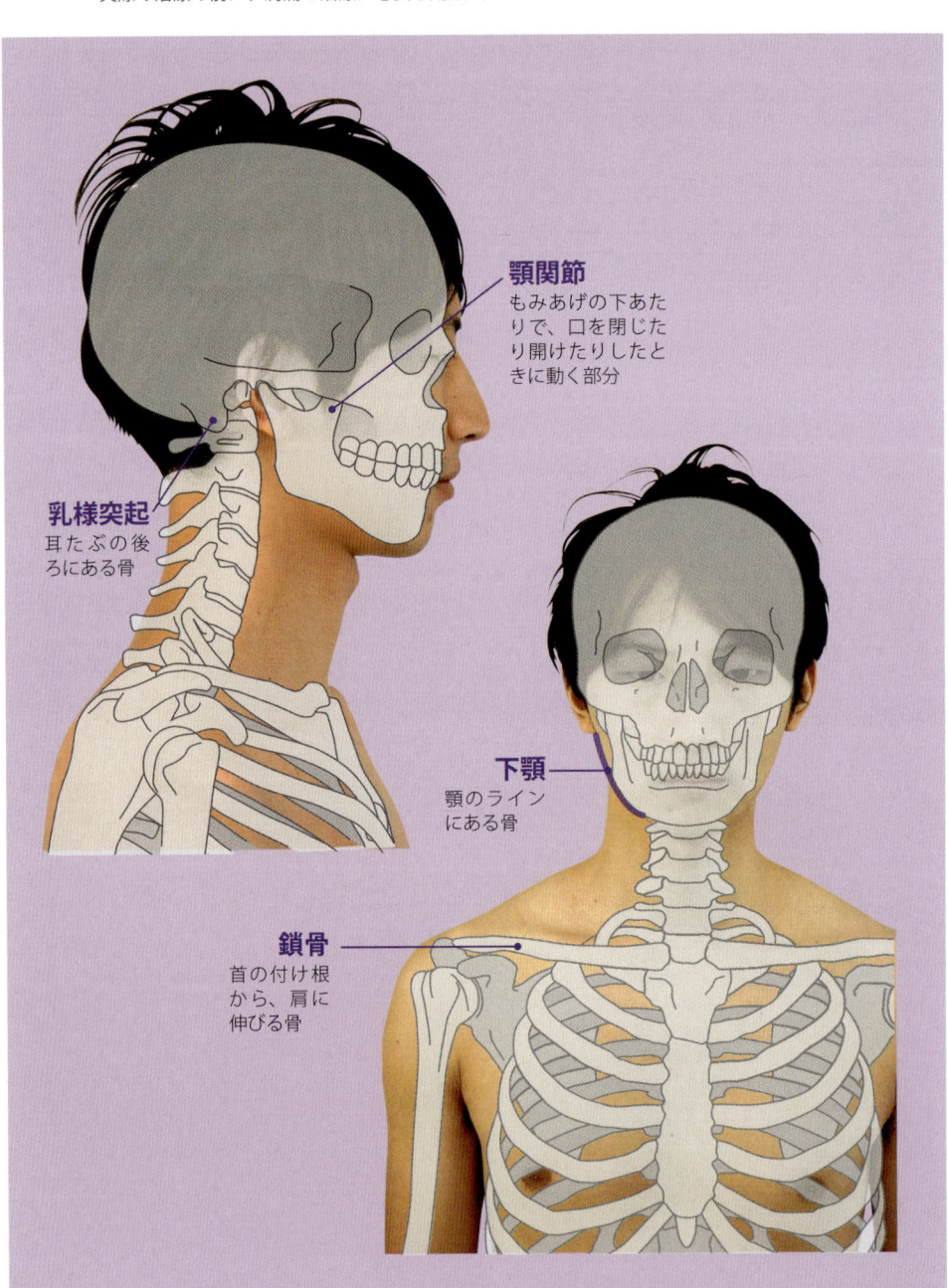

**顎関節**
もみあげの下あたりで、口を閉じたり開けたりしたときに動く部分

**乳様突起**
耳たぶの後ろにある骨

**下顎**
顎のラインにある骨

**鎖骨**
首の付け根から、肩に伸びる骨

肩痛

## 肩痛の治療に必要な用語

**乳頭ライン**
乳頭を縦に通るライン

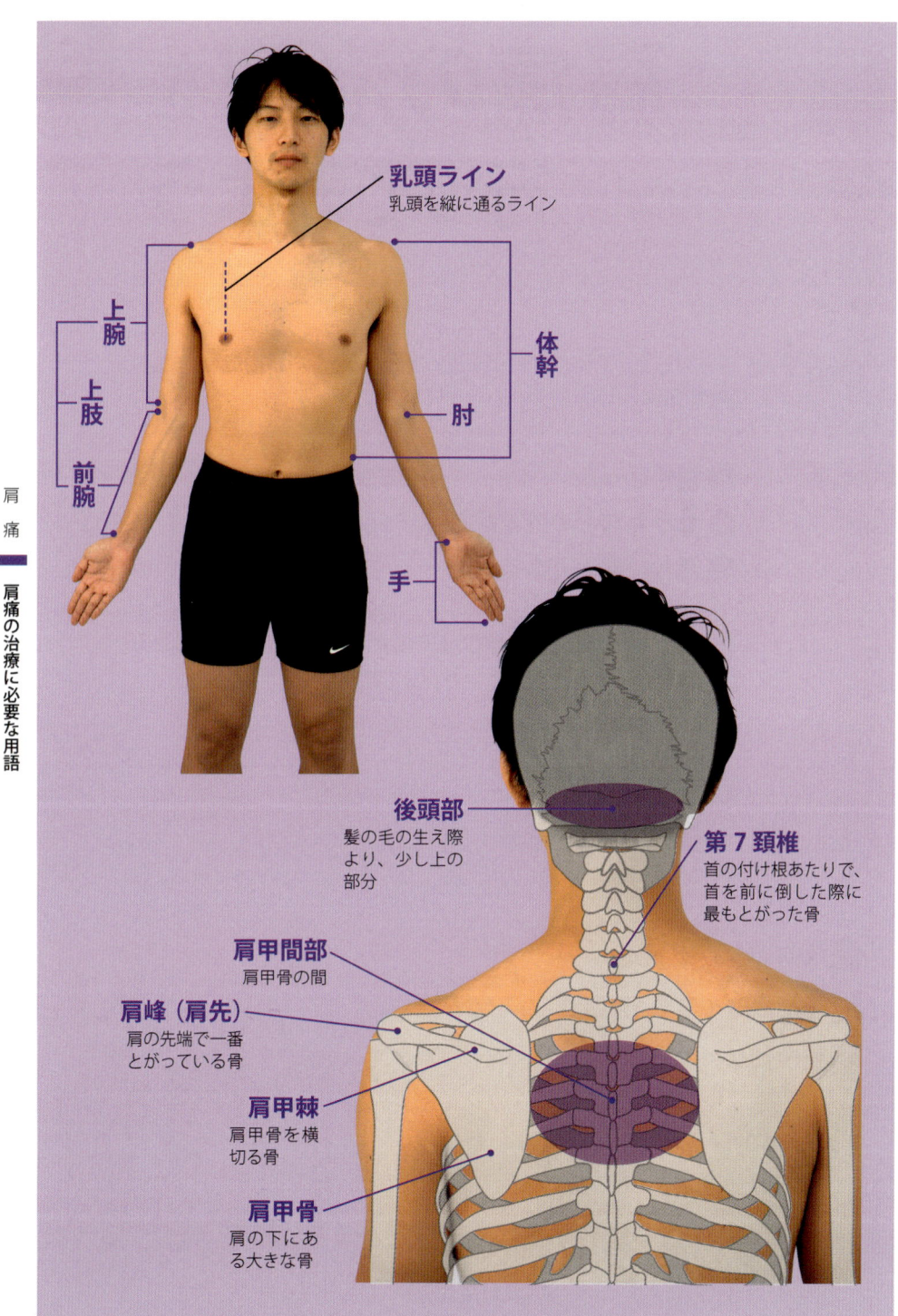

**体幹**

**上腕**
**上肢**
**前腕**

**肘**

**手**

**後頭部**
髪の毛の生え際より、少し上の部分

**第7頸椎**
首の付け根あたりで、首を前に倒した際に最もとがった骨

**肩甲間部**
肩甲骨の間

**肩峰（肩先）**
肩の先端で一番とがっている骨

**肩甲棘**
肩甲骨を横切る骨

**肩甲骨**
肩の下にある大きな骨

# 肩痛の治療を行ってみよう 3

**Step 1** ▶ まずは、セルフケアを行っても構わない痛みであるかを確認します。
確認項目は

> ❶ 肩が動かない
> ❷ しびれなどの症状がある
> ❸ 激しい痛みである

の3点です。上記の3つに当てはまる場合は、筋肉の痛みではない可能性があるので、念のため病院で検査を受けましょう。

---

**Step 2** ▶ 次に、痛みがある部位を確認しましょう。
痛みの部位は

- **A** 肩前面タイプ (P138)
- **B** 肩後面タイプ (P139)
- **C** 腕全体タイプ (P140～141)

の3タイプです。

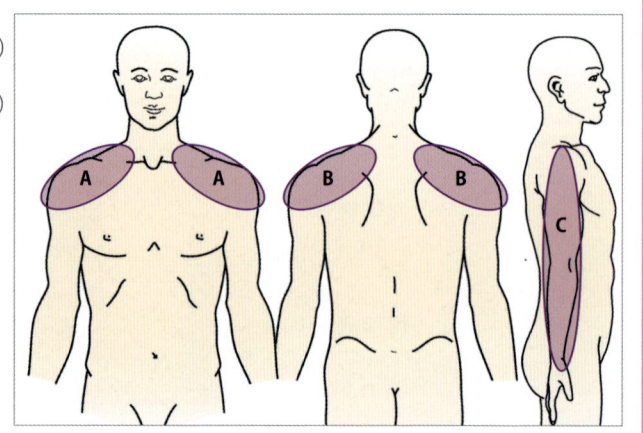

## Step 3 ▶

痛みがある部位と関連のある筋肉を動かして（P138～141）、どの筋肉が原因かを特定しましょう。

肩を内側に動かしたときに痛みが起こる

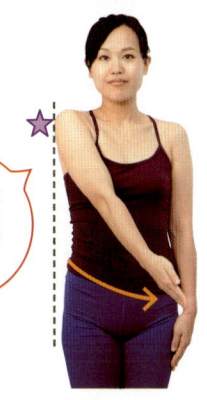

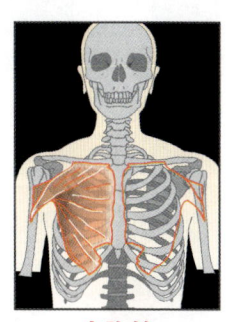

→ **大胸筋** に問題があります。

---

## Step 4 ▶

原因となる筋肉が決まったら、それぞれの筋肉をストレッチまたはマッサージしましょう（P144～）。なお、痛みの部位が多い場合や、予防的に治療を行う場合には、まずは肩痛の基本治療を行いましょう（P142～143）。

stretch

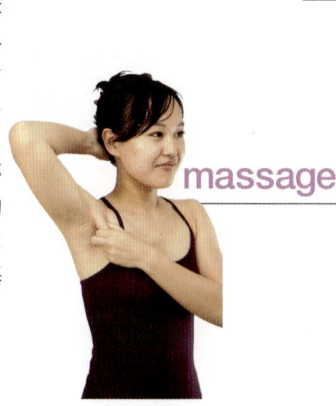

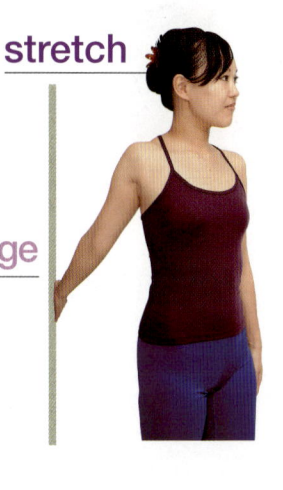

massage

---

## Step 5 ▶

もう一度、Step3で痛みがあった筋肉を動かし、痛みが変化しているかを確認しましょう。痛みが少しでも変化していれば、定期的に治療を続けていきましょう。

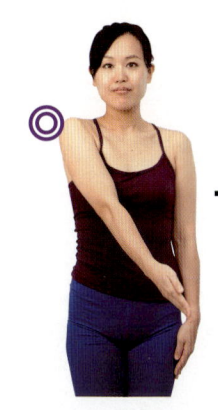

→ **筋肉の確定**

肩痛　肩痛の治療を行ってみよう

## A 肩前面タイプ

肩の前面に痛みがあるタイプの方は、　　　　　　　　　　　　★：収縮している筋肉の場所

**❶三角筋（前部線維）❷大胸筋 ❸上腕二頭筋**

のいずれかに問題があります。❶〜❸のどの筋肉に問題があるのかを、4つの動きから判断しましょう。

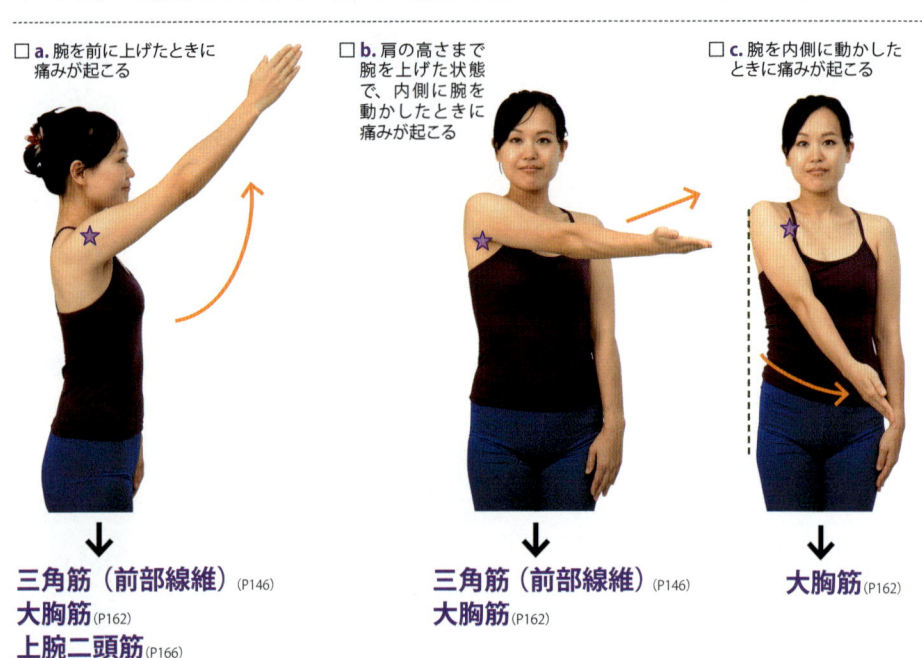

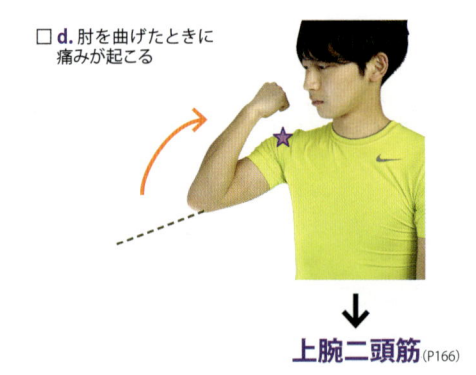

□ **a.** 腕を前に上げたときに痛みが起こる

□ **b.** 肩の高さまで腕を上げた状態で、内側に腕を動かしたときに痛みが起こる

□ **c.** 腕を内側に動かしたときに痛みが起こる

↓
三角筋（前部線維）(P146)
大胸筋 (P162)
上腕二頭筋 (P166)

↓
三角筋（前部線維）(P146)
大胸筋 (P162)

↓
大胸筋 (P162)

□ **d.** 肘を曲げたときに痛みが起こる

↓
上腕二頭筋 (P166)

## B 肩後面タイプ

肩の後面に痛みがあるタイプの方は、　　　　　　　　★：収縮している筋肉の場所

❶三角筋（中部・後部線維）❷大円筋 ❸小円筋 ❹上腕三頭筋

のいずれかに問題があります。❶〜❹のどの筋肉に問題があるのかを、6つの動きから判断しましょう。

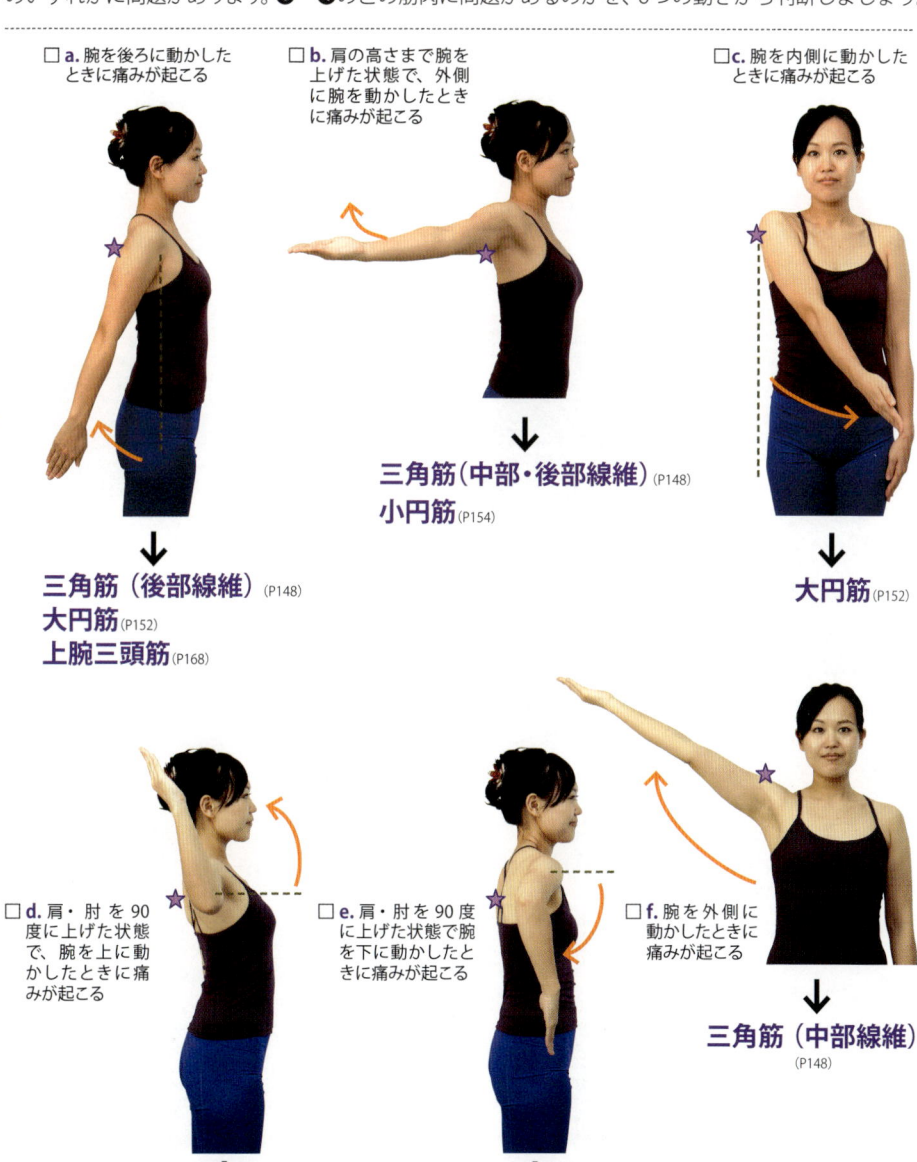

□ **a.** 腕を後ろに動かしたときに痛みが起こる

↓

**三角筋（後部線維）**(P148)
**大円筋**(P152)
**上腕三頭筋**(P168)

□ **b.** 肩の高さまで腕を上げた状態で、外側に腕を動かしたときに痛みが起こる

↓

**三角筋（中部・後部線維）**(P148)
**小円筋**(P154)

□ **c.** 腕を内側に動かしたときに痛みが起こる

↓

**大円筋**(P152)

□ **d.** 肩・肘を90度に上げた状態で、腕を上に動かしたときに痛みが起こる

↓

**小円筋**(P154)

□ **e.** 肩・肘を90度に上げた状態で腕を下に動かしたときに痛みが起こる

↓

**大円筋**(P152)

□ **f.** 腕を外側に動かしたときに痛みが起こる

↓

**三角筋（中部線維）**(P148)

肩痛　肩痛の治療を行ってみよう

## C 腕全体タイプ

腕全体に痛みがあるタイプの方は、 ★：収縮している筋肉の場所

❶肩甲下筋 ❷棘上筋 ❸棘下筋 ❹小胸筋 ❺広背筋 ❻大胸筋 ❼斜角筋 ❽上腕三頭筋

のいずれかに問題があります。❶～❽のどの筋肉に問題があるのかを、11の動きから判断しましょう。

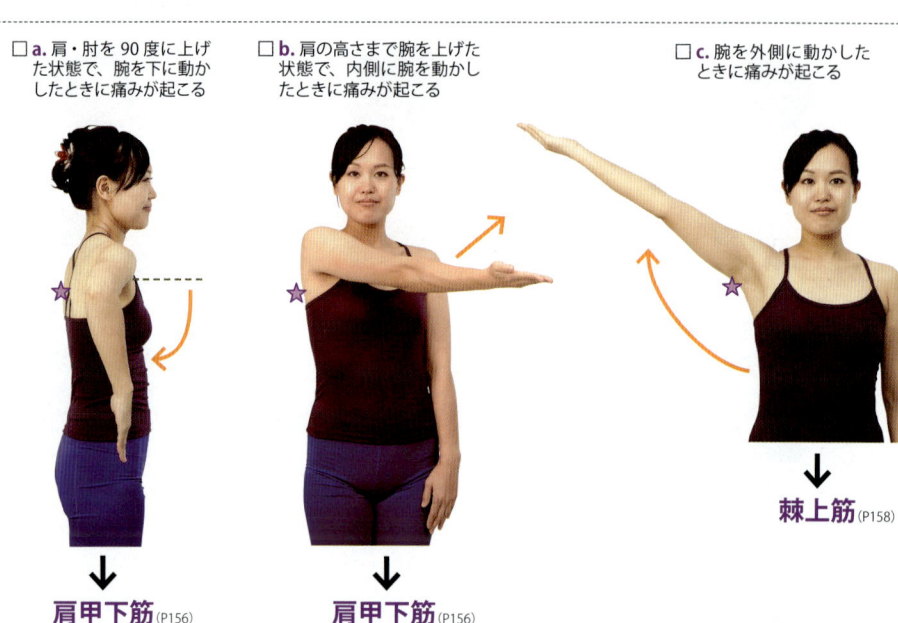

□ **a.** 肩・肘を90度に上げた状態で、腕を下に動かしたときに痛みが起こる

↓
**肩甲下筋** (P156)
**大胸筋** (P162)

□ **b.** 肩の高さまで腕を上げた状態で、内側に腕を動かしたときに痛みが起こる

↓
**肩甲下筋** (P156)
**大胸筋** (P162)

□ **c.** 腕を外側に動かしたときに痛みが起こる

↓
**棘上筋** (P158)

□ **d.** 肩の高さまで腕を上げた状態で、外側に腕を動かしたときに痛みが起こる

↓
**棘下筋** (P160)

□ **e.** 肩・肘を90度に上げた状態で、腕を上に動かしたときに痛みが起こる

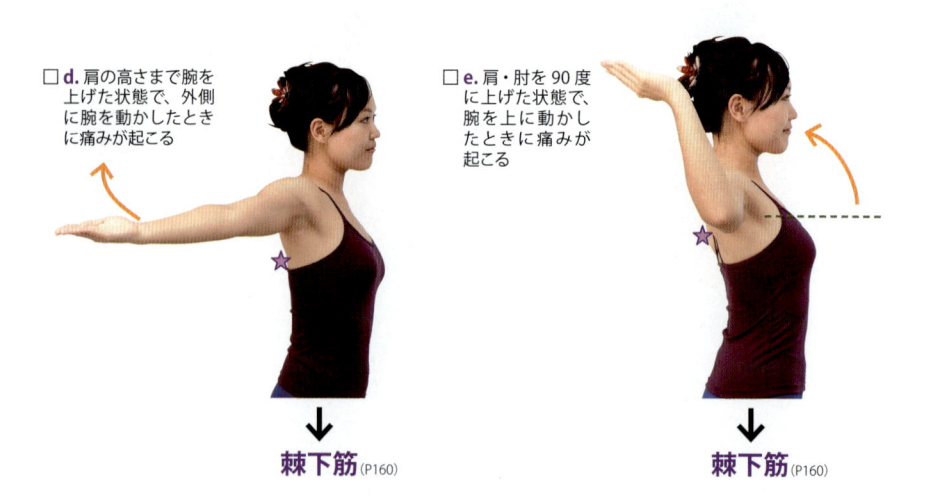

↓
**棘下筋** (P160)

肩痛｜肩痛の治療を行ってみよう

□ **f.** 肩を降ろしたときに痛みが起こる 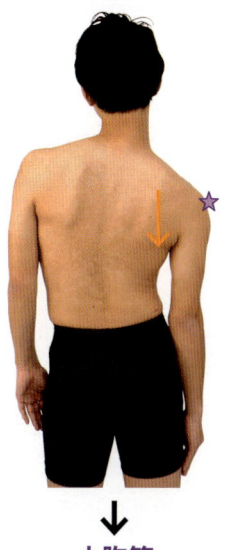
↓
**小胸筋** (P164)

□ **g.** 手を前でクロスさせたときに痛みが起こる
↓
**小胸筋** (P164)

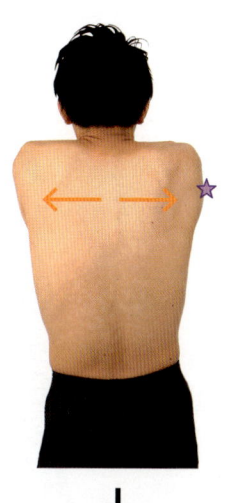

□ **h.** 腕を後ろに動かしたときに痛みが起こる
↓
**広背筋** (P150)
**上腕三頭筋** (P168)

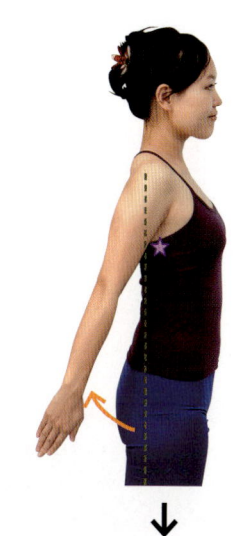

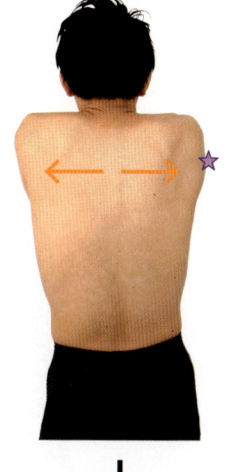

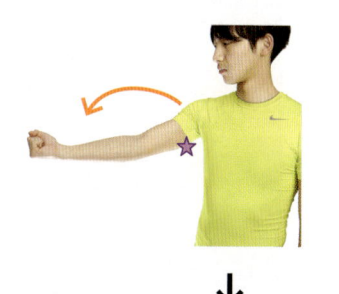

□ **i.** 腕を内側に動かしたときに痛みが起こる
↓
**広背筋** (P150)

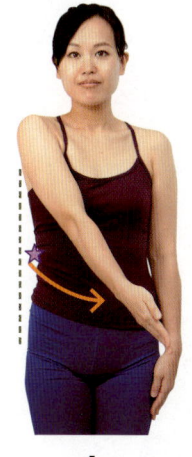

□ **j.** 首を横に倒したときに痛みが起こる 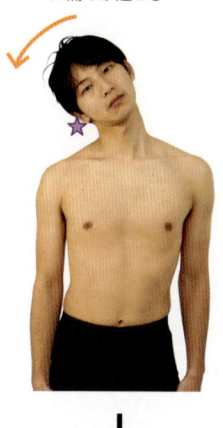
↓
**斜角筋** (P186)

□ **k.** 肘を伸ばしたときに痛みが起こる
↓
**上腕三頭筋** (P168)

# 肩痛の基本治療 4

痛みの部位が多い場合や、予防的に治療を行いたい場合は、肩痛を起こす筋肉の中でも特に問題になりやすい4つの筋肉を治療してみましょう。なお、筋肉の詳細は、各ページを参照してください。図注：赤は痛みを感じる部位

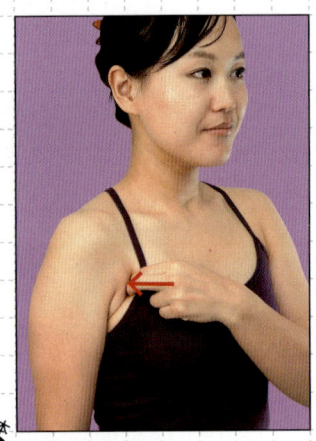

**指2本 massage**
乳頭ラインよりやや外方で鎖骨より2〜3横指下を圧迫する。

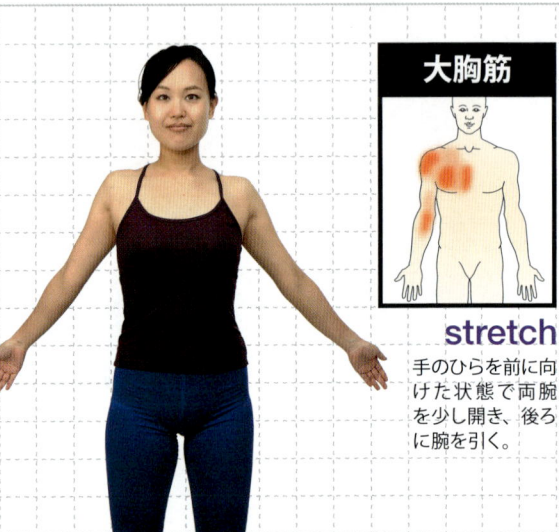

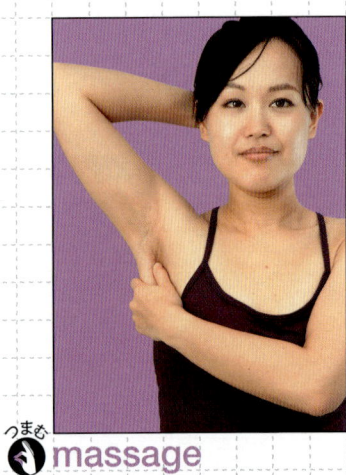

## 大胸筋

**stretch**
手のひらを前に向けた状態で両腕を少し開き、後ろに腕を引く。

**stretch**
脇を締め、手のひらを上に向けた状態で、両腕を左右に広げる。

## 大円筋

**つまむ massage**
右の手のひらを後頭部に置き、脇の下を指でつまむ。

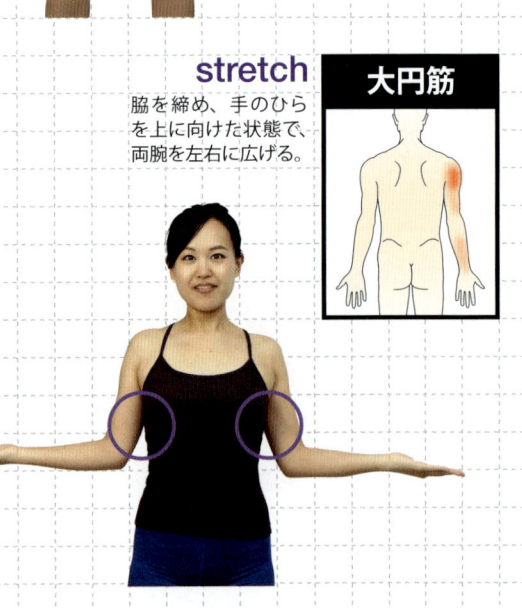

142

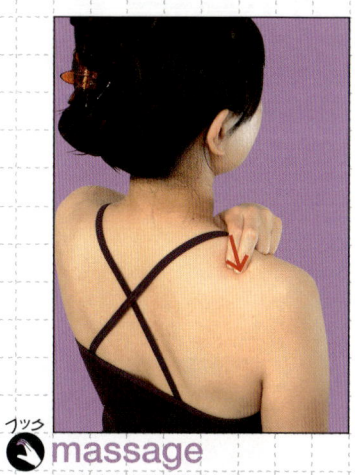

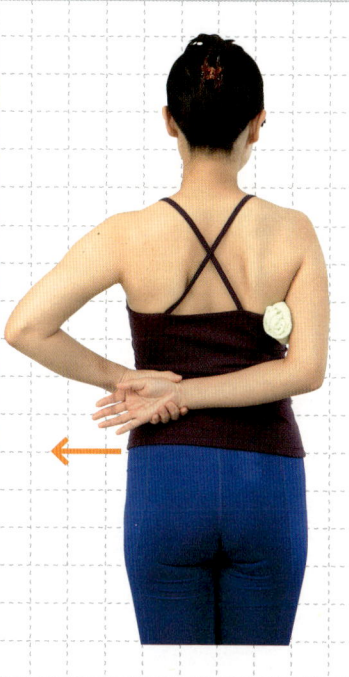

肩痛 / 肩痛の基本治療

### 棘上筋

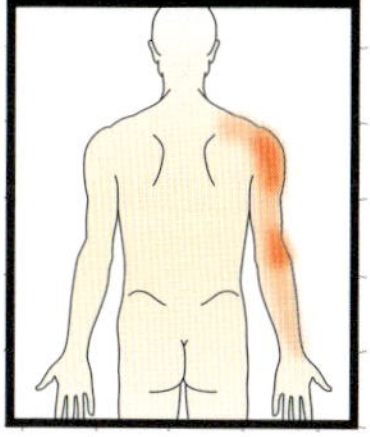

**stretch**
右脇にタオルをはさみ、肘を曲げて左手で右手首を持ち、引き寄せる。

**massage**
肩中央で肩甲棘の上を圧迫する。

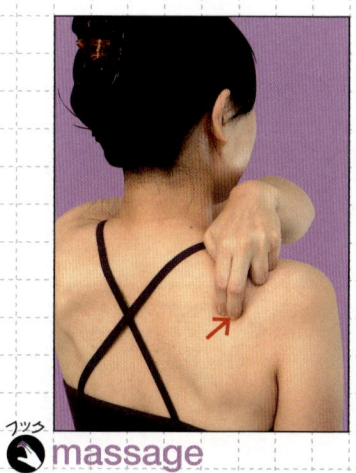

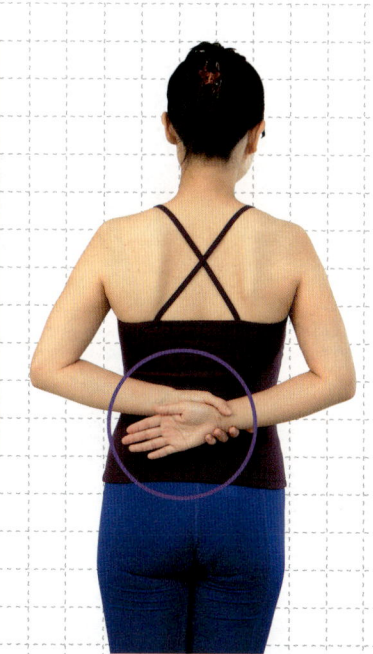

### 棘下筋

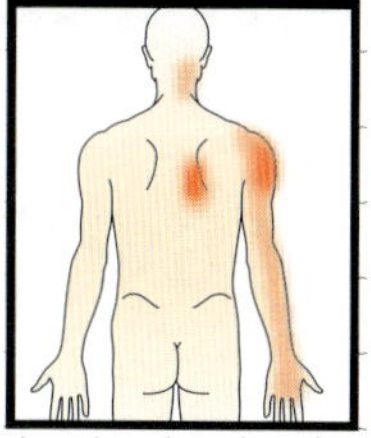

**stretch**
両肘を曲げた状態で、背中で手を組む。

**massage**
肩後面で、肩甲骨の中央付近を圧迫する。

## 各筋肉の治療 5

肩痛の原因になりやすい代表的な筋肉です。3 の「肩痛の治療を行ってみよう」(P136〜141)を確認して原因となる筋肉をストレッチやマッサージしてみましょう。

- ●三角筋（前部線維）

- ●三角筋（中部・後部線維）

- ●広背筋

- ●大円筋

- ●小円筋

- ●肩甲下筋

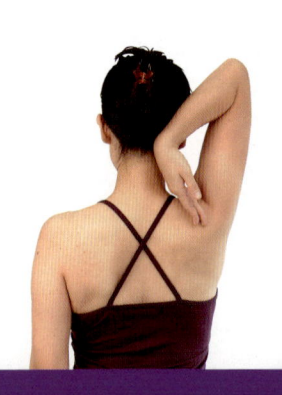

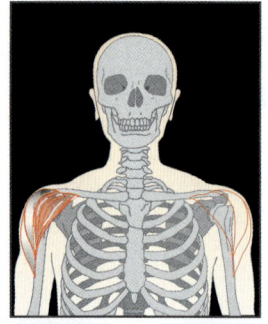

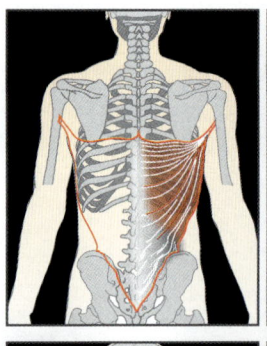

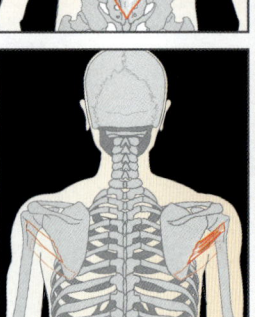

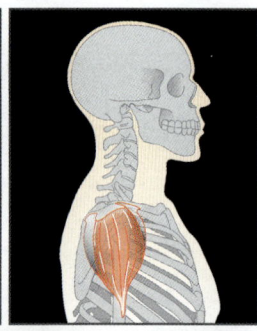

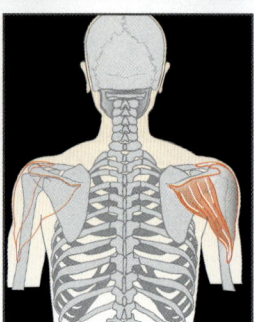

肩痛　各筋肉の治療

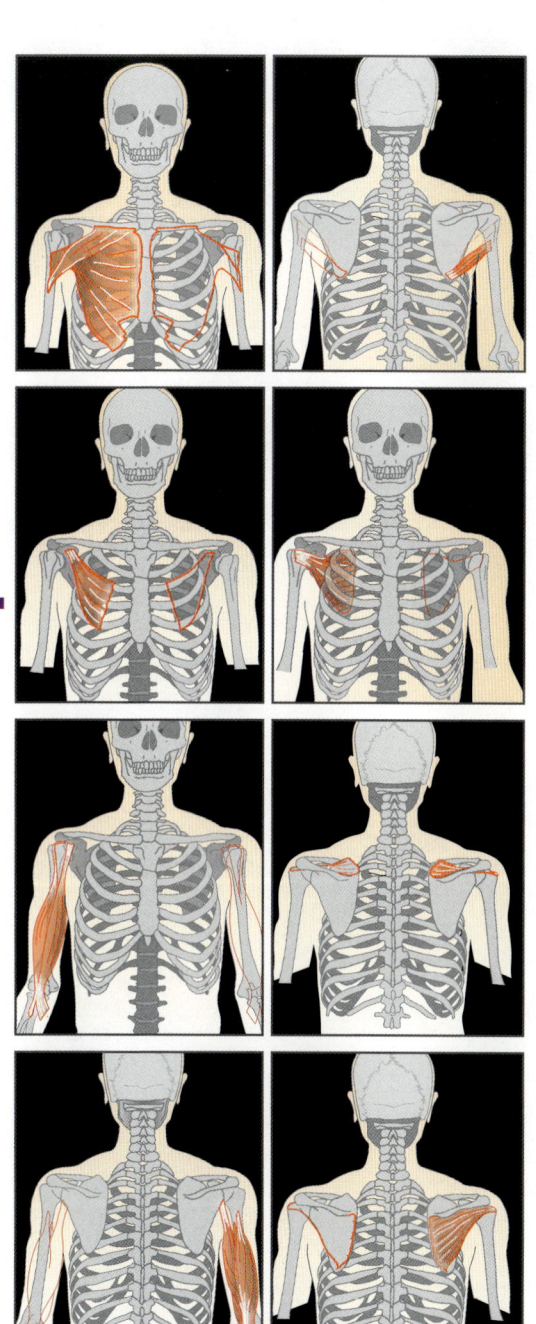

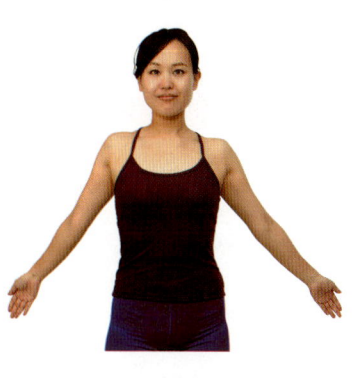

- 棘上筋
- 棘下筋
- 大胸筋
- 小胸筋
- 上腕二頭筋
- 上腕三頭筋

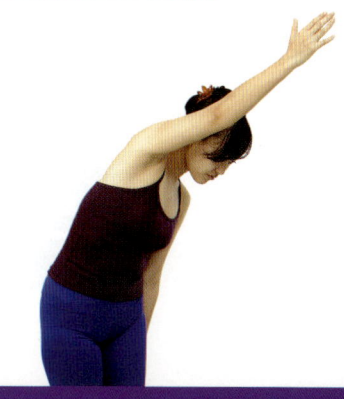

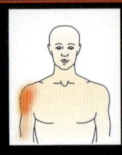

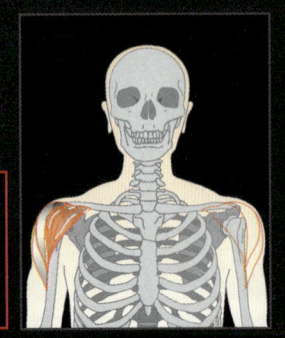

## 三角筋（前部線維）

### 筋肉の基礎情報

●位置
肩の表面に存在する筋肉で、前部・中部・後部線維の3つの線維からなる。

●働き
・高いところの物を取る動作
・反対側の肩を触る動作

●疑うポイント
・肩の周囲に限局した痛みがある
・手を前方に上げたときに痛みがある
・肩に何らかの障害がある

●日常生活でのアドバイス
・頭上で手を動かす動作を避ける（テニスなど）

●関連して問題が起こる筋肉
・棘上筋　・棘下筋　・上腕二頭筋
・小円筋　・肩甲下筋　・大胸筋

痛みパターン
・肩前面

## stretch

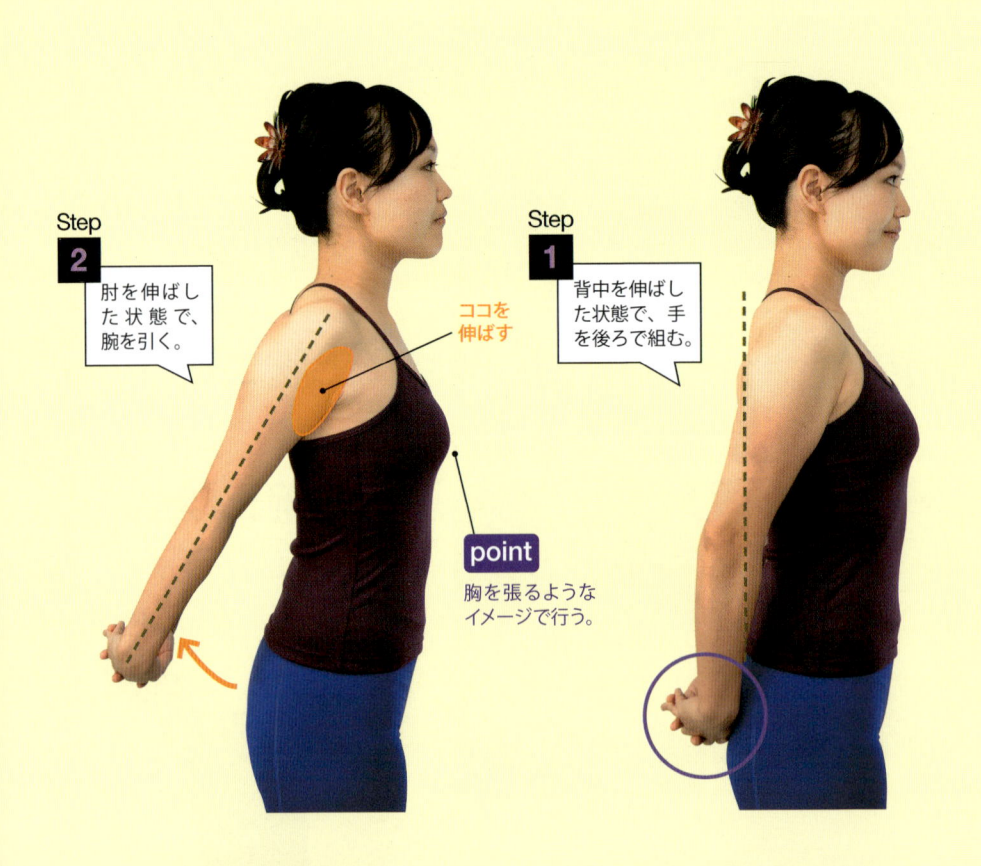

Step 2
肘を伸ばした状態で、腕を引く。

ココを伸ばす

point
胸を張るようなイメージで行う。

Step 1
背中を伸ばした状態で、手を後ろで組む。

## massage

**さらに効く**
腕を後ろに引いた状態で圧迫する。

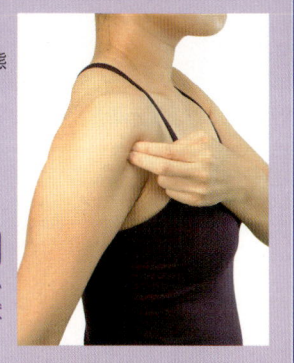

**point**
身体が前に倒れないように、胸を張った状態で腕を後ろに引く。

**基本**
指2本
肩前面で、肩先から3横指下を圧迫する。

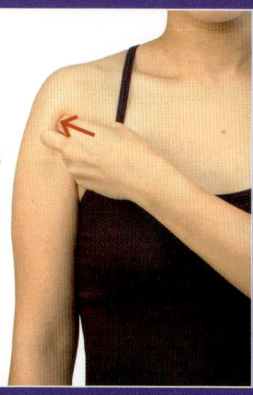

---

肩痛　各筋肉の治療　三角筋（前部線維）

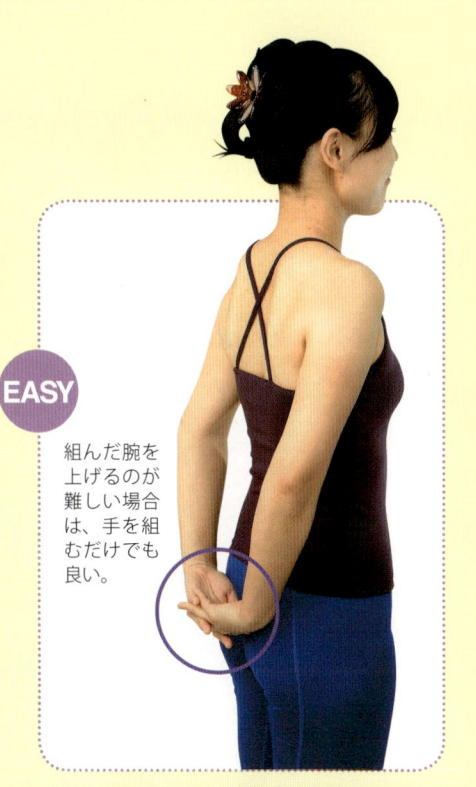

**EASY**
組んだ腕を上げるのが難しい場合は、手を組むだけでも良い。

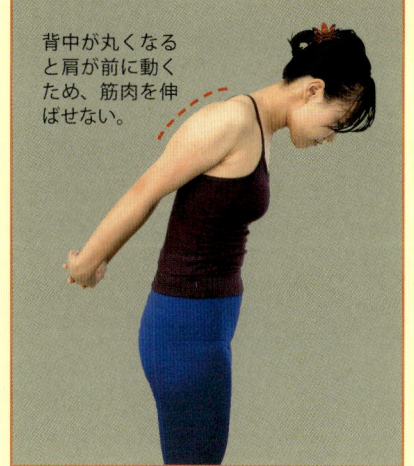

**Step2のNG**
背中が丸くなると肩が前に動くため、筋肉を伸ばせない。

●トレーニングの必要な筋肉●
肩関節の伸筋群・水平外転筋群

# 三角筋（中部・後部線維）

## 筋肉の基礎情報

**●位置**
肩の表面に存在する筋肉で、前部・中部・後部線維の3つからなる。

**●働き**
・肩を横に開く動作（中部線維）
・リレーのバトンを受け取る動作（後部線維）

**●疑うポイント**
・手を側方や後方に上げたときに痛みがある
・肩に何らかの障害がある

**●日常生活でのアドバイス**
・頭上で手を動かす動作を避ける（テニスなどのオーバーヘッドスポーツなど）

**●関連して問題が起こる筋肉**
・棘上筋　・棘下筋　・上腕二頭筋
・小円筋　・肩甲下筋　・大胸筋

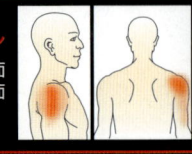

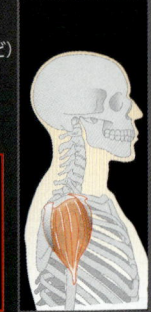

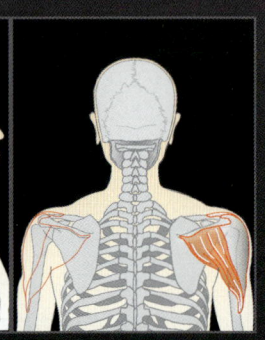

**痛みパターン**
・肩側面
・肩後面

## stretch

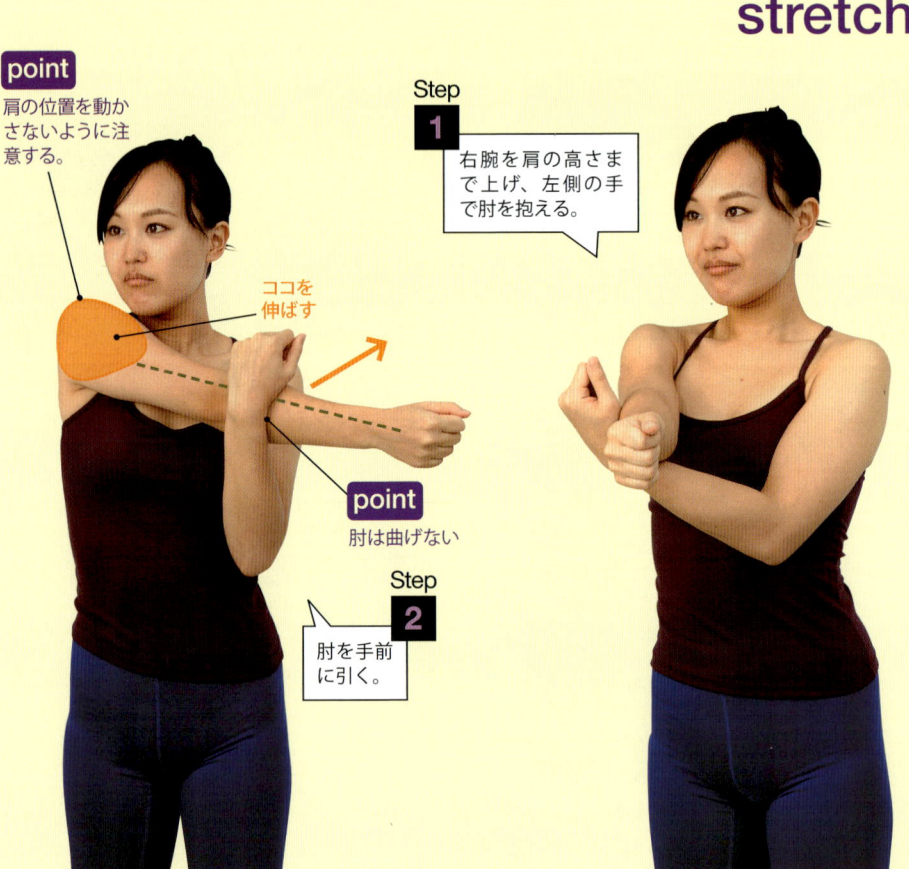

**point**
肩の位置を動かさないように注意する。

ココを伸ばす

**Step 1**
右腕を肩の高さまで上げ、左側の手で肘を抱える。

**point**
肘は曲げない

**Step 2**
肘を手前に引く。

| さらに効く | 基本 |
|---|---|
| 右手で左側の肩を触った状態で圧迫する。 | 指2本<br>肩後面で、肩先（肩峰）から2横指下を圧迫する。 |

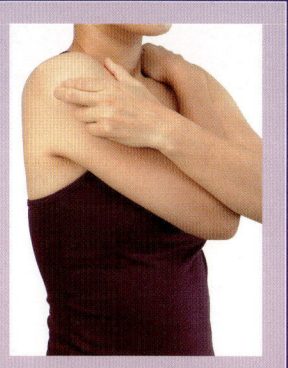

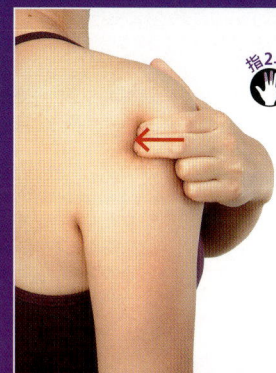

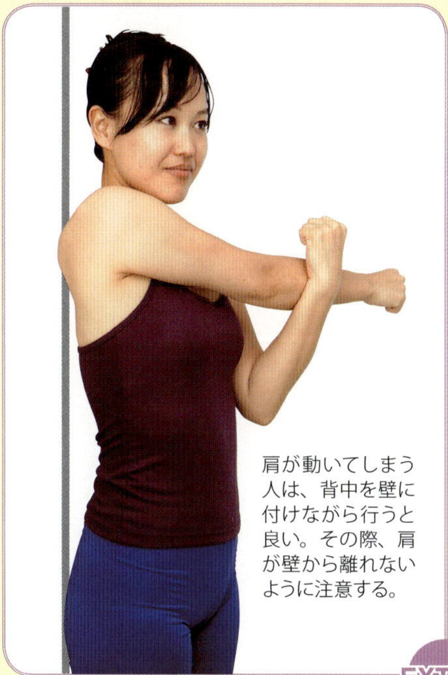

## ■massage

肩痛　各筋肉の治療　三角筋（中部・後部線維）

肩が動いてしまう人は、背中を壁に付けながら行うと良い。その際、肩が壁から離れないように注意する。

EXTRA

**Step2のNG**

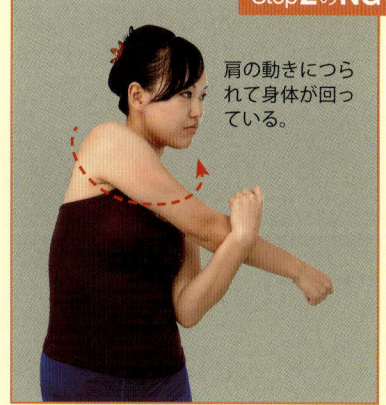

肩の動きにつられて身体が回っている。

● トレーニングの必要な筋肉 ●
肩関節の屈筋群・内転筋群・水平内転筋群

## 筋肉の基礎情報

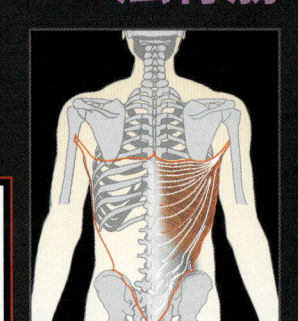

### ●位置
体幹と上肢を結ぶ筋肉で、背中のほぼ中央あたりに存在する。

### ●働き
- 懸垂する動作
- 水泳のクロール動作
- 手を使ってイスから立ち上がる動作
- 高いところにある物を降ろす動作

### ●疑うポイント
- 松葉杖を長期間使用している
- 肩から背部、腕にかけて痛みがある
- 高いところの物をとるときに痛みがある

### ●日常生活でのアドバイス
- 高いところにある物を降ろす動作を避ける
- 水泳（クロール）を避ける

### ●関連して問題が起こる筋肉
- 菱形筋
- 僧帽筋（中部）
- 大円筋
- 斜角筋
- 肩甲下筋

### 痛みパターン
- 肩甲間部
- 腕全体

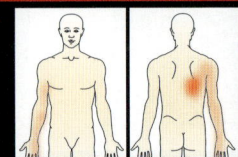

# 広背筋

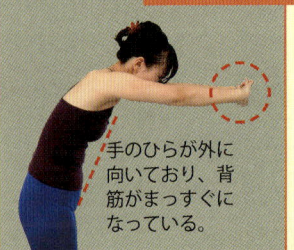

## stretch
ストレッチ①

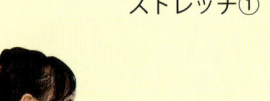

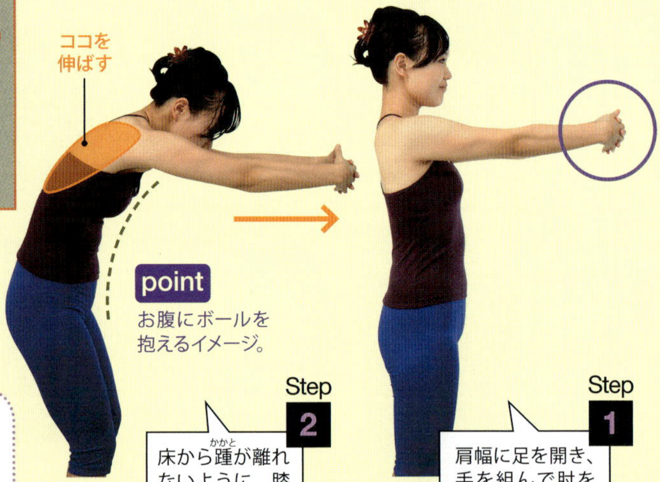

**Step 2のNG**
手のひらが外に向いており、背筋がまっすぐになっている。

ココを伸ばす

**point**
お腹にボールを抱えるイメージ。

**Step 2**
床から踵が離れないように、膝を曲げた状態で、重心を前方に移動させる。

**Step 1**
肩幅に足を開き、手を組んで肘を伸ばす。その際に手のひらは内側を向ける。

**EASY**
上半身の力を抜き、腕の重さにまかせて背中を丸くする。

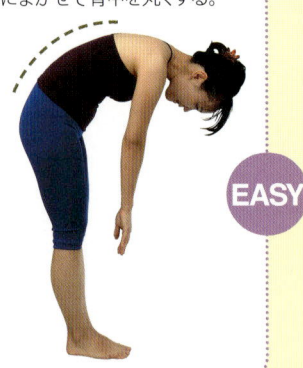

※①上部と②側部の両方をストレッチしましょう。

| さらに効く | 基本 |
|---|---|

**さらに効く** — つまむ：右の手のひらを後頭部に置き、脇の下を指でつまむ。

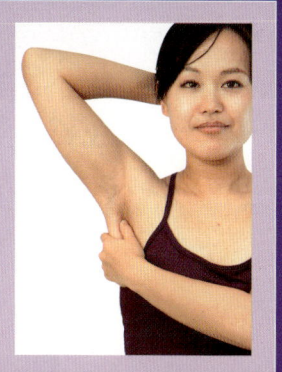

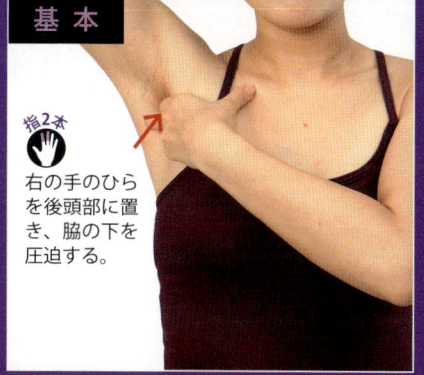

**基本** — 指2本：右の手のひらを後頭部に置き、脇の下を圧迫する。

# massage

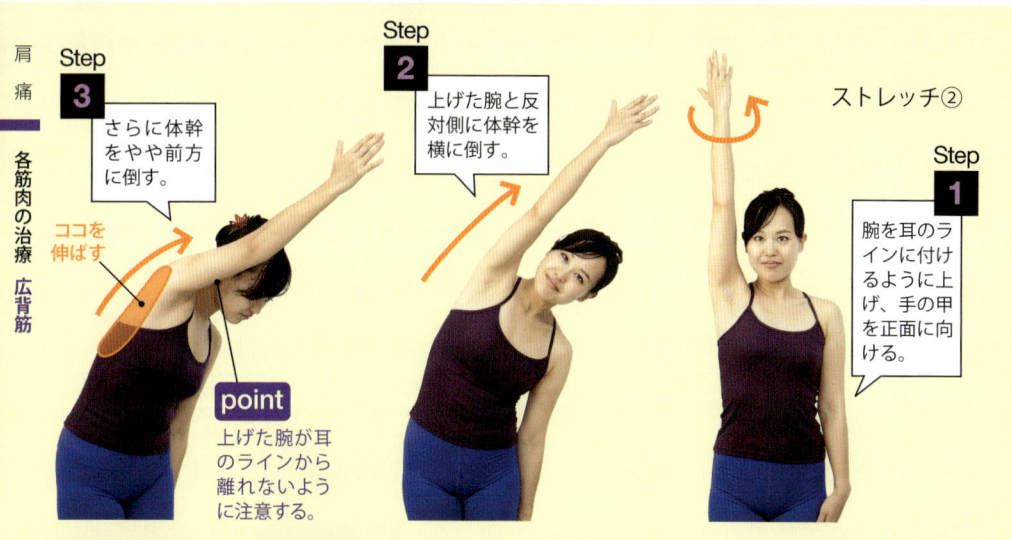

肩痛　各筋肉の治療　広背筋

**ストレッチ②**

**Step 1** 腕を耳のラインに付けるように上げ、手の甲を正面に向ける。

**Step 2** 上げた腕と反対側に体幹を横に倒す。

**Step 3** さらに体幹をやや前方に倒す。

ココを伸ばす

**point** 上げた腕が耳のラインから離れないように注意する。

**Step 3のNG** 上げた腕が耳のラインから離れている。

**道具を使ったストレッチ**
ボールの前に膝をつき、腕を肩幅に広げた状態でボールの上に手を置き、右に腕を傾ける。

**point** 腕とボールは傾けるが、体幹は傾けない。

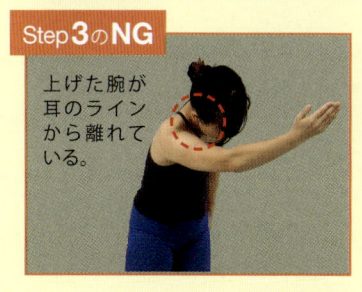

●トレーニングの必要な筋肉●
**肩関節の屈筋群・外転筋群**

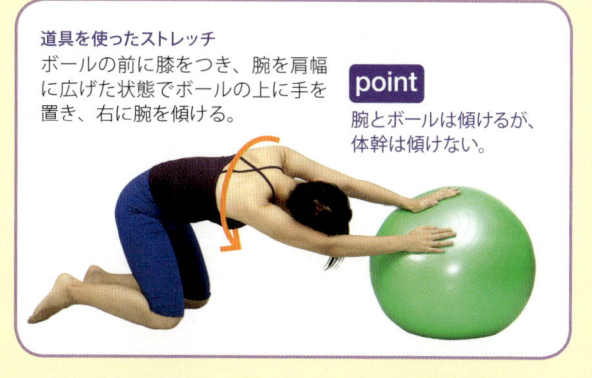

## 大円筋

### 筋肉の基礎情報

● **位置**
肩甲骨と腕の間に存在する筋肉で、小円筋の下に存在する。

● **働き**
・後ろのポケットに手を伸ばす動作
・エプロンのひもを結ぶ動作

● **疑うポイント**
・腕全体にしびれや痛みがある
・手を後ろに回したときに痛みがある
・頭の上に物を運ぶときに痛みがある
・肩関節周囲炎（五十肩）である
・インピンジメント症候群

● **日常生活でのアドバイス**
・重いハンドルを避ける
・抱き枕を使用する
・後ろのポケットに物を入れない

● **関連して問題が起こる筋肉**
・上腕三頭筋 ・広背筋 ・小円筋
・小胸筋 ・三角筋（後部）・菱形筋

**痛みパターン**
・腕全体

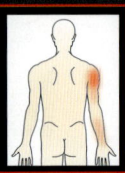

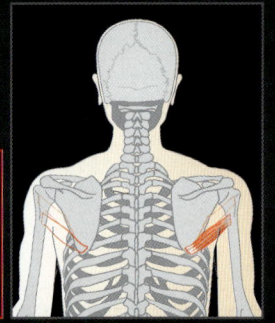

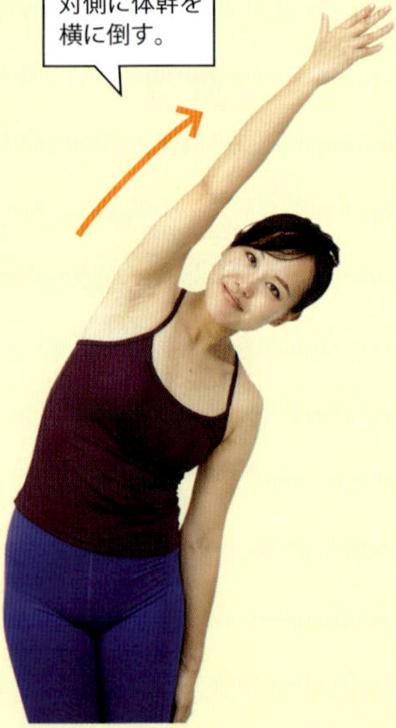

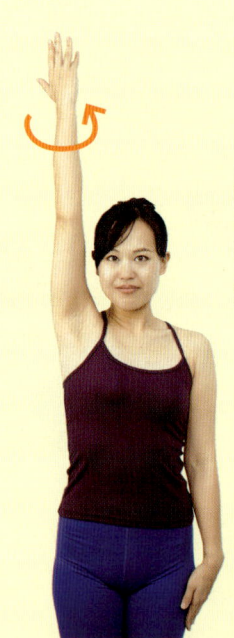

## stretch

**Step 1**
腕を耳のラインに付けるように上げ、手の甲を正面に向ける。

**Step 2**
上げた腕と反対側に体幹を横に倒す。

## さらに効く

**つまむ** 右の手のひらを後頭部に置き、脇の下を指でつまむ。

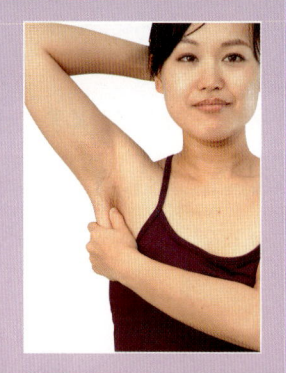

## 基本

**指2本** 右の手のひらを後頭部に置き、脇の下を指で圧迫する。

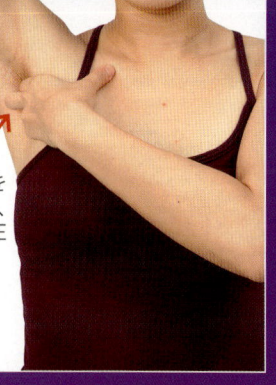

# massage

肩痛　各筋肉の治療　大円筋

**EASY**
脇を締め、手のひらを上に向けた状態で、両腕を左右に広げる。

**道具を使ったストレッチ**
ボールの前に膝をつき、腕を肩幅に広げた状態でボールの上に手を置き、右に腕を傾ける。

**point**
腕とボールは傾けるが、体幹は傾けない。

**Step 3**
さらに体幹をやや前方に倒す。

ココを伸ばす

**point**
上げた腕が耳のラインから離れないように注意する。

**Step 3 の NG**
上げた腕が耳のラインから離れている。

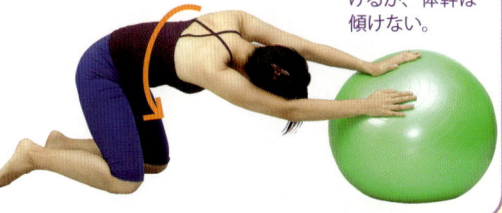

● トレーニングの必要な筋肉 ●
肩関節の屈筋群・外転筋群・外旋筋群

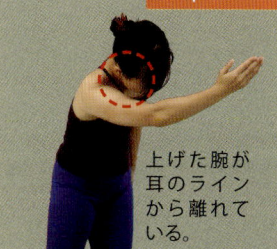

# 小円筋

## 筋肉の基礎情報

### ●位置
肩甲骨と腕の間に存在する筋肉で、大円筋の上に存在する。

### ●働き
・髪の毛をかきあげる動作

### ●疑うポイント
・髪の毛をかきあげたり、歯磨きを行ったときに痛みがある
・肩関節周囲炎（五十肩）である
・腱板に障害がある

### ●日常生活でのアドバイス
・背中が丸くならないように注意する
・枕の上に腕を置いて寝ないようにする

### ●関連して問題が起こる筋肉
・棘下筋

**痛みパターン**
・肩後面

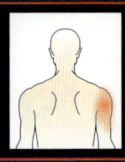

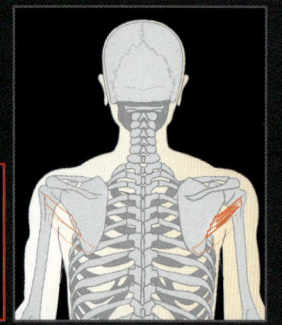

## stretch

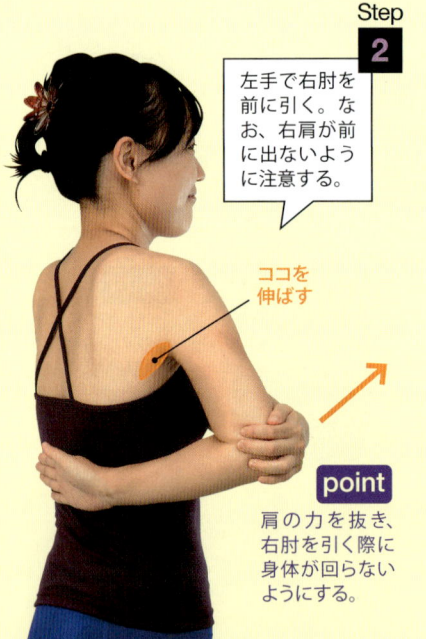

### Step 2
左手で右肘を前に引く。なお、右肩が前に出ないように注意する。

ココを伸ばす

**point**
肩の力を抜き、右肘を引く際に身体が回らないようにする。

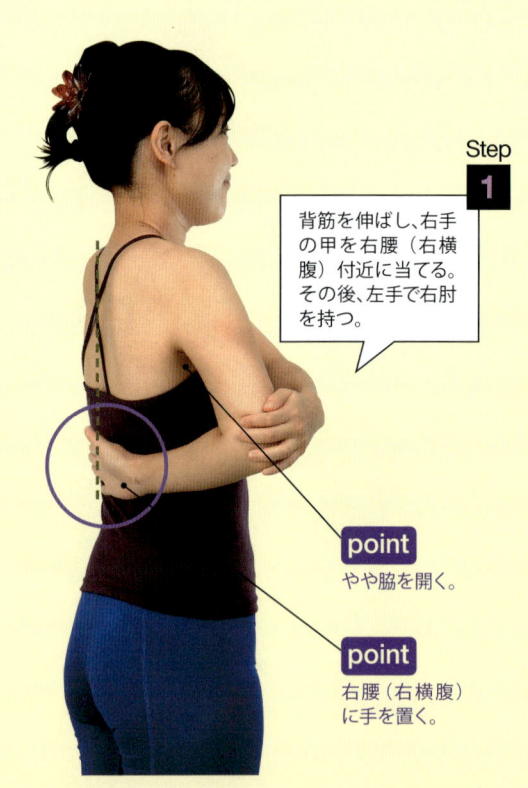

### Step 1
背筋を伸ばし、右手の甲を右腰（右横腹）付近に当てる。その後、左手で右肘を持つ。

**point**
やや脇を開く。

**point**
右腰（右横腹）に手を置く。

## massage

**さらに効く**

右手で左肩をつかんだ状態で圧迫する。

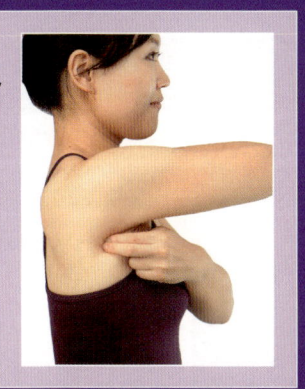

**基本**

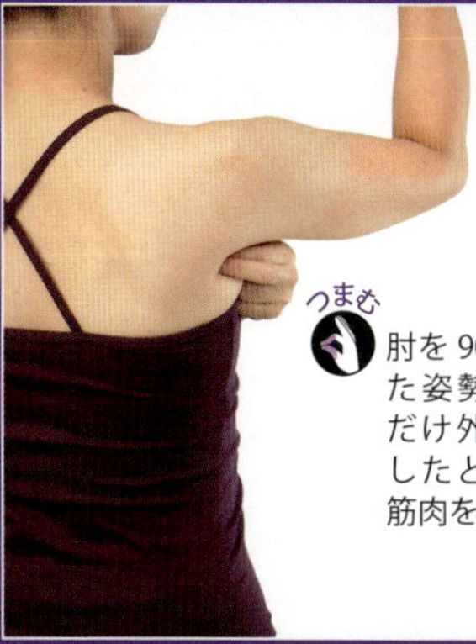

つまむ

肘を90度に曲げた姿勢から、肘だけ外側に動かしたときに動く筋肉をつまむ。

肩痛　各筋肉の治療　小円筋

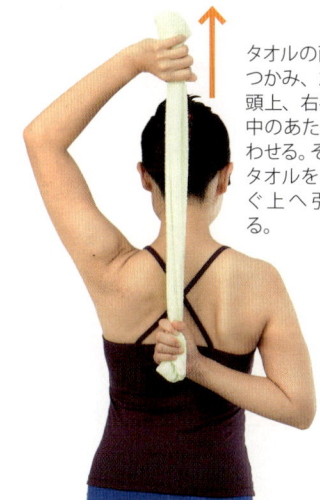

**EASY 2**

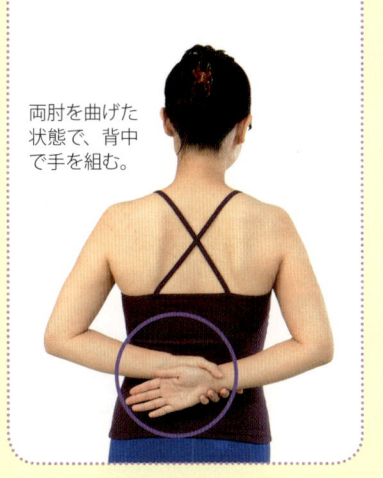

両肘を曲げた状態で、背中で手を組む。

**EASY 1**

タオルの両端をつかみ、左手を頭上、右手を背中のあたりに合わせる。その後、タオルをまっすぐ上へ引っ張る。

**Step 2のNG**

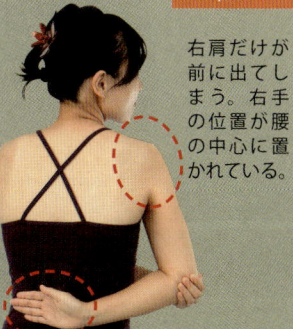

右肩だけが前に出てしまう。右手の位置が腰の中心に置かれている。

● トレーニングの必要な筋肉 ●
肩関節の内旋筋群・水平内転筋群

# 肩甲下筋

## 筋肉の基礎情報

●位置
肩甲骨の前側に存在する筋肉で、筋肉全体を触るのは難しい。脇の下からわずかに触知できる。

●働き
・エプロンのひもを結ぶ動作
・反対側の肩を触れる動作

●疑うポイント
・投球動作を行うスポーツをしている
・長時間デスクワークをしている
・肩の動きが障害されている
・肩関節周囲炎（五十肩）である
・腱板に障害がある

●日常生活でのアドバイス
・背中が丸くならないように注意する
・後ろのポケットに物を入れない

●関連して問題が起こる筋肉
・棘下筋　・小胸筋

痛みパターン
・肩後面
・手首
・腕全体

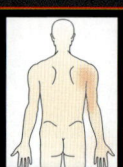

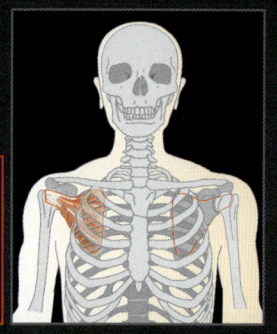

## stretch

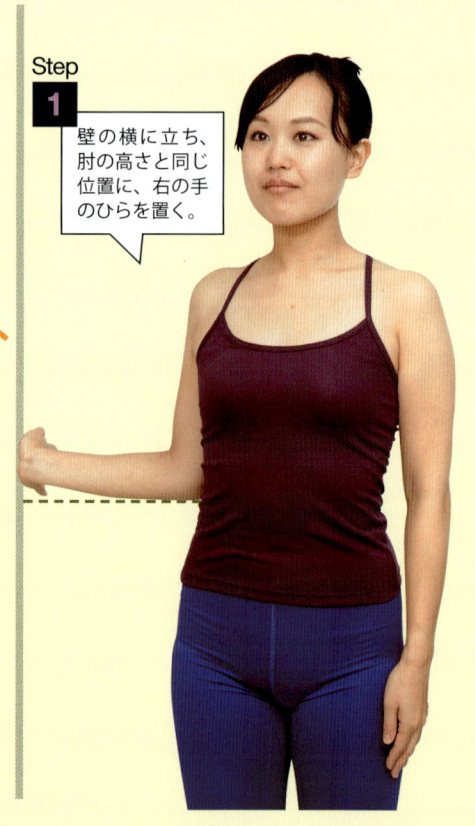

**Step 1**
壁の横に立ち、肘の高さと同じ位置に、右の手のひらを置く。

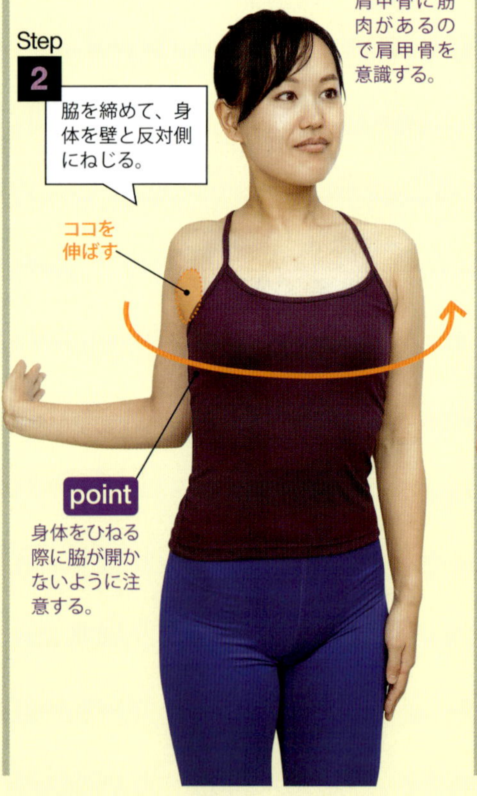

**Step 2**
脇を締めて、身体を壁と反対側にねじる。

point
肩甲骨に筋肉があるので肩甲骨を意識する。

ココを伸ばす

point
身体をひねる際に脇が開かないように注意する。

## massage

**さらに効く** 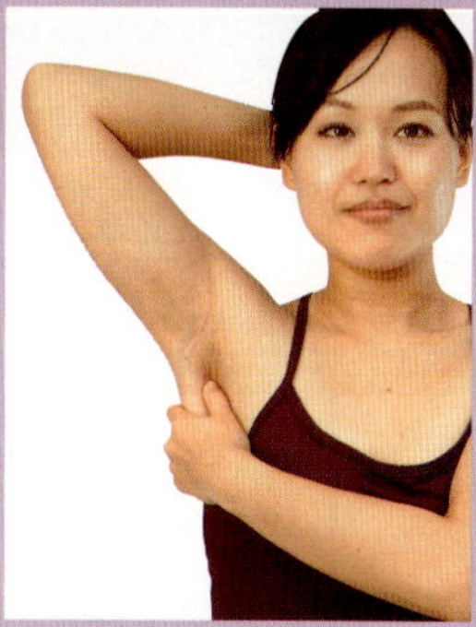
つまむ　右の手のひらを後頭部に置き、脇の下を指でつまむ。

**基本** 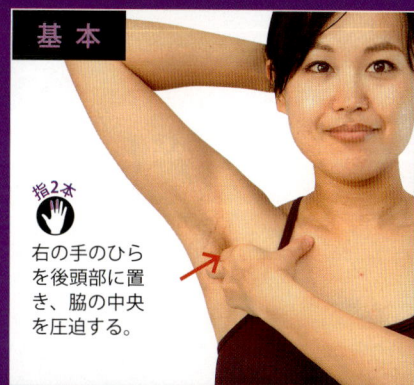
指2本　右の手のひらを後頭部に置き、脇の中央を圧迫する。

肩痛　各筋肉の治療　肩甲下筋

**Step2のNG** 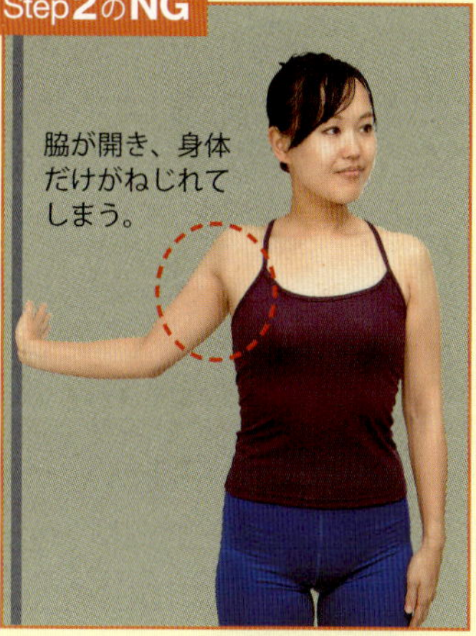
脇が開き、身体だけがねじれてしまう。

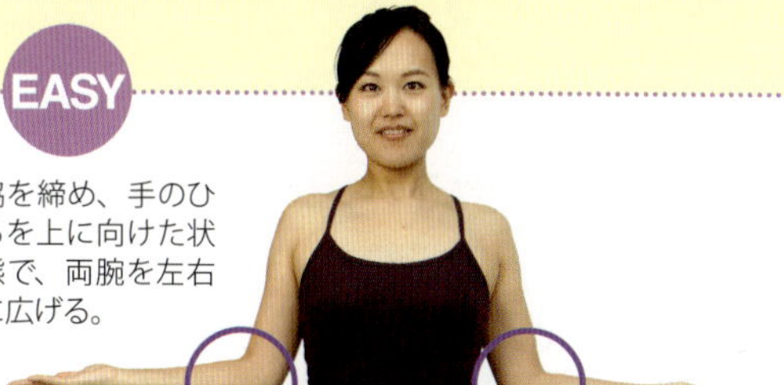

**EASY**
脇を締め、手のひらを上に向けた状態で、両腕を左右に広げる。

● トレーニングの必要な筋肉 ●
肩関節の外旋筋群・水平外転筋群

# 棘上筋

## 筋肉の基礎情報

●位置
肩甲骨の上に存在する筋肉で、肩甲骨にある出っ張った骨（肩甲棘）よりも、上側のくぼみに存在する。

●働き
・腕を横に上げる動作

●疑うポイント
・高いところにある物を取るときに痛みがある
・頭より高い位置で長時間作業を行っている
・肩関節周囲炎（五十肩）である
・腱板に障害がある

●日常生活でのアドバイス
・身体の横でカバンなどの荷物を持つのを避ける
・頭の上で手を組んで寝るのを避ける

●関連して問題が起こる筋肉
・肩甲下筋　・棘下筋　・三角筋
・僧帽筋　　・広背筋

痛みパターン
・肩後面
・腕全体
・肩背部

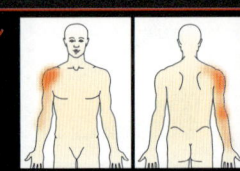

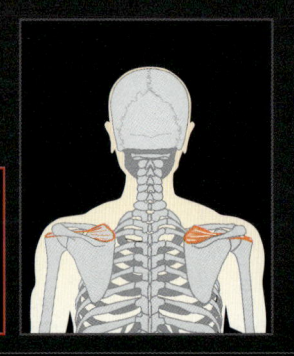

## stretch

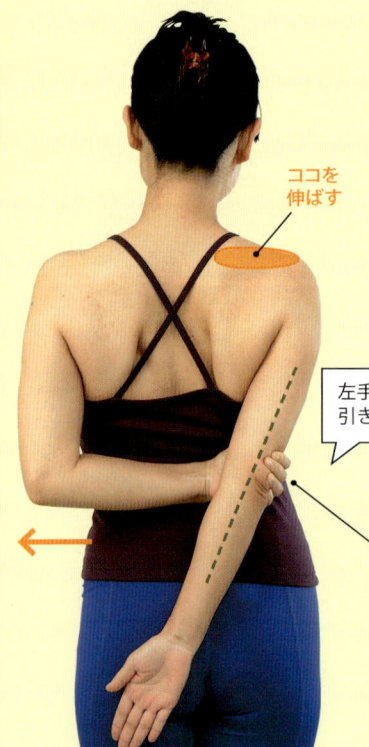

**Step 1**　背筋を伸ばした状態で、左手で右肘を持つ。

**Step 2**　左手で右腕を引き寄せる。

ココを伸ばす

**point**　肘を伸ばしたまま引き寄せる。

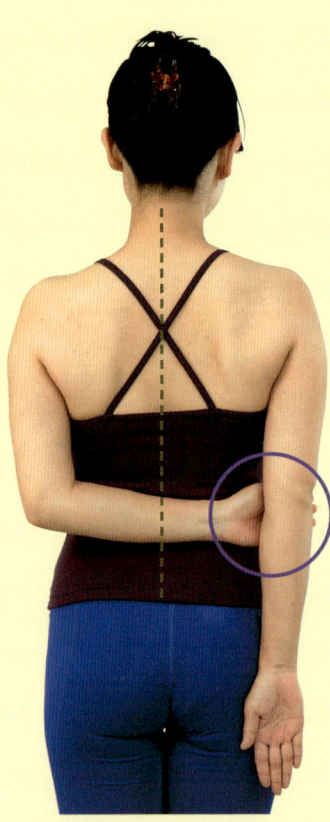

### さらに効く

右手を腰に回した状態で圧迫する。

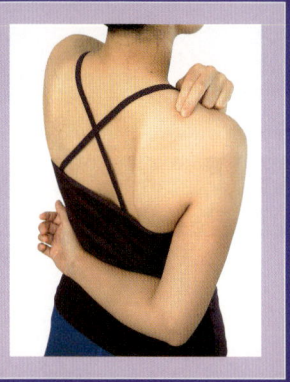

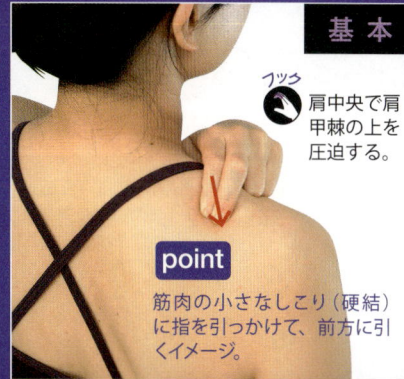

### 基本

フック 肩中央で肩甲棘の上を圧迫する。

**point**
筋肉の小さなしこり（硬結）に指を引っかけて、前方に引くイメージ。

## massage

肩痛　各筋肉の治療　棘上筋

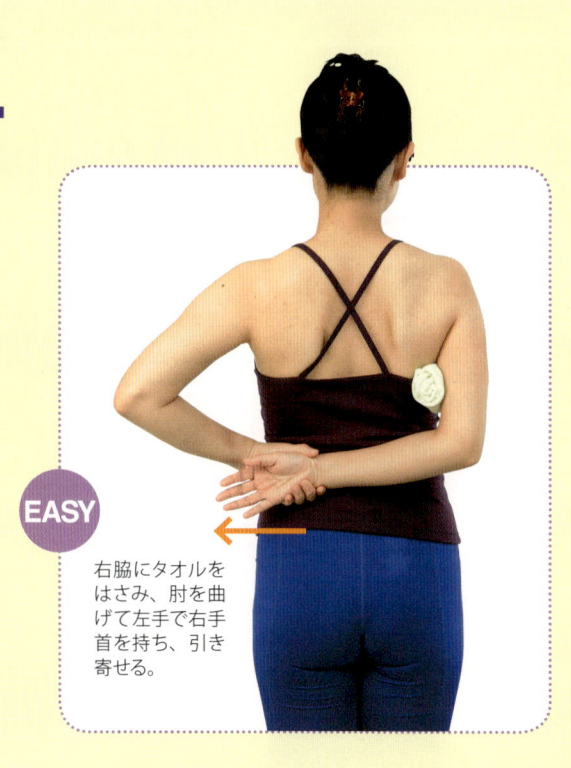

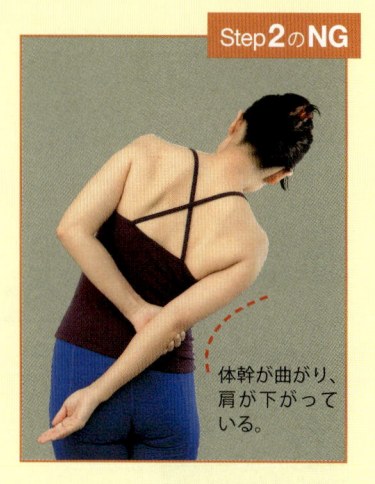

**EASY**
右脇にタオルをはさみ、肘を曲げて左手で右手首を持ち、引き寄せる。

**Step2のNG**
体幹が曲がり、肩が下がっている。

●トレーニングの必要な筋肉●
**肩関節の内転筋群**

# 棘下筋

## 筋肉の基礎情報

### ●位置
肩甲骨の上に存在する筋肉で、肩甲骨にあるでっぱった骨（肩甲棘）よりも、下側のくぼみに存在する。

### ●働き
- 髪の毛（特に後ろ髪）にブラシをかける動作
- 頭をかく動作 ・歯磨きを行う動作

### ●疑うポイント
- 痛みのある方の手で、反対側の肩甲骨が触れない
- 肩から腕にかけて痛みがある
- 頭より高い位置で長時間作業を行っている
- 肩関節周囲炎（五十肩）である
- 腱板に障害がある

### ●日常生活でのアドバイス
- 車の後部座席に荷物を置くような動作を避ける
- 頭に手を組んで寝るのを避ける
- 洗髪、歯磨きなどの動作に注意する

### ●関連して問題が起こる筋肉
- 肩甲下筋　・肩甲挙筋　・小胸筋
- 大胸筋　・上腕二頭筋　・三角筋（前部線維）
- 大円筋　・広背筋　・上腕三頭筋

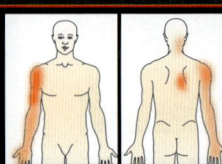

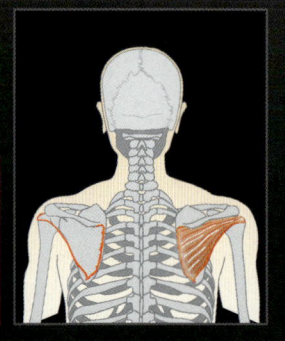

**痛みパターン**
- 肩
- 腕全体
- 肩甲間部

## stretch

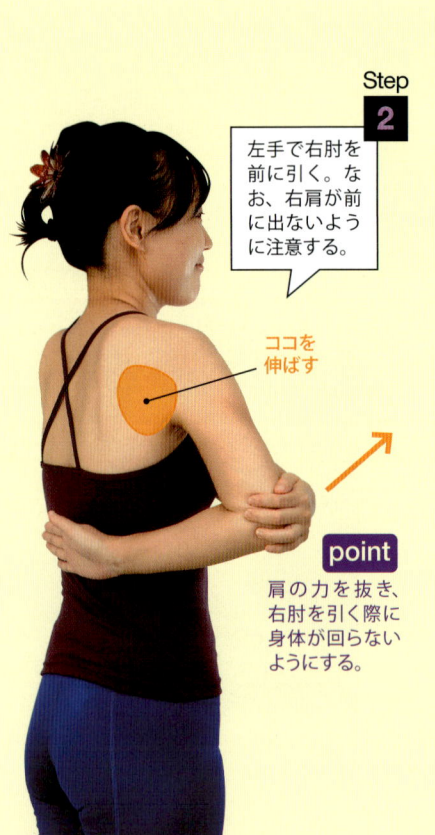

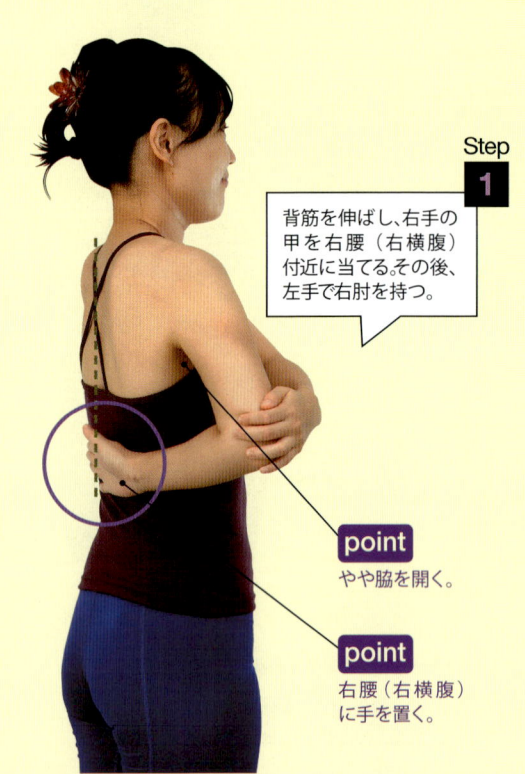

### Step 1
背筋を伸ばし、右手の甲を右腰（右横腹）付近に当てる。その後、左手で右肘を持つ。

**point** やや脇を開く。

**point** 右腰（右横腹）に手を置く。

### Step 2
左手で右肘を前に引く。なお、右肩が前に出ないように注意する。

ココを伸ばす

**point** 肩の力を抜き、右肘を引く際に身体が回らないようにする。

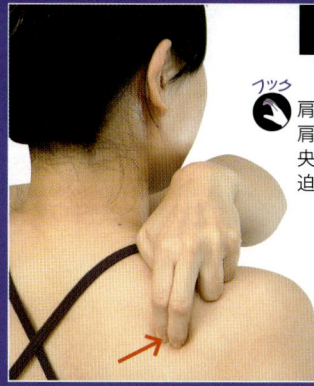

| さらに効く | 基 本 |
|---|---|
| 右手で左肩を触った状態で圧迫する。 | フック<br>肩後面で、肩甲骨の中央付近を圧迫する。 |

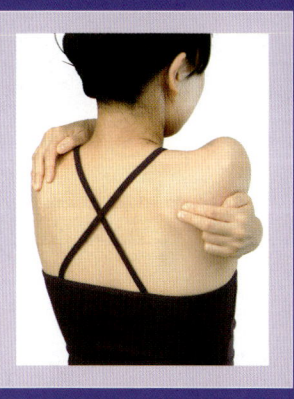

## massage

肩痛 ／ 各筋肉の治療 ／ 棘下筋

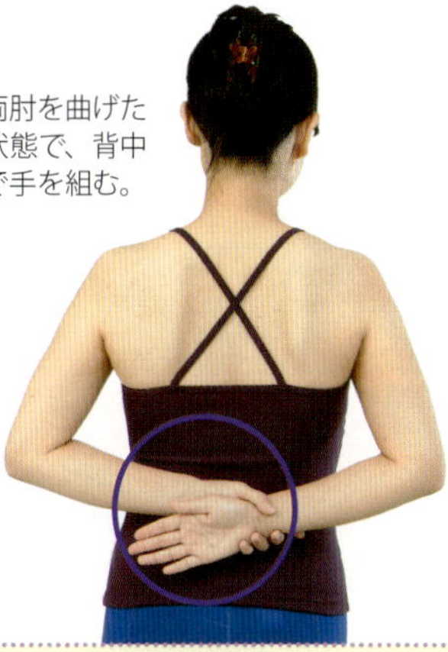

**EASY 2**
両肘を曲げた状態で、背中で手を組む。

**EASY 1**
タオルの両端をつかみ、左手を頭上、右手を背中のあたりに合わせる。その後、タオルをまっすぐ上へ引っ張る。

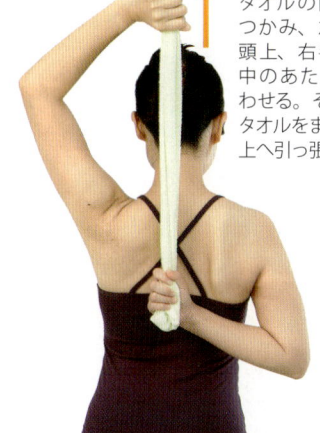

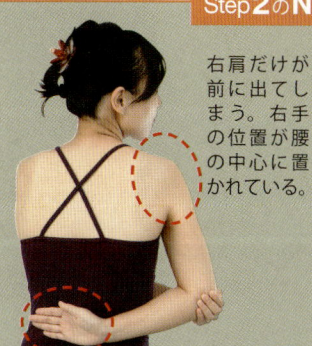

**Step2のNG**
右肩だけが前に出てしまう。右手の位置が腰の中心に置かれている。

● トレーニングの必要な筋肉 ●
肩関節の内旋筋群・水平内転筋群

# 大胸筋

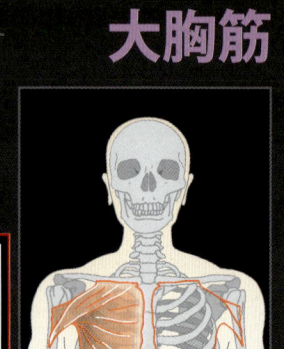

## 筋肉の基礎情報

● **位置**
胸と腕をつないでいる筋肉で、前胸部の最も上層にある。

● **働き**
・手をついて上半身を固定する動作
・手を前方に上げる動作

● **疑うポイント**
・猫背である
・ストレスが強い
・喘息などの呼吸器疾患がある
・心疾患がある

● **日常生活でのアドバイス**
・ブラジャーやサポーターの締め付けを緩くする
・猫背にならないように注意する

● **関連して問題が起こる筋肉**
・広背筋 ・肩甲下筋 ・棘下筋
・僧帽筋（中部） ・小円筋

**痛みパターン**
・前胸部
・腕全体

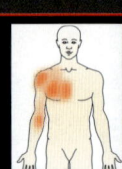

## stretch

**Step 1**
壁の横に立ち、右の手のひらを身体より後ろの壁につける。

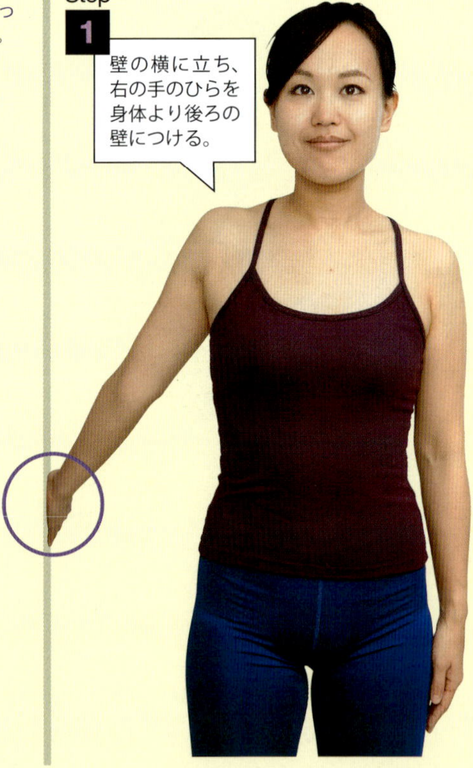

**Step 2**
壁と反対の方向に体幹をひねる。

**point**
背筋は伸ばし目線をまっすぐにする。

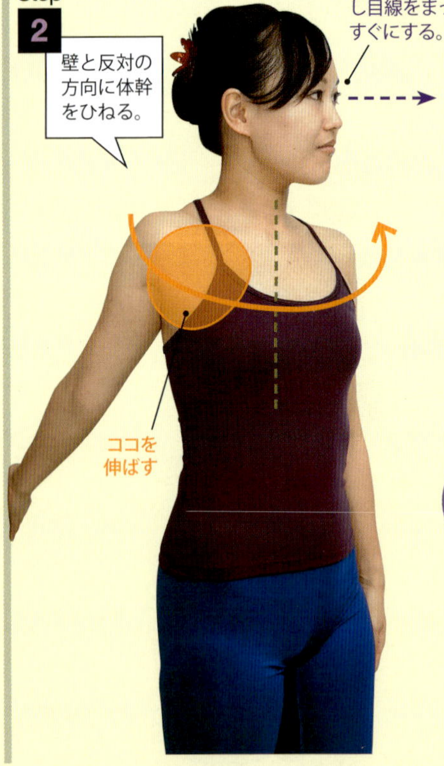

ココを伸ばす

| さらに効く | 基本 |
|---|---|
| **つまむ** 右の手のひらを後頭部に置いた状態で前側の筋肉をつまむ。<br><br>**point** 少し腕を後ろに引くイメージ。 | **指2本** 乳頭のラインよりやや外側で鎖骨より2〜3横指下を圧迫する。 |

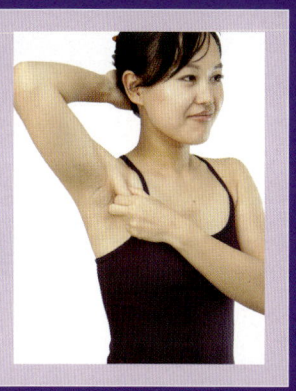

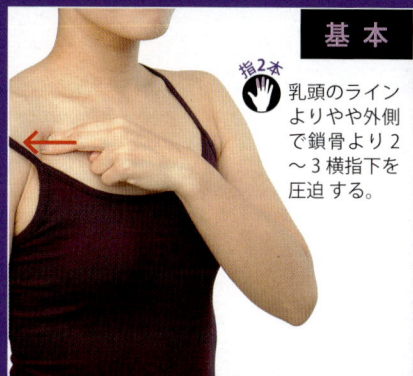

## massage

**肩痛　各筋肉の治療　大胸筋**

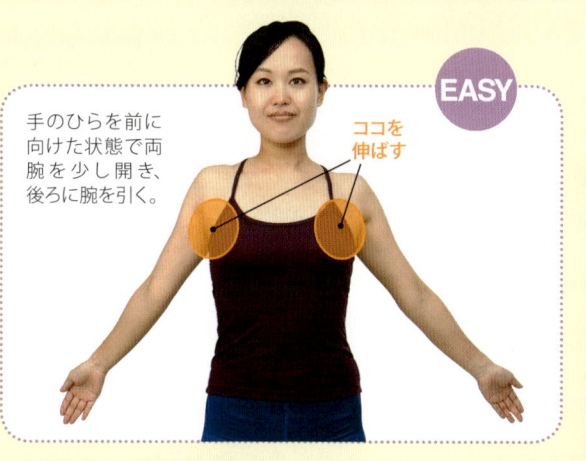

**EASY**

手のひらを前に向けた状態で両腕を少し開き、後ろに腕を引く。

ココを伸ばす

**Step2のNG**

背中が丸くなると伸びにくい。

**道具を使ったストレッチ**
バランスボールの上に仰向けに寝て、手のひらを上にした状態で腕の力を抜き、腕を伸ばす。

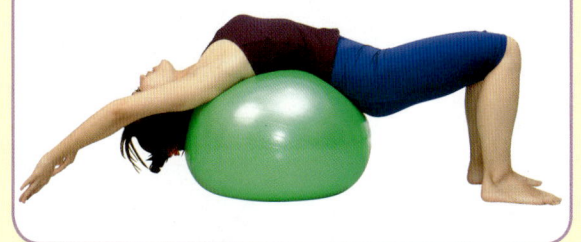

● トレーニングの必要な筋肉 ●
肩関節の伸筋群・外転筋群・水平外転筋群

# 小胸筋

## 筋肉の基礎情報

● **位置**
肩甲骨と肋骨をつないでいる筋肉で、大胸筋の下に存在する。

● **働き**
・手を使ってイスから立ち上がる動作
・抱きかかえる動作
・手で反対側の背中をかく動作

● **疑うポイント**
・猫背である
・なで肩である
・腕全体に痛みやしびれがある
・胸郭出口症候群である
・心疾患がある

● **日常生活でのアドバイス**
・猫背を確認する
・抱き枕を使わないようにする

● **関連して問題が起こる筋肉**
・棘下筋　・大円筋　・肩甲下筋

**痛みパターン**
・前胸部
・腕全体

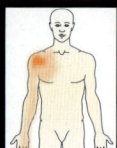

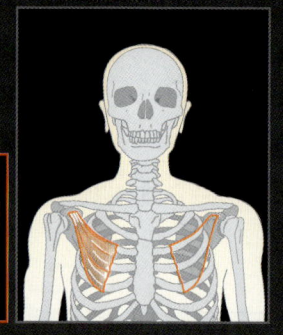

## stretch

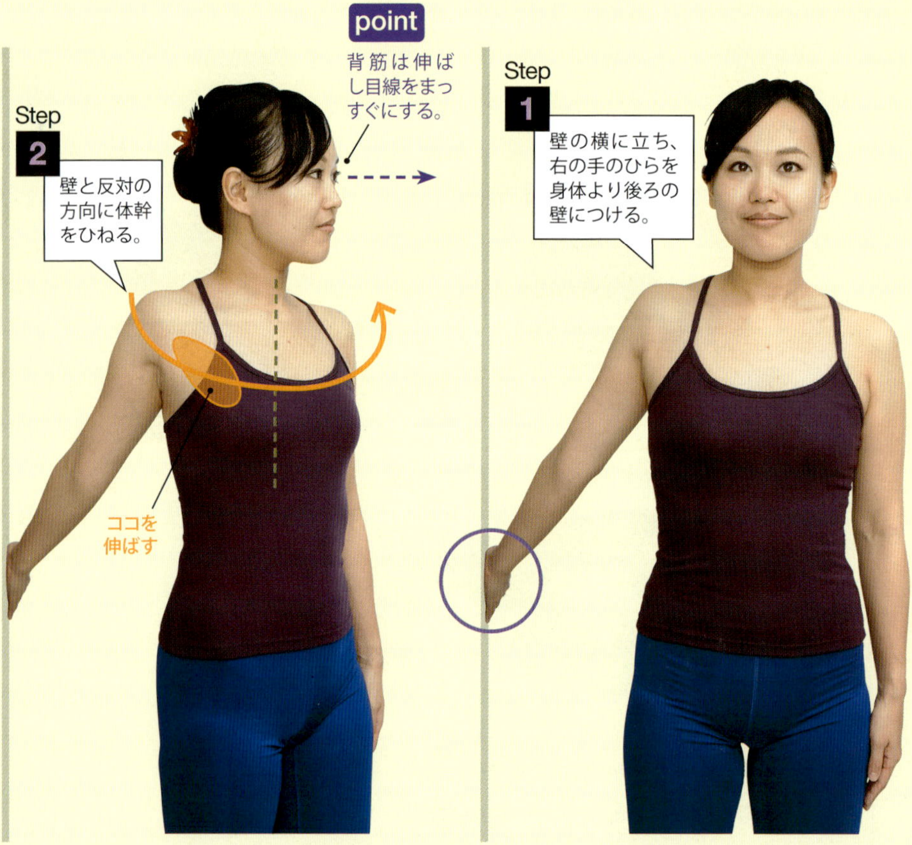

**Step 1**
壁の横に立ち、右の手のひらを身体より後ろの壁につける。

**Step 2**
壁と反対の方向に体幹をひねる。

ココを伸ばす

**point**
背筋は伸ばし目線をまっすぐにする。

## massage

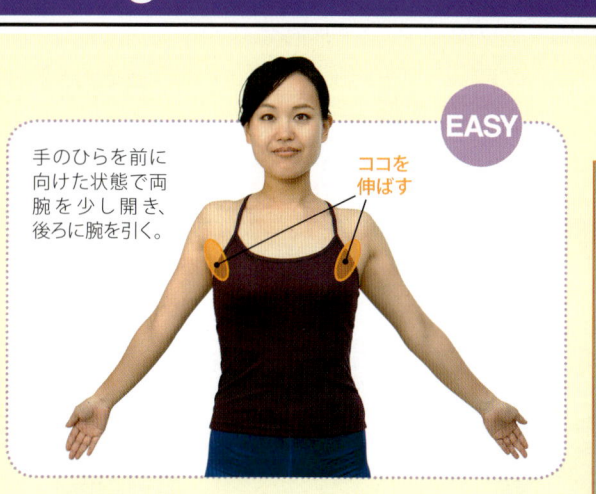

**さらに効く**
胸を張った状態で、圧迫する。

**point**
少し腕を後ろに引くイメージで行う。

**基本**
乳頭のラインよりやや外側で鎖骨より2〜3横指下を圧迫する。

指2本

**point**
深部にマッサージポイントが存在することを意識して圧迫する。

---

肩痛　各筋肉の治療　小胸筋

**EASY**

手のひらを前に向けた状態で両腕を少し開き、後ろに腕を引く。

ココを伸ばす

**Step 2 の NG**
背中が丸くなると伸びにくい。

**道具を使ったストレッチ**
バランスボールの上に仰向けに寝て、手のひらを上にした状態で腕の力を抜き、腕を伸ばす。

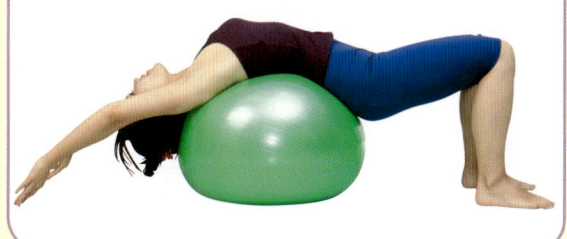

● トレーニングの必要な筋肉 ●
上肢帯の挙上筋群・内転筋群・上方回旋筋群

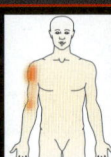

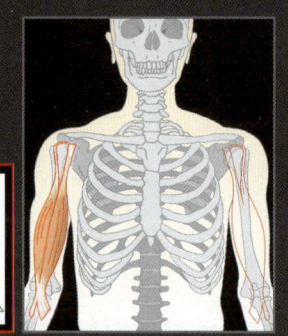

# 上腕二頭筋

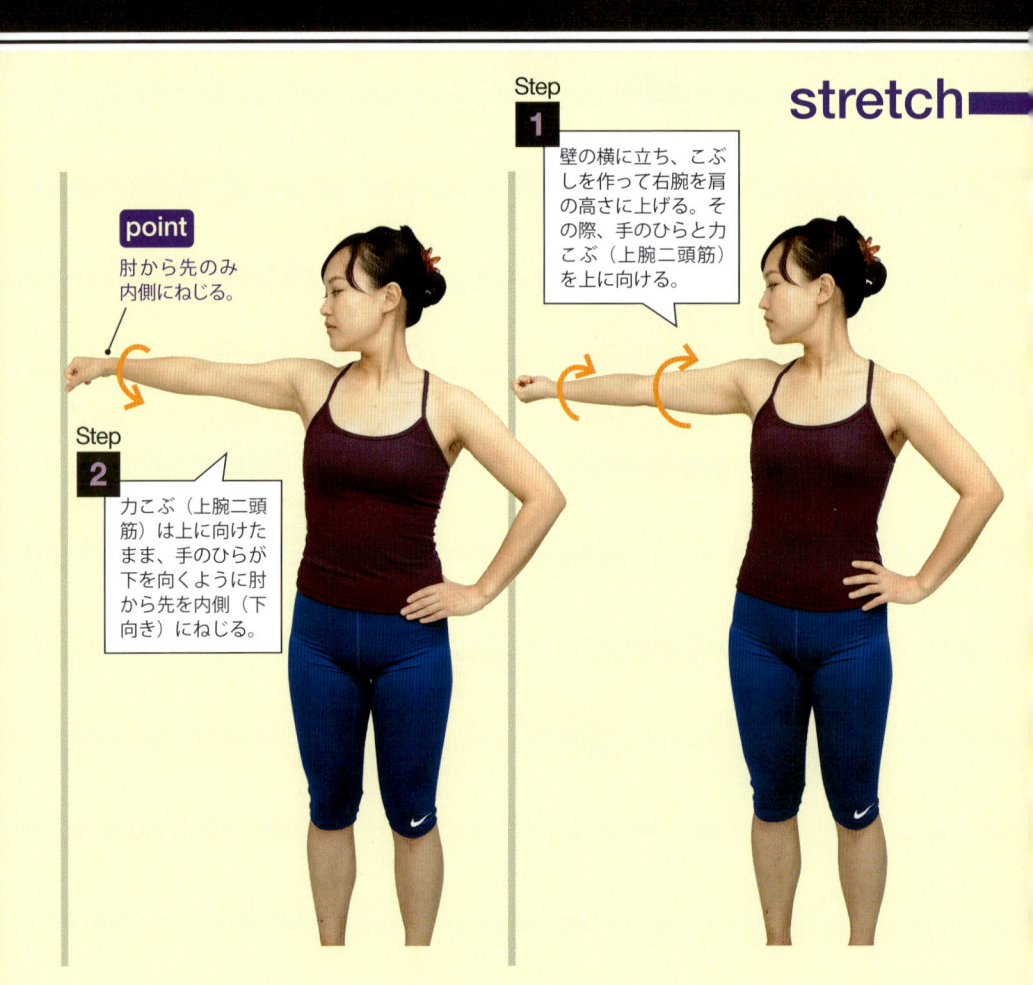

## 筋肉の基礎情報

● **位置**
上腕にあり、力こぶをつくると盛り上がる筋肉。

● **働き**
・ドアノブを回す動作
・肘を曲げる動作

● **疑うポイント**
・肩から肘にかけて痛みがある
・テニスなど腕を使うスポーツを過度に行っている
・重たい荷物を長時間持っている
・上腕二頭筋腱炎や肩関節周囲炎である

● **日常生活でのアドバイス**
・重たい荷物を持つのを避ける
・ねじ回しなどの動作を避ける

● **関連して問題が起こる筋肉**
・肩甲下筋　・棘下筋
・僧帽筋　　・上腕三頭筋

**痛みパターン**
・肩
・上腕
・肘

## stretch

**Step 1**
壁の横に立ち、こぶしを作って右腕を肩の高さに上げる。その際、手のひらと力こぶ（上腕二頭筋）を上に向ける。

**Step 2**
力こぶ（上腕二頭筋）は上に向けたまま、手のひらが下を向くように肘から先を内側（下向き）にねじる。

**point**
肘から先のみ内側にねじる。

## massage

**さらに効く**

腕を少し後ろに引いた状態で圧迫する。

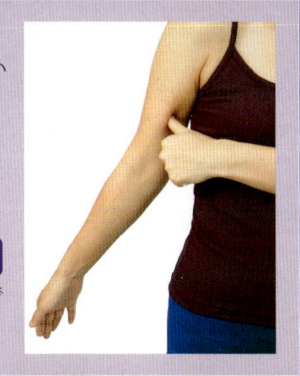

**point**
肘は伸ばしたままで腕を後ろに引く。

**基本**

指2本

肘から4横指上を圧迫する。

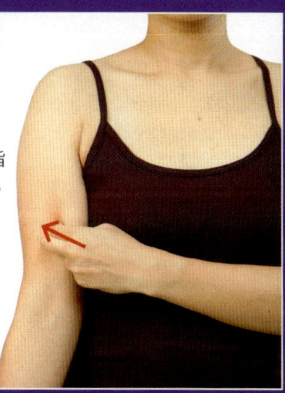

---

肩痛　各筋肉の治療　上腕二頭筋

**Step3のNG**

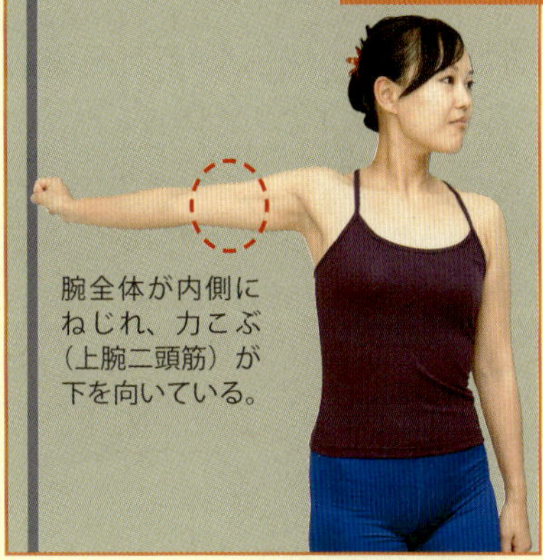

腕全体が内側にねじれ、力こぶ（上腕二頭筋）が下を向いている。

**Step 3**

体幹を左側にねじる。

ココを伸ばす

**point**
肩の高さと腕の高さが一直線であることを確認した上、上半身をねじる。

• トレーニングの必要な筋肉 •
**肩関節の伸筋群**

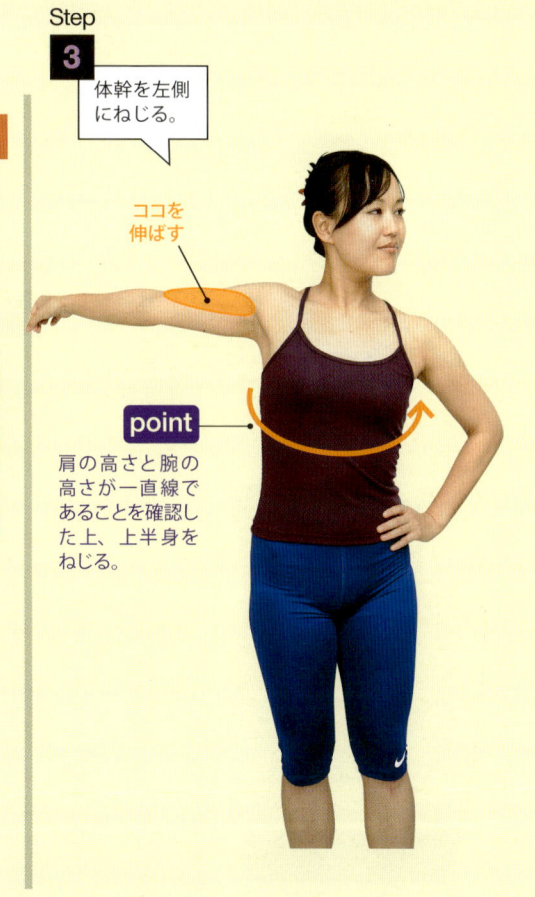

# 上腕三頭筋

## 筋肉の基礎情報

●位置
上腕の裏側にある筋肉。

●働き
・投げる動作
・ドアを押して開ける動作
・肘を伸ばす動作

●疑うポイント
・頭上で作業するときに痛みがある
・松葉杖を長期間使用している
・ゴルフやテニスを過度に行っている

●日常生活でのアドバイス
・頭上での作業を避ける
・繰り返し腕を使う作業を避ける
・ボールを投げる動作を避ける

●関連して問題が起こる筋肉
・小円筋　・大円筋　・広背筋

痛みパターン
・肩
・上腕
・肘
・前腕

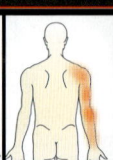

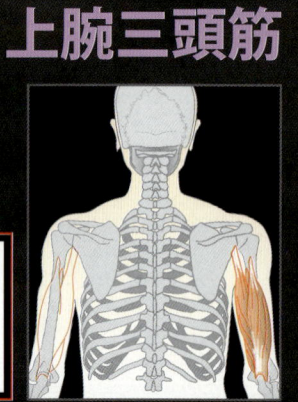

## stretch

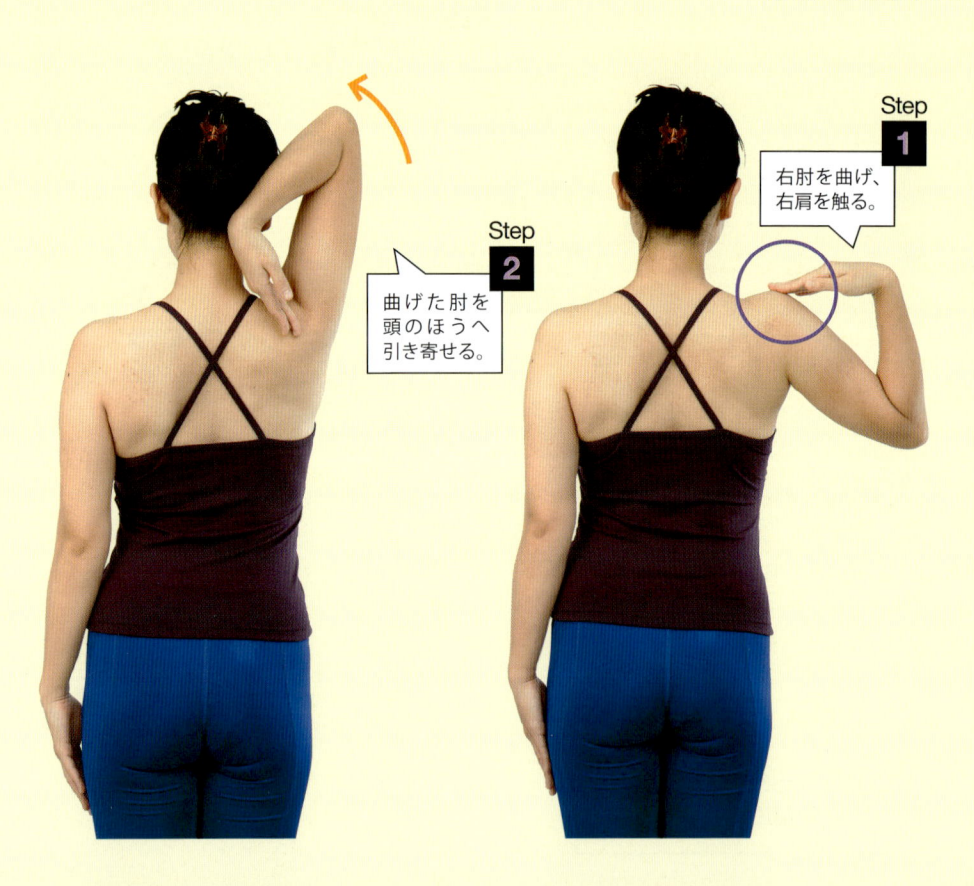

Step 1
右肘を曲げ、右肩を触る。

Step 2
曲げた肘を頭のほうへ引き寄せる。

## さらに効く

さらに肘を上げた状態で腕の裏側（二の腕）をつまむ。

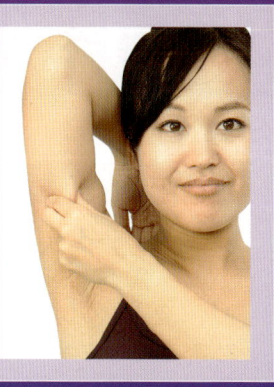

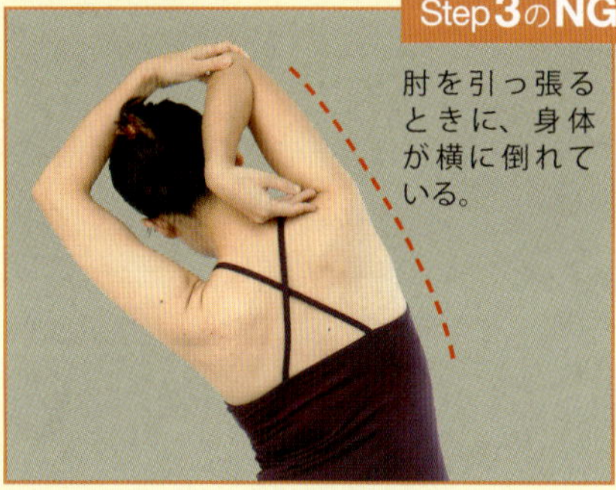

**point**
二の腕の中央をつまむ。

## 基本

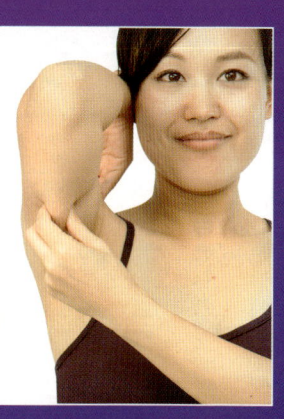

**つまむ**
肘を曲げ、腕の裏側（二の腕）をつまむ。

# massage

肩痛　各筋肉の治療　上腕三頭筋

**Step 3 の NG**
肘を引っ張るときに、身体が横に倒れている。

**EASY**
右肘を曲げ、右肩を触り、頭のほうに引き寄せる。

ココを伸ばす

**Step 3**
背筋を伸ばしたまま、左手で右肘を左側へ引っ張る。

**point**
背筋を伸ばす。

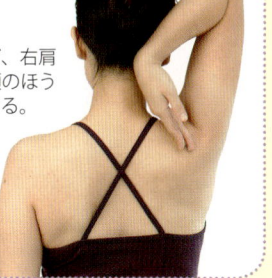

● トレーニングの必要な筋肉 ●
肩関節の屈筋群・外転筋群

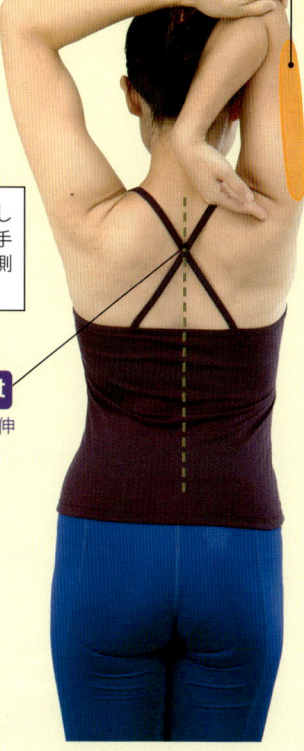

# 肩こりの原因とは 1

## 肩こり

肩こりは日本人の国民病と言われるくらい、多くの方が経験する痛みです。

しかし、肩こりには、頚椎の変化に伴う肩こりなど整形外科疾患に伴う肩こりもあれば、狭心症や膵炎など内科疾患に伴う肩こりなど、その原因はさまざまです（表参照）。そのため、まずは肩こりがどんな原因によって起こっているかを判断しなくてはいけません。

ストレッチやマッサージなどで対処できる肩こりは、筋肉に伴う肩こりが中心です。

筋肉に伴う肩こりであるかどうかを判断する基準は、

❶ 痛みが「重だるい」や「張ったように」などで表現される鈍い痛みである
❷ 痛みの場所が1点では示せない（ある程度の範囲がある）
❸ 肩や首の動きに伴い悪化する

表：肩こりの原因となる疾患

| 領　域 | 考えられる疾患 |
|---|---|
| 整形外科領域 | 頚椎症・頚椎椎間板症・頚椎椎間関節症<br>頚椎椎間板ヘルニア・頚椎後縦靱帯骨化症<br>関節リウマチ・筋筋膜性疼痛症候群　など |
| 内科領域 | 肺疾患（肺腫瘍など）<br>心循環器系疾患（狭心症・心筋梗塞・高血圧・解離性動脈瘤）<br>腹腔内疾患（胆嚢炎・胆石症・膵炎・胃炎）　など |
| 耳鼻咽喉科領域 | 鼻炎・副鼻腔炎　など |
| 眼科領域 | 眼精疲労　など |
| 脳神経外科領域 | 片頭痛・緊張型頭痛・脳血管障害（脳梗塞・脳出血）　など |
| 精神神経科領域 | 心身症・神経症・うつ病　など |
| 歯科領域 | 顎関節症・咬合不全　など |
| その他 | 更年期障害・自律神経失調症　など |

の3点に合致するかです。ピリピリするような肩こりや電気が走るような肩こりは頚椎椎間板ヘルニアに代表される神経性の肩こりである可能性が、また食事の前後で変化するような肩こりは膵臓や胆嚢など消化器系の疾患に伴う肩こりが考えられます。

そこで、右記の3点を満たす場合は筋肉性の肩こりと判断し、痛い場所から肩こりを4つのタイプに分類することで、悪い筋肉を見つけてみましょう。

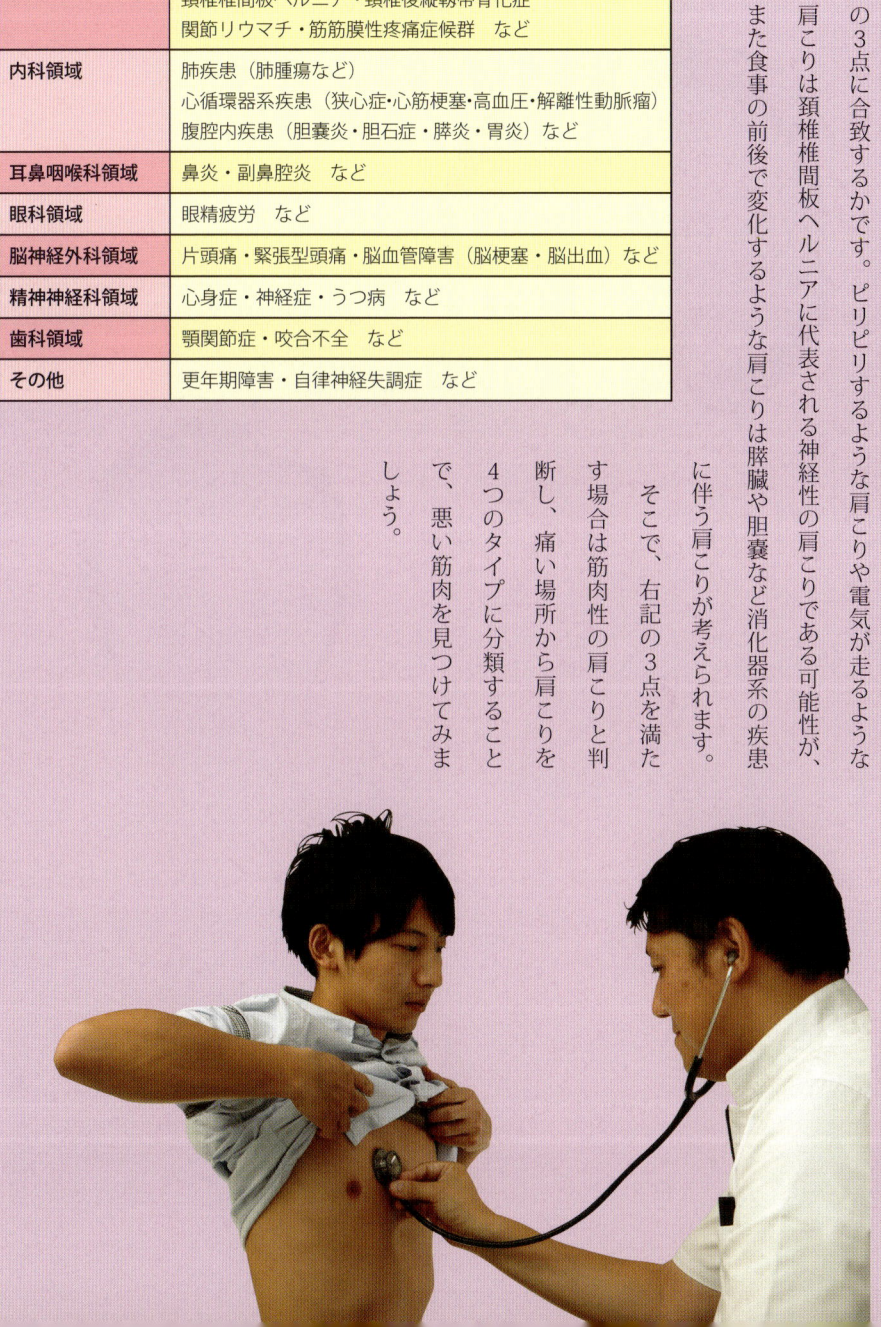

# 肩こりの治療に必要な用語 2

実際の治療の前に、肩こりの治療に必要な用語（ランドマーク）を確認しましょう。

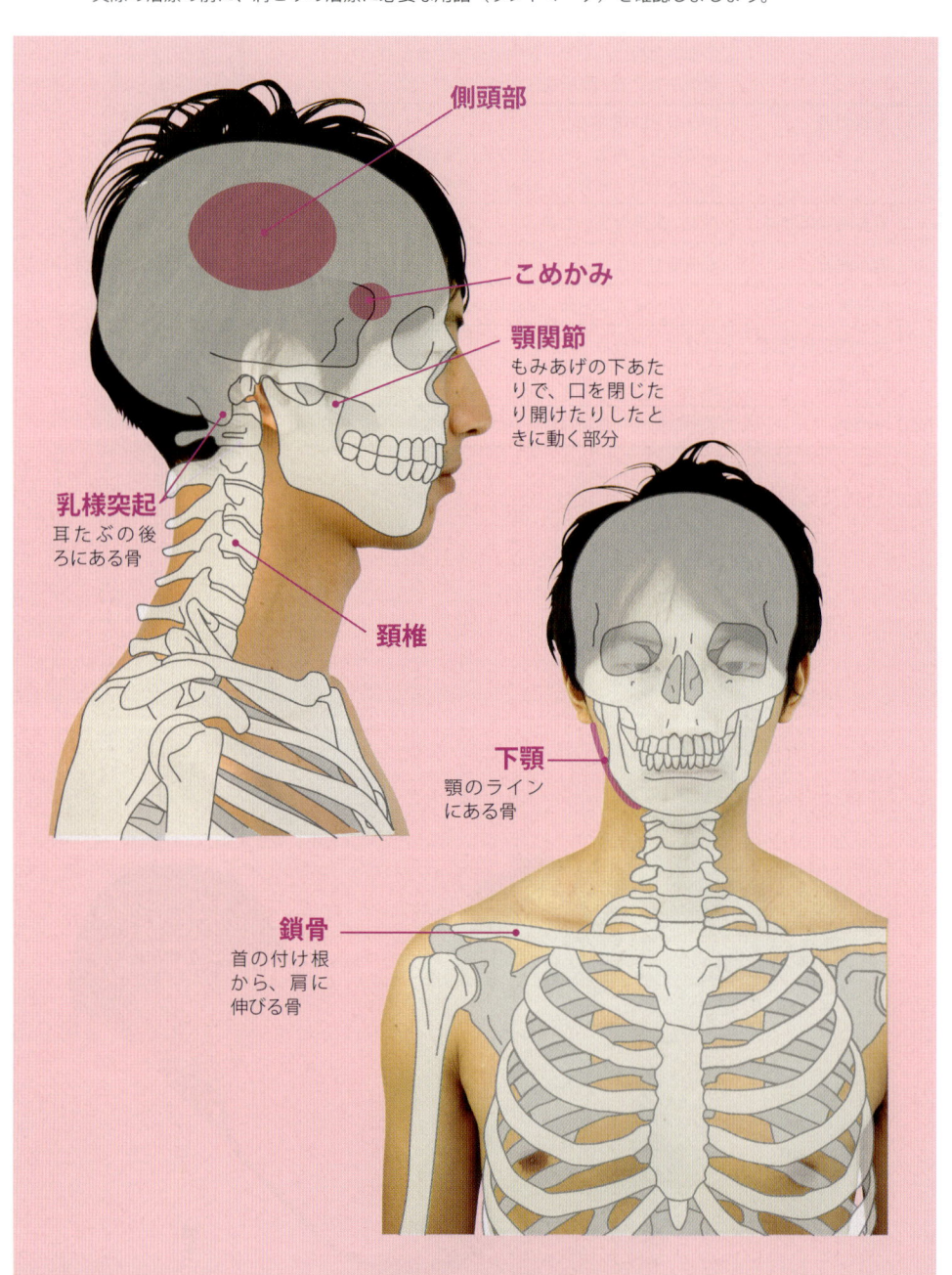

**側頭部**

**こめかみ**

**顎関節**
もみあげの下あたりで、口を閉じたり開けたりしたときに動く部分

**乳様突起**
耳たぶの後ろにある骨

**頚椎**

**下顎**
顎のラインにある骨

**鎖骨**
首の付け根から、肩に伸びる骨

## 肩こりの治療に必要な用語

**乳頭ライン**
乳頭を縦に通るライン

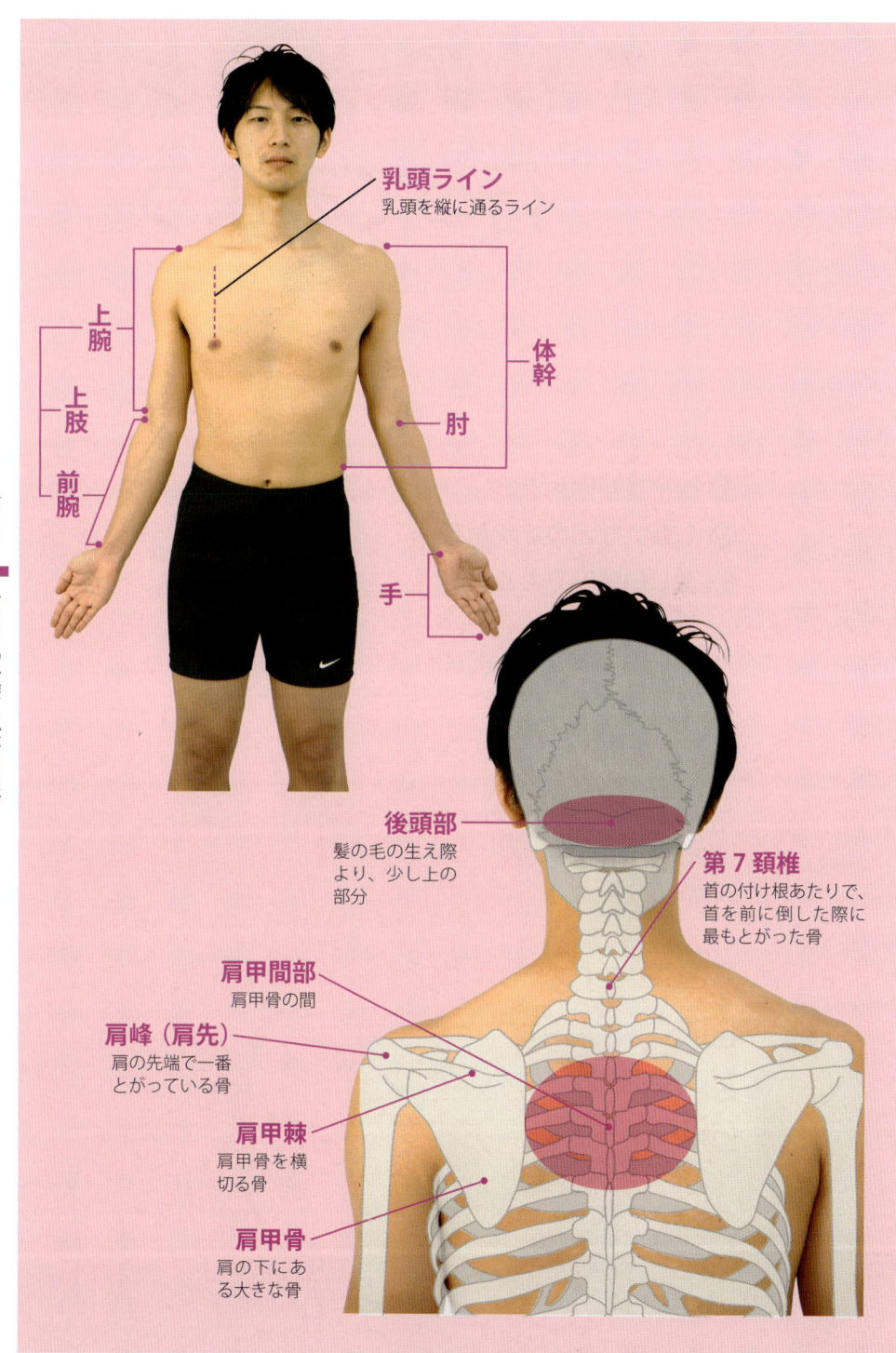

**上腕**
**上肢**
**前腕**

**体幹**

**肘**

**手**

**後頭部**
髪の毛の生え際より、少し上の部分

**第7頸椎**
首の付け根あたりで、首を前に倒した際に最もとがった骨

**肩甲間部**
肩甲骨の間

**肩峰（肩先）**
肩の先端で一番とがっている骨

**肩甲棘**
肩甲骨を横切る骨

**肩甲骨**
肩の下にある大きな骨

# 肩こりの治療を行ってみよう 3

Step **1** ▶ まずは、セルフケアを行っても構わない痛みであるかを確認します。
確認項目は

> ❶ 肩や首が動かない
> ❷ しびれなどの症状がある
> ❸ 激しい痛みである

の3点です。上記の3つに当てはまる場合は、筋肉の痛みではない可能性があるので、念のため病院で検査を受けましょう。

---

Step **2** ▶ 次に、痛みがある部位を確認しましょう。
痛みの部位は

**A** 首こりタイプ (P176)
**B** 肩こりタイプ (P177)
**C** 肩甲間部タイプ (P178)
**D** 頭痛タイプ (P179)
　（肩こり＋頭痛）

の4タイプです。

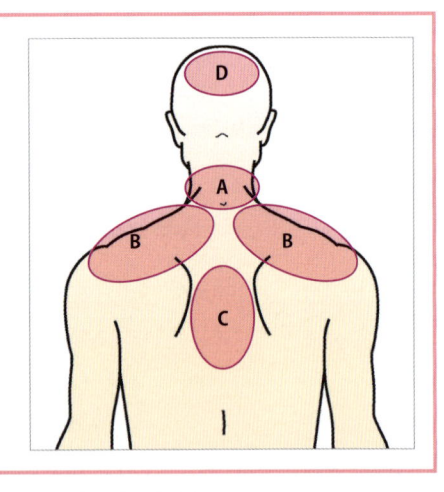

**Step 3** ▶ 痛みがある部位と関連のある筋肉を動かして（P176〜179）、どの筋肉が原因かを特定しましょう。

首を横に倒したときに痛みが起こる

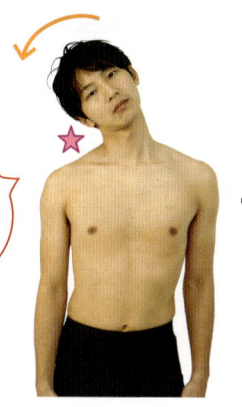

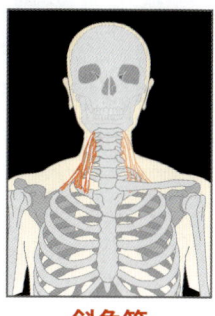

→ **斜角筋** に問題があります。

肩こり｜肩こりの治療を行ってみよう

**Step 4** ▶ 原因となる筋肉が決まったら、それぞれの筋肉をストレッチまたはマッサージしましょう（P182〜）。なお、痛みの部位が多い場合や、予防的に治療を行う場合には、まずは肩こりの基本治療を行いましょう（P180〜181）。

stretch

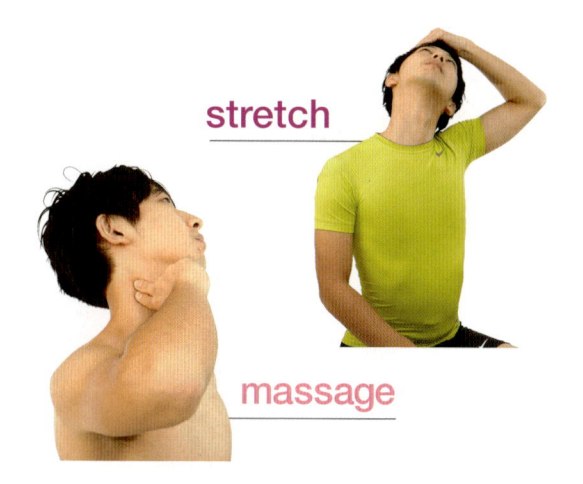

massage

**Step 5** ▶ もう一度、Step3で痛みがあった筋肉を動かし、痛みが変化しているかを確認しましょう。痛みが少しでも変化していれば、定期的に治療を続けていきましょう。

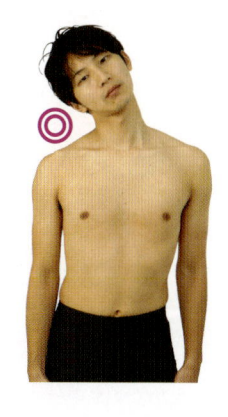

→ **筋肉の確定**

## A 首こりタイプ

首に痛み（こり）があるタイプの方は、

❶ 板状筋 ❷ 後頭下筋 ❸ 上部僧帽筋 ❹ 肩甲挙筋

のいずれかに問題があります。❶〜❹のどの筋肉に問題があるのかを、4つの動きから判断しましょう。

★：収縮している筋肉の場所

□ **a.** 首を後ろに傾けたときに（上を向く姿勢で）痛みが起こる

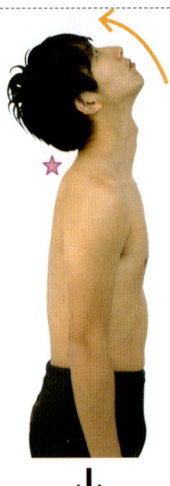

↓

板状筋 (P188)
後頭下筋 (P196)

□ **b.** 肩をすくめた（上げた）ときに痛みが起こる

↓

上部僧帽筋 (P190)
肩甲挙筋 (P194)

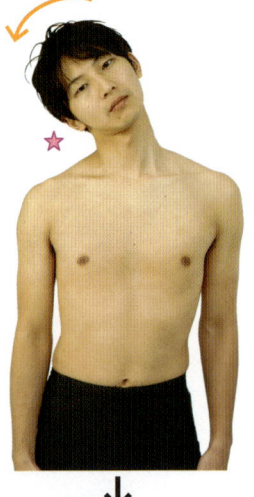

□ **c.** 首を横に倒したときに痛みが起こる

↓

板状筋 (P188)
後頭下筋 (P196)

□ **d.** 首を右に回したときに痛みが起こる

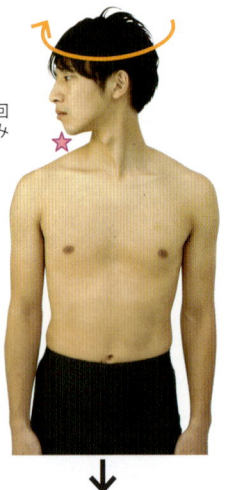

↓

板状筋 (P188)
後頭下筋 (P196)

## B 肩こりタイプ

肩こりタイプの方は、★：収縮している筋肉の場所

❶ 上部僧帽筋 ❷ 肩甲挙筋 ❸ 斜角筋 ❹ 棘上筋

のいずれかに問題があります。❶〜❹のどの筋肉に問題があるのかを、3つの動きから判断しましょう。

□ **a.** 肩をすくめた（上げた）ときに痛みが起こる

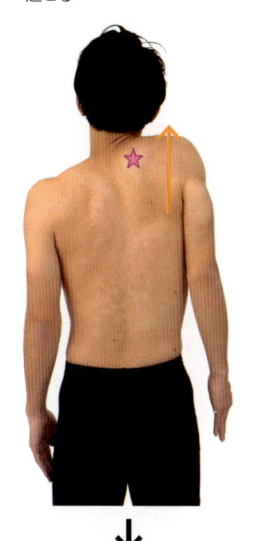

↓

**上部僧帽筋** (P190)
**肩甲挙筋** (P194)

□ **b.** 首を横に倒したときに痛みが起こる

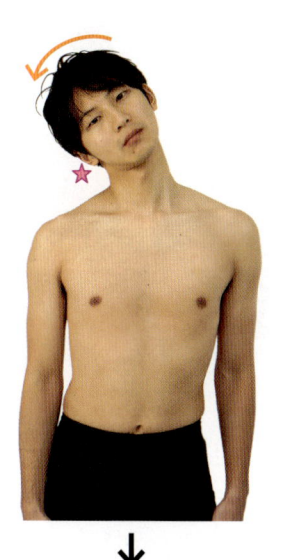

↓

**斜角筋** (P186)

□ **c.** 腕を外側に動かしたときに痛みが起こる

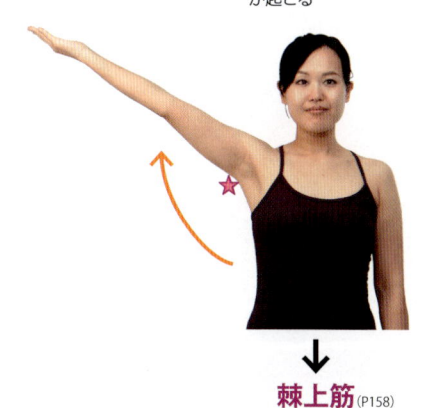

↓

**棘上筋** (P158)

肩こり｜肩こりの治療を行ってみよう

## C 肩甲間部タイプ

肩甲間部に痛み（こり）があるタイプの方は、　★：収縮している筋肉の場所

❶斜角筋 ❷中部・下部僧帽筋 ❸肩甲挙筋 ❹菱形筋 ❺棘下筋 ❻広背筋

のいずれかに問題があります。❶〜❻のどの筋肉に問題があるのかを、10の動きから判断しましょう。

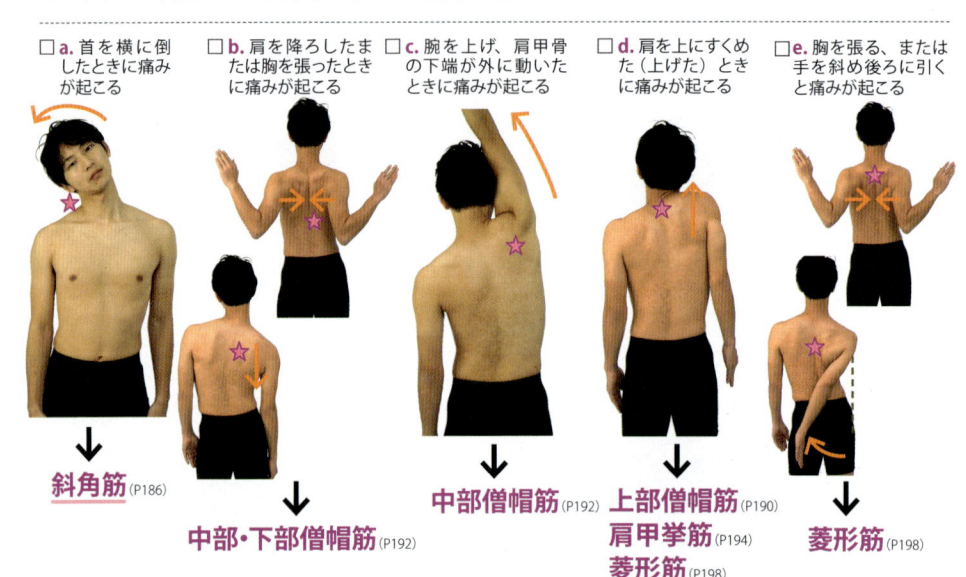

□**a.** 首を横に倒したときに痛みが起こる
→ 斜角筋 (P186)

□**b.** 肩を降ろしたまたは胸を張ったときに痛みが起こる
→ 中部・下部僧帽筋 (P192)

□**c.** 腕を上げ、肩甲骨の下端が外に動いたときに痛みが起こる
→ 中部僧帽筋 (P192)

□**d.** 肩を上にすくめた（上げた）ときに痛みが起こる
→ 上部僧帽筋 (P190)
　肩甲挙筋 (P194)
　菱形筋 (P198)

□**e.** 胸を張る、または手を斜め後ろに引くと痛みが起こる
→ 菱形筋 (P198)

□**f.** 肩・肘を90度に上げた状態で、腕を上に動かしたときに痛みが起こる
→ 棘下筋 (P160)

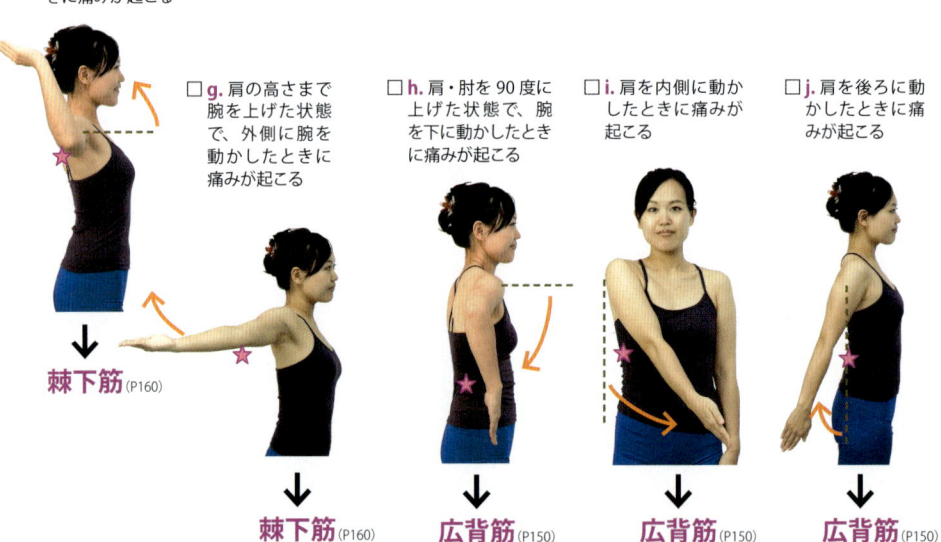

□**g.** 肩の高さまで腕を上げた状態で、外側に腕を動かしたときに痛みが起こる
→ 棘下筋 (P160)

□**h.** 肩・肘を90度に上げた状態で、腕を下に動かしたときに痛みが起こる
→ 広背筋 (P150)

□**i.** 肩を内側に動かしたときに痛みが起こる
→ 広背筋 (P150)

□**j.** 肩を後ろに動かしたときに痛みが起こる
→ 広背筋 (P150)

## D 頭痛タイプ

肩こりにプラスして頭の痛みがあるタイプの方は、　★：収縮している筋肉の場所
❶胸鎖乳突筋（前頭部）❷板状筋（頭頂）❸後頭下筋（側頭部）　（　）：頭痛の部位
❹上部僧帽筋（側頭部）❺側頭筋（側頭部）❻咬筋（側頭部）のいずれかに問題があります。

❶〜❻のどの筋肉に問題があるのかを、5つの動きから判断しましょう。

□ a. 首を前に傾けた（うなずいた）ときに痛みが起こる

□ b. 首を横に倒したときに痛みが起こる

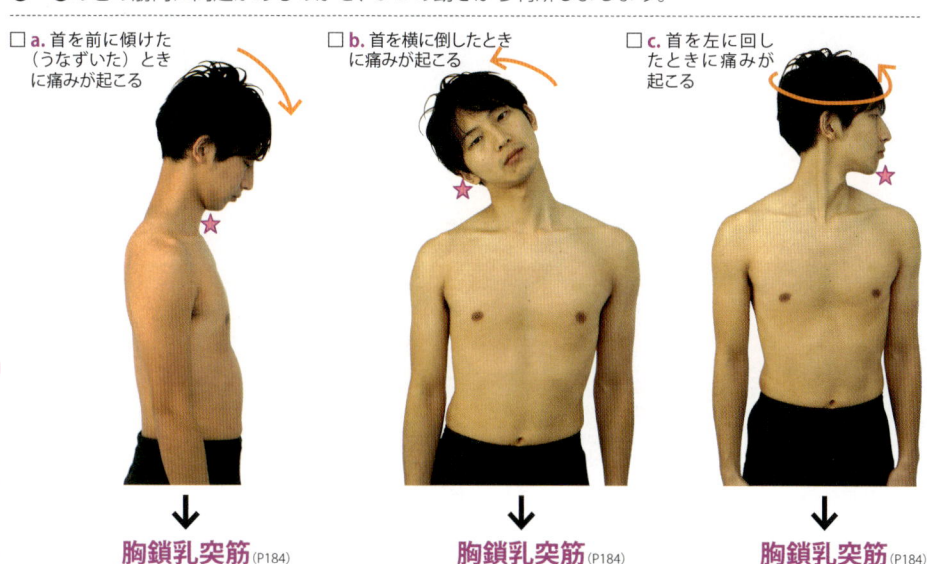

□ c. 首を左に回したときに痛みが起こる

↓　↓　↓
**胸鎖乳突筋**(P184)　**胸鎖乳突筋**(P184)　**胸鎖乳突筋**(P184)

□ d. 首を後ろに傾けたときに（上を向く姿勢で）痛みが起こる

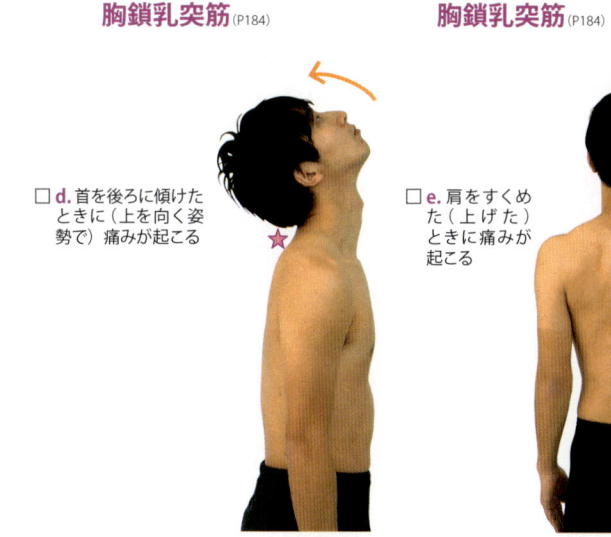

□ e. 肩をすくめた（上げた）ときに痛みが起こる

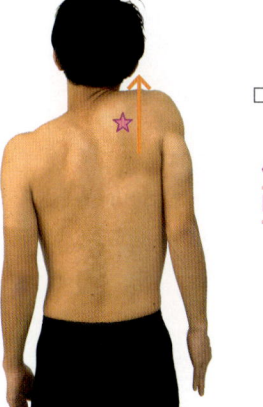

□ f. その他

↓
**側頭筋**(P200)
**咬筋**(P202)

↓　↓
**板状筋**(P188)　**上部僧帽筋**(P190)
**後頭下筋**(P196)

肩こり　肩こりの治療を行ってみよう

# 肩こりの基本治療 4

痛みの部位が多い場合や、予防的に治療を行いたい場合は、肩こりを起こす筋肉の中でも特に問題になりやすい4つの筋肉を治療してみましょう。なお、筋肉の詳細は、各ページを参照してください。図注：赤は痛みを感じる部位

## 上部僧帽筋

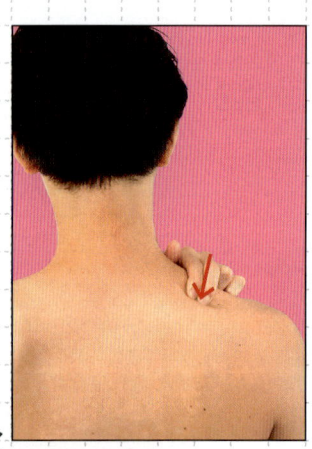

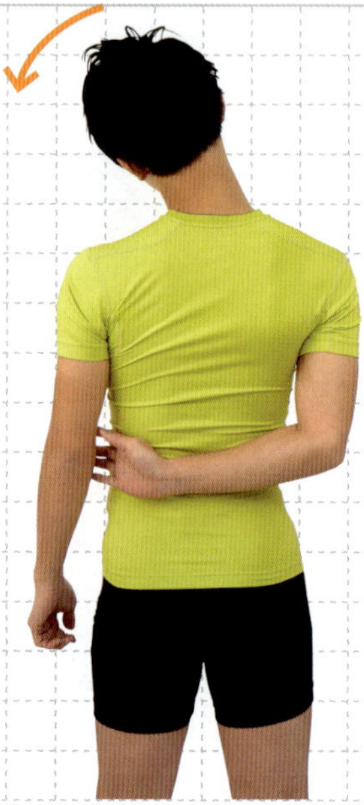

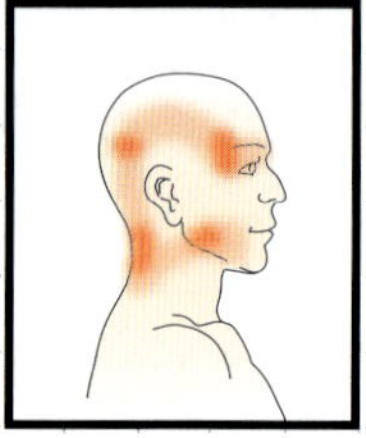

**massage**
首の付け根と肩先の中間点を圧迫する。

**stretch**
右手を背中に回した状態で、首を左側に倒す。

## 板状筋

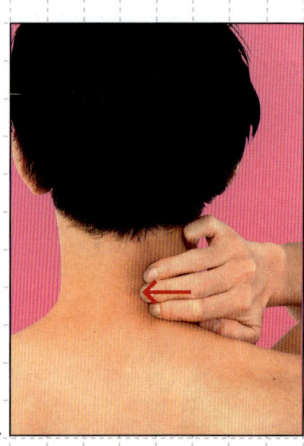

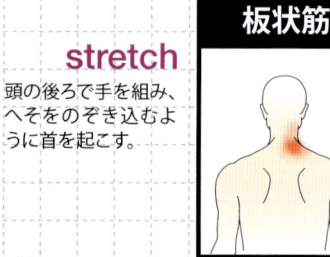

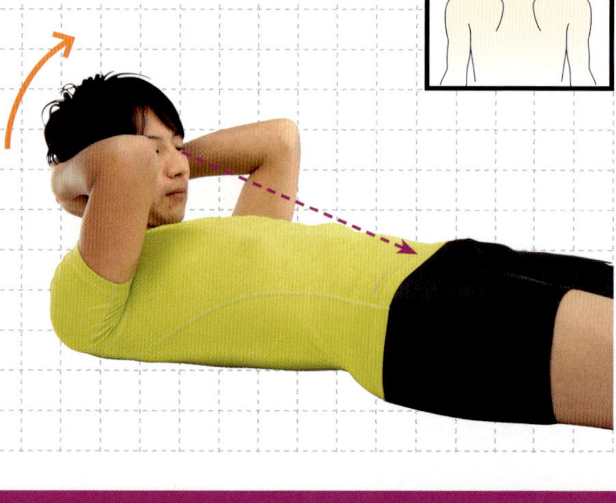

**stretch**
頭の後ろで手を組み、へそをのぞき込むように首を起こす。

**massage**
首の中央あたりを圧迫する。

肩こり｜肩こりの基本治療

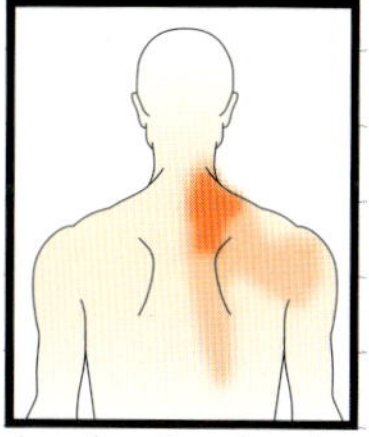

**massage**
肩甲骨の内側上方を圧迫する。

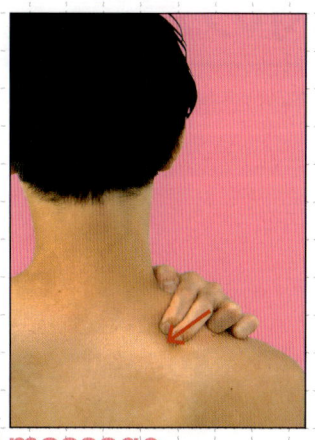

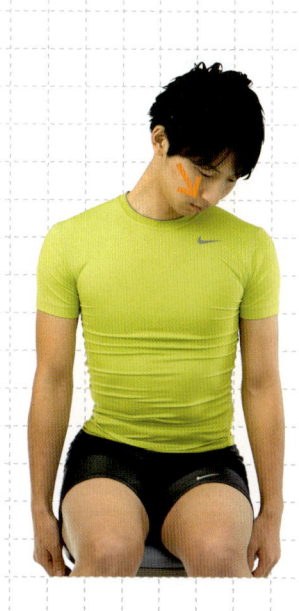

## 肩甲挙筋

**stretch**
首を左斜め下に倒す。

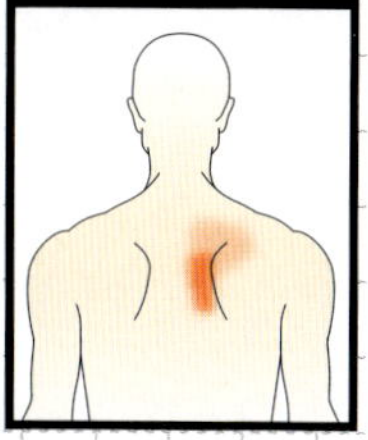

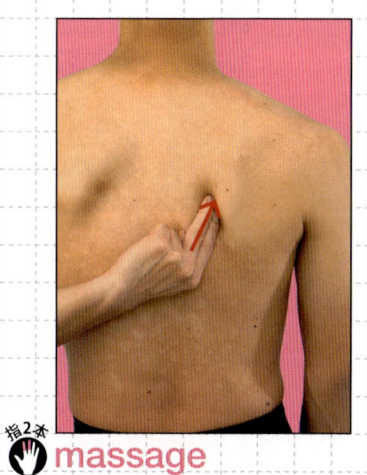

**massage**
肩甲骨の内側（肩甲間部）を圧迫する。
背中に手が回らない場合は、ボールを使ったマッサージ（P205）を参照。

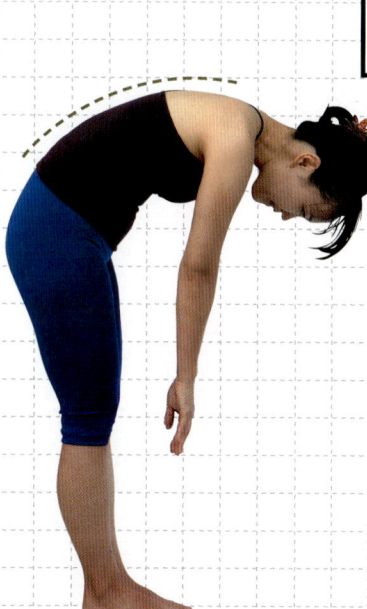

## 菱形筋

**stretch**
上半身の力を抜き、腕の重さにまかせて背中を丸める。

## 各筋肉の治療 5

肩こりの原因になりやすい代表的な筋肉です。3の「肩こりの治療を行ってみよう」(P174〜179) を確認して原因となる筋肉をストレッチやマッサージしてみましょう。

- 胸鎖乳突筋
- 斜角筋
- 板状筋
- 上部僧帽筋
- 中部・下部僧帽筋

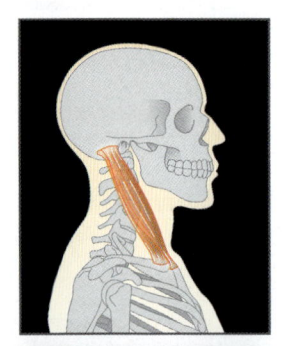

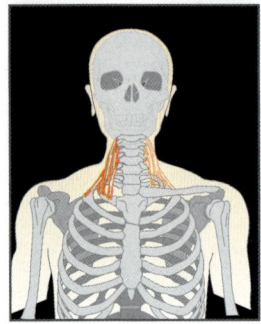

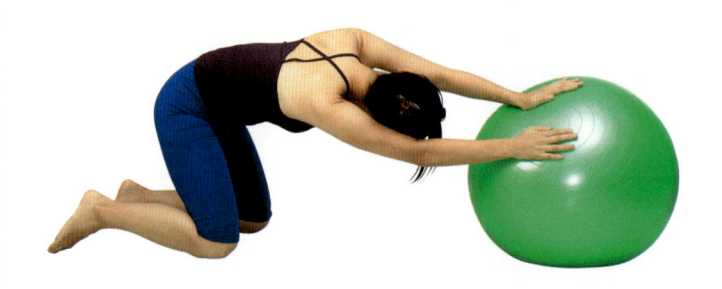

肩こり

各筋肉の治療

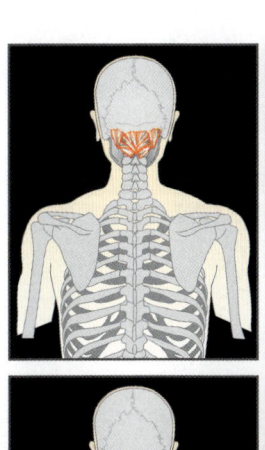

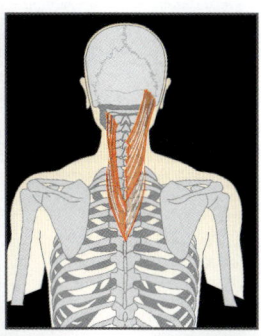

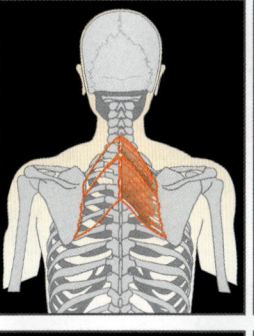

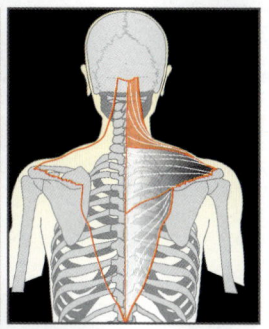

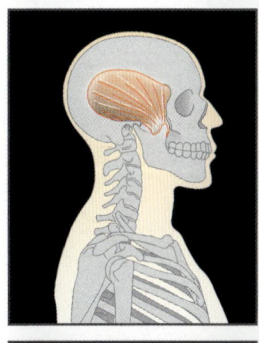

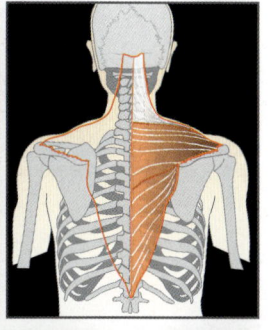

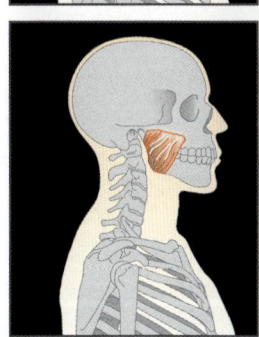

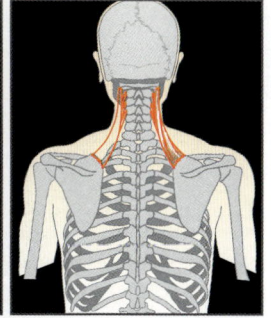

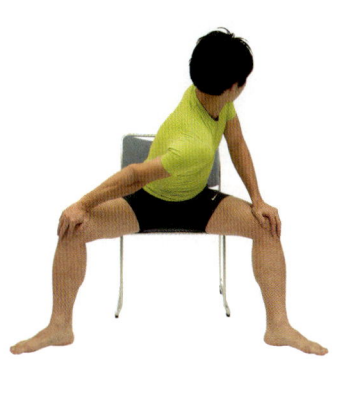

- 肩甲挙筋
- 後頭下筋
- 菱形筋
- 側頭筋
- 咬筋

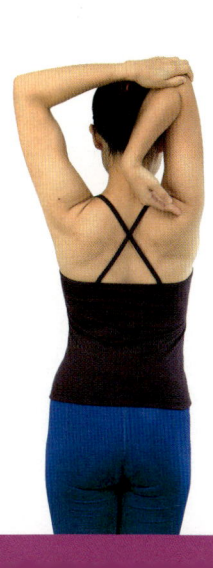

183

# 胸鎖乳突筋

## 筋肉の基礎情報

### ●位置
頭部を支える筋肉で、首の側部に存在する。

### ●働き
・枕から頭を上げるような動作
・首を回し反対側をみるような動作
・首を横に倒す動作

### ●疑うポイント
・円背である
・肩こりと共に耳鳴りやめまいがある
・肩こりと共に頭痛がある
・寝違いやむち打ち症である
・顔面神経痛がある

### ●日常生活でのアドバイス
・枕の高さを調整する
・テレビを見る姿勢を改善する
・デスクワークの姿勢を改善する

### ●関連して問題が起こる筋肉
・後頭下筋　・板状筋　・僧帽筋
・咬筋　　　・側頭筋

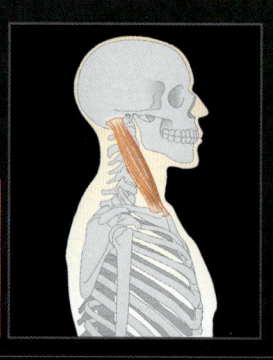

### 痛みパターン
・前頭部
・頭頂部
・耳部
・顎部

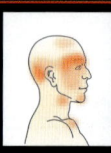

## stretch

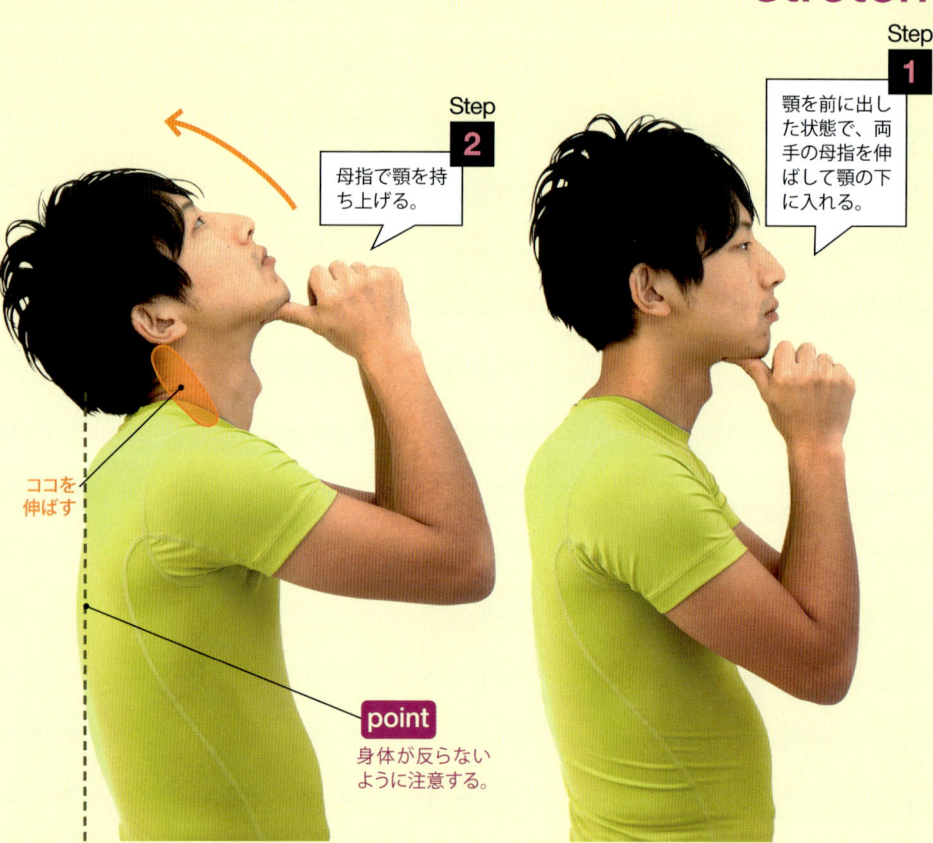

### Step 1
顎を前に出した状態で、両手の母指を伸ばして顎の下に入れる。

### Step 2
母指で顎を持ち上げる。

**ココを伸ばす**

**point**
身体が反らないように注意する。

| さらに効く | 基本 |
|---|---|
| 左斜め上を向いた状態で圧迫する。 | つまむ: 首を前に出したときに浮き出る筋肉をつまむ。 |

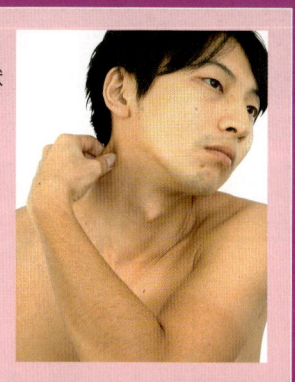

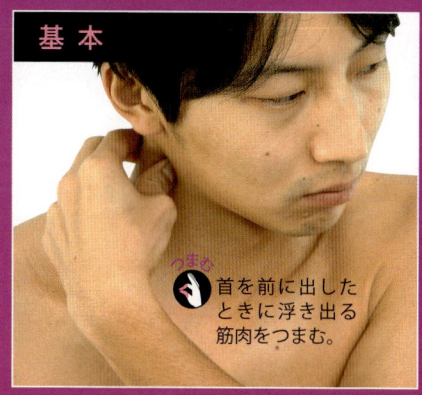

## massage

肩こり

各筋肉の治療　胸鎖乳突筋

**point**
目線は上を向くようにする。

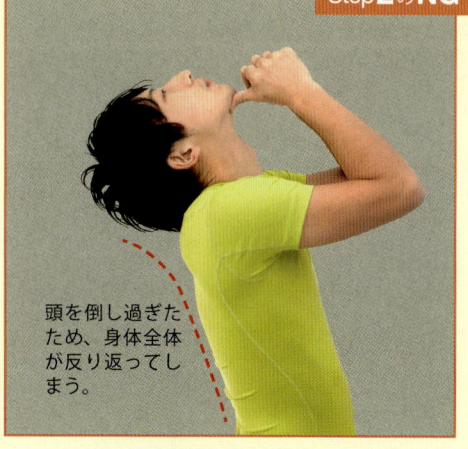

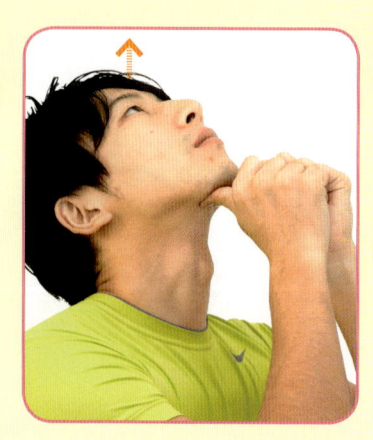

**Step2のNG**
頭を倒し過ぎたため、身体全体が反り返ってしまう。

● トレーニングの必要な筋肉 ●
頭頸部の伸筋群・側屈筋群（反対側）・回旋筋群

# 斜角筋

## 筋肉の基礎情報

**● 位置**
頚部から肋骨にかけて走行している筋肉で、首の前側面に存在する。

**● 働き**
・うなずく動作
（両方が同時に働いた場合）
・首を横に倒す動作

**● 疑うポイント**
・むち打ち症である
・寝違えている
・喘息など呼吸疾患がある
・胸郭出口症候群（斜角筋症候群）である

**● 日常生活でのアドバイス**
・首のカーブにあった枕を使用する
・ショルダーバックではなくリュックサックを使用する

**● 関連して問題が起こる筋肉**
・広背筋　・菱形筋

**痛みパターン**
・胸部
・肩甲間部
・肩前面
・肩後面
・腕全体

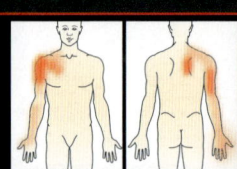

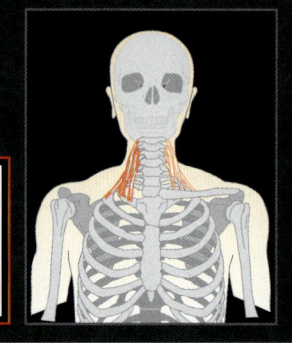

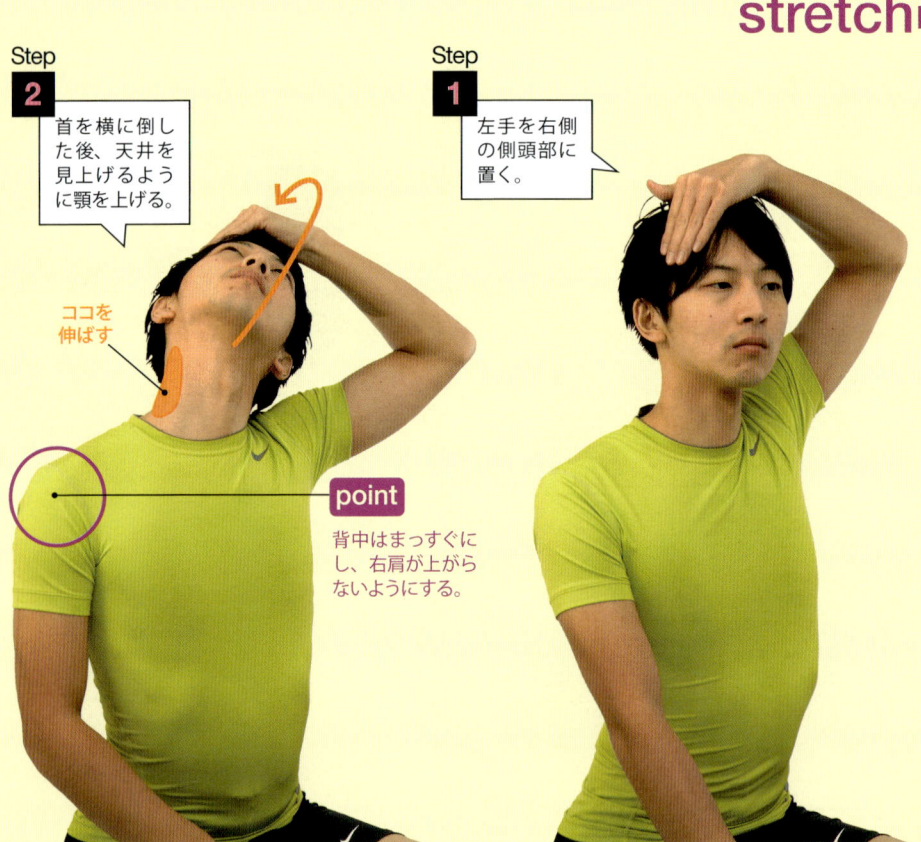

## stretch

**Step 1**
左手を右側の側頭部に置く。

**Step 2**
首を横に倒した後、天井を見上げるように顎を上げる。

ココを伸ばす

**point**
背中はまっすぐにし、右肩が上がらないようにする。

186

### さらに効く

首を横に倒した後、天井を見上げるように顎を上げた状態で圧迫する。

**point**
首を横に倒すとき、右肩が上がらないように注意する。

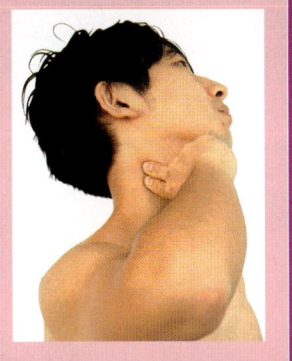

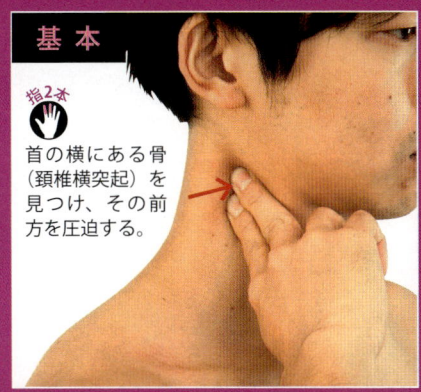

### 基本

指2本

首の横にある骨（頚椎横突起）を見つけ、その前方を圧迫する。

## massage

肩こり

各筋肉の治療　斜角筋

**Step 2 の NG**
頭を倒し過ぎている。

**EASY**
首を横に倒した後、天井を見上げるように顎を上げる。

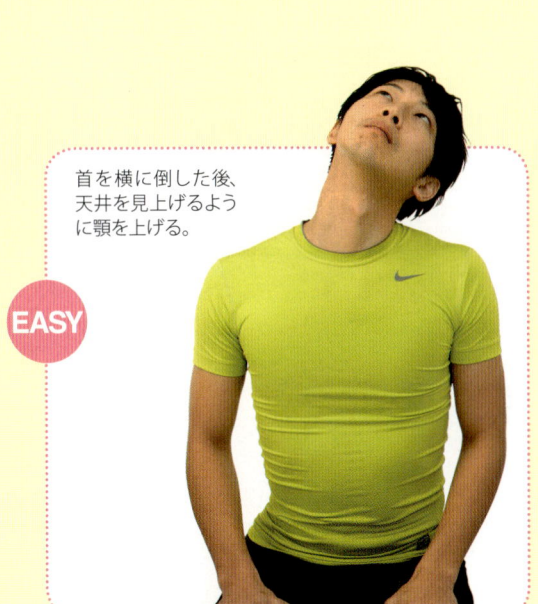

● トレーニングの必要な筋肉 ●
頭頚部の側屈筋群（反対側）

# 板状筋

## 筋肉の基礎情報

**●位置**
後頭部にある大きな筋肉で、頚椎から後頭部にかけて走行している。

**●働き**
・頭を後ろに倒す動作
・頭を横に倒す動作
・左右を見る動作

**●疑うポイント**
・パソコンをよく使う
・頭痛、頚部痛、眼痛、嚥下痛などがある

**●日常生活でのアドバイス**
・猫背になっていないか姿勢を確認する
・眼鏡が合っているか確認する
・長時間のデスクワークを避ける

**●関連して問題が起こる筋肉**
・僧帽筋　・胸鎖乳突筋　・肩甲挙筋
・咬筋　　・側頭筋　　　・後頭下筋

**痛みパターン**
・側頭部
・頭頂部
・首（後面）
・肩甲間部

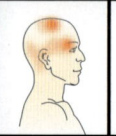

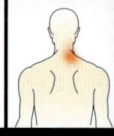

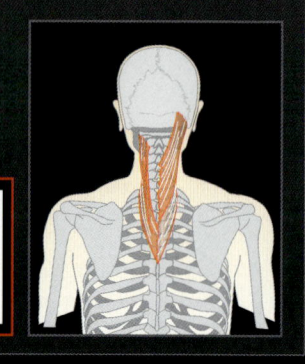

## stretch

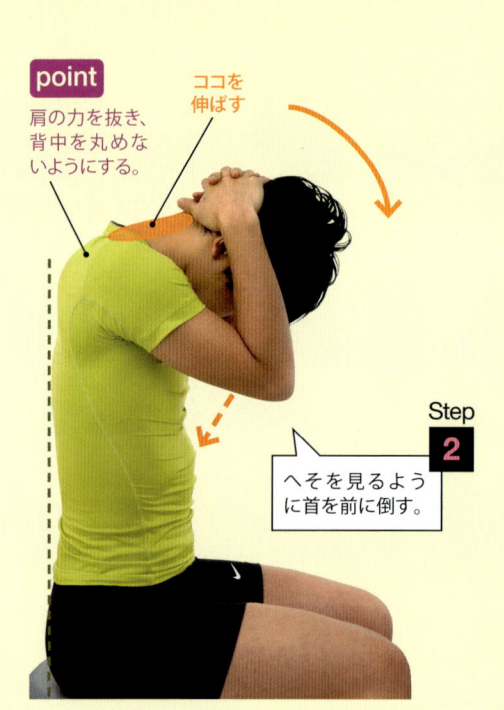

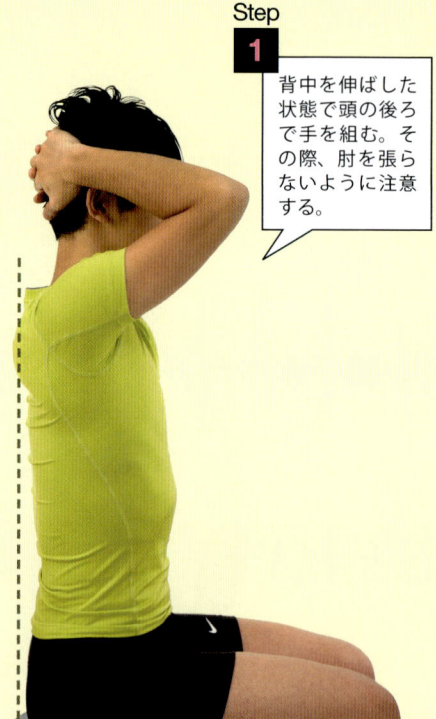

**Step 1**
背中を伸ばした状態で頭の後ろで手を組む。その際、肘を張らないように注意する。

**Step 2**
へそを見るように首を前に倒す。

**point**
肩の力を抜き、背中を丸めないようにする。

ココを伸ばす

| さらに効く | 基本 |
|---|---|
| 首を前に倒した状態で圧迫する。 | 首の中央あたりを圧迫する。 |

**point**
へそを軽くのぞき込むようなイメージで首を前に倒す。

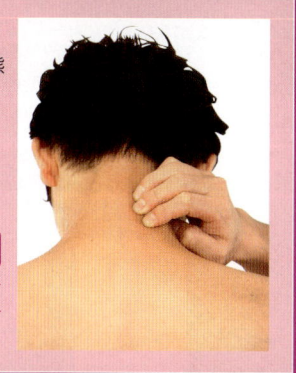

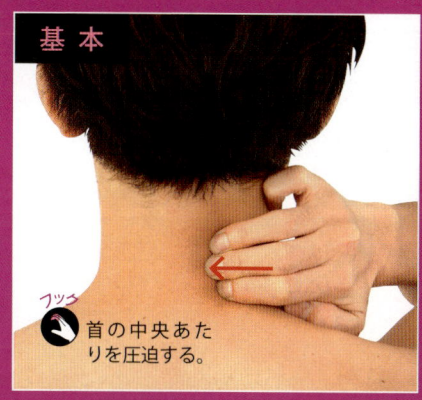

フック

## massage

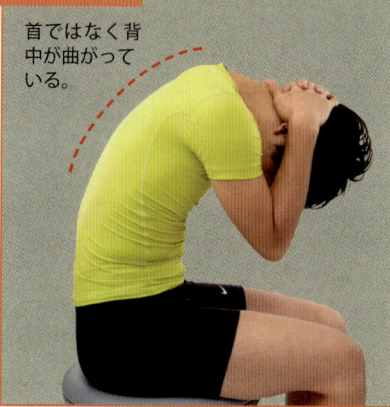

肩こり

**各筋肉の治療　板状筋**

**Step2のNG**
首ではなく背中が曲がっている。

**EASY**
頭の後ろに手を組み、へそをのぞき込むように首を起こす。

● トレーニングの必要な筋肉 ●
頭頸部の屈筋群・側屈筋群（反対側）・回旋筋群

# 上部僧帽筋

## 筋肉の基礎情報

● 位置
首から肩・背中にかけて存在する大きな筋肉で、特に上部僧帽筋は首から肩に存在する。

● 働き
・肩に荷物を乗せたときに、肩が下がるのを防ぐ動作

● 疑うポイント
・猫背・なで肩である
・斜視である
・顎関節症である
・頭痛や頚部痛がある

● 日常生活でのアドバイス
・猫背になっていないか姿勢を確認する
・ストレスをためない
・ブラジャーの肩ひもを調整する
・肩に重い荷物をかけない

● 関連して問題が起こる筋肉
・肩甲挙筋 ・胸鎖乳突筋 ・咬筋 ・側頭筋
・後頭下筋 ・脊柱起立筋

痛みパターン
・首（側方）
・こめかみから耳のあたり
・顎

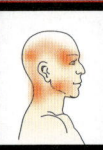

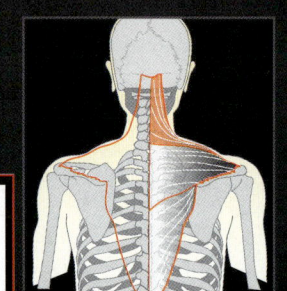

## stretch

**Step 1**
背中を伸ばした状態で、右側の側頭部に左手を置く。

**Step 2**
左手で頭を左側に倒す。その際、右肩が上がらないように注意する。

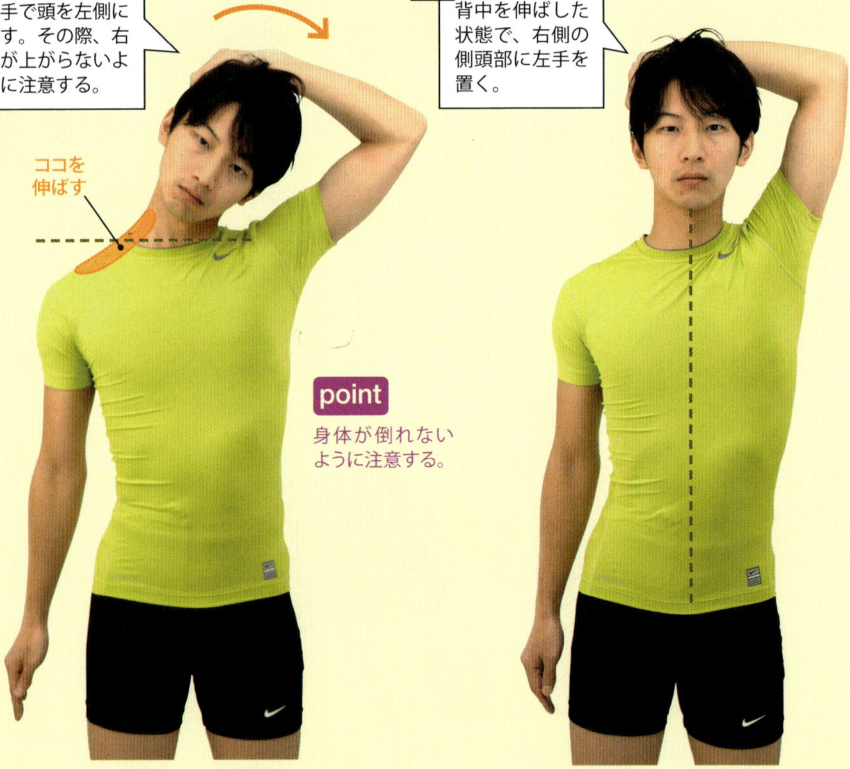

ココを伸ばす

point
身体が倒れないように注意する。

| さらに効く | 基本 |
|---|---|

左に首を倒した状態で圧迫する。

首の付け根と肩先（肩峰）の中間点を圧迫する。

**point**
首を左に倒すときは、身体から倒れないように注意する。

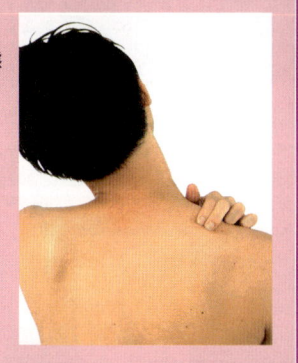

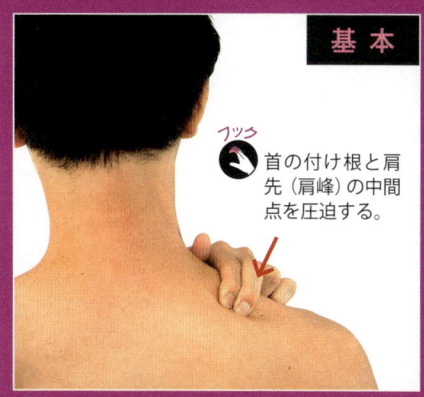

## massage

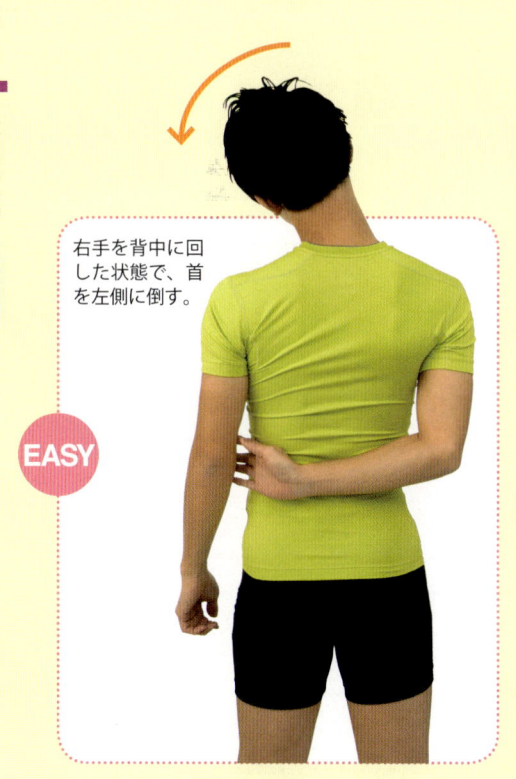

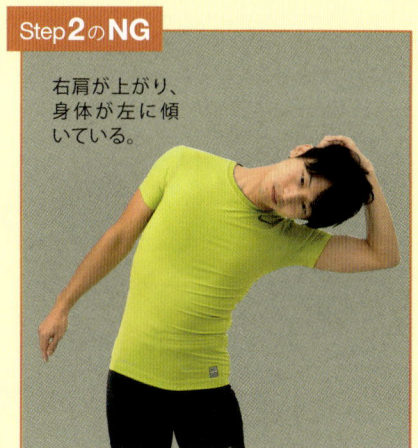

肩こり
各筋肉の治療　上部僧帽筋

右手を背中に回した状態で、首を左側に倒す。

**EASY**

**Step2のNG**
右肩が上がり、身体が左に傾いている。

●トレーニングの必要な筋肉●
上肢帯の引き下げ筋群

# 中部・下部僧帽筋

## 筋肉の基礎情報

**●位置**
肩から背中にかけて存在する筋肉で、背部の中央に存在する。

**●働き**
- 胸を張るような動作
- 手を使ってイスから立ち上がる動作
- 高いところの窓を拭く動作

**●疑うポイント**
- 猫背である
- 常に頭上で作業を行っている

**●日常生活でのアドバイス**
- 猫背を改善する
- ブラジャーの締め付けを調整する
- リュックサックなど重たい荷物を背中に背負わないようにする

**●関連して問題が起こる筋肉**
- 後頭下筋
- 肩甲挙筋
- 胸鎖乳突筋
- 咬筋
- 側頭筋
- 脊椎起立筋

**痛みパターン**
- 首（後面）
- 肩甲間部
- 肩後面

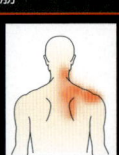

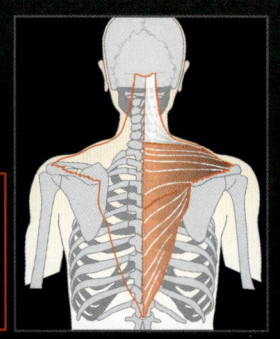

## stretch

**Step 1**
足を開き、背筋を伸ばして座った状態で、肘を伸ばして両手を両膝の上に置く。

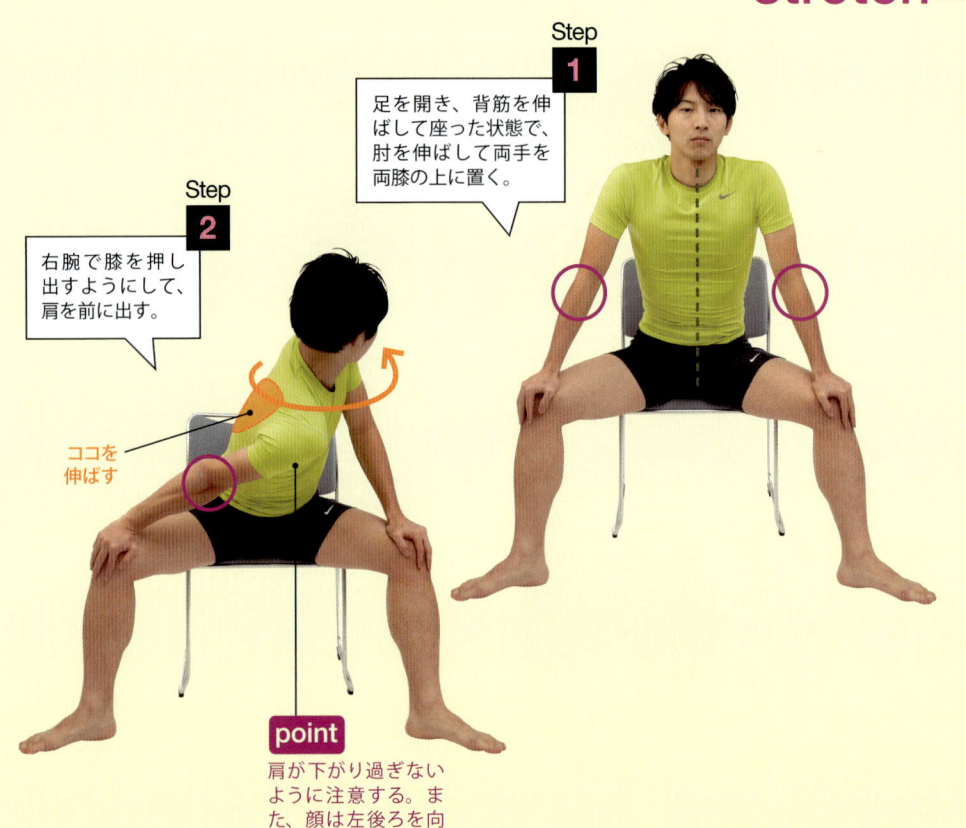

**Step 2**
右腕で膝を押し出すようにして、肩を前に出す。

ココを伸ばす

**point**
肩が下がり過ぎないように注意する。また、顔は左後ろを向くようにする。

## さらに効く

背中を丸めた状態で、肩甲骨の内側（肩甲間部）を圧迫する。

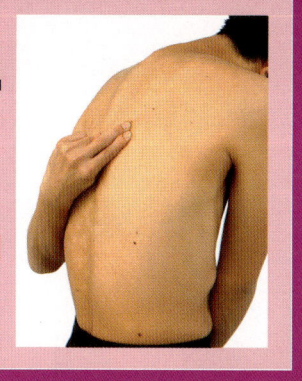

**point**
背中を丸めるときに、腰から曲げないように注意する。

## 基本

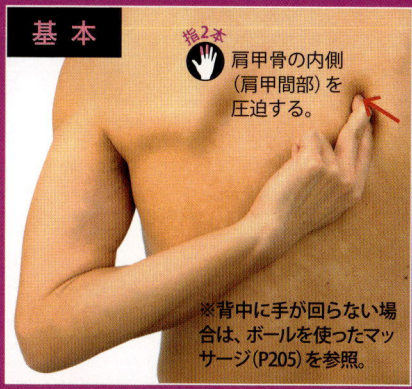

指2本
肩甲骨の内側（肩甲間部）を圧迫する。

※背中に手が回らない場合は、ボールを使ったマッサージ（P205）を参照。

## ■massage

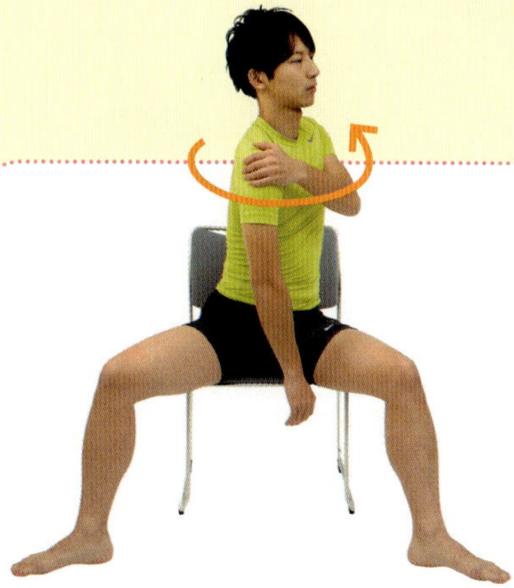

肩こり　各筋肉の治療　中部・下部僧帽筋

**EASY**
足を開き、背筋を伸ばして座った状態で肩を前に出し、左手で右肩を引っ張る。

**Step2のNG**
肘が曲がっている。

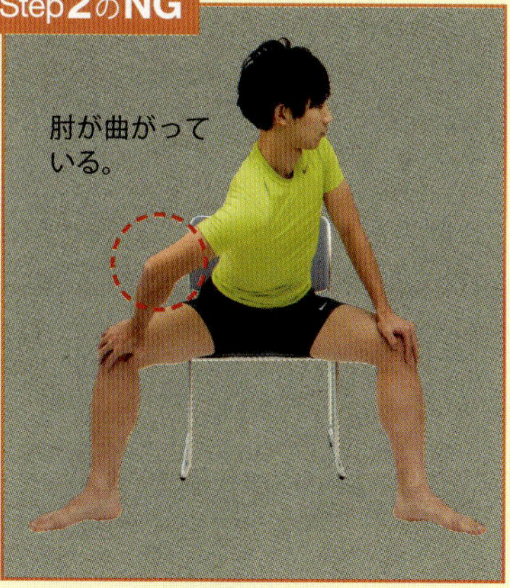

● トレーニングの必要な筋肉 ●
上肢帯の挙上筋群・外転筋群・下方回旋筋群

# 肩甲挙筋

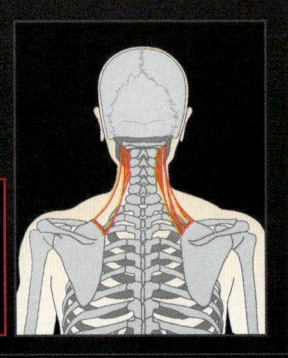

## 筋肉の基礎情報

●位置
頚部から肩甲骨の上部にかけて走行している筋肉で、首の後面に存在する。

●働き
・肩をすくめる（上げる）動作
・反対側の殿部を触るように手を後ろに回す動作
・頭部を横に倒す（首をかしげる）動作

●疑うポイント
・なで肩である
・重い荷物を常に肩からかけている
・頚部に痛みがある

●日常生活でのアドバイス
・重い荷物を肩にかけることを避ける
・耳と肩の間に受話器（携帯電話）をはさんで会話することを避ける

●関連して問題が起こる筋肉
・僧帽筋　・板状筋　・脊柱起立筋
・菱形筋

痛みパターン
・肩甲間部
・肩後面

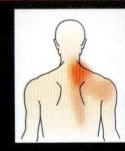

## stretch

**Step 1**
背中を伸ばした状態で、後頭部に左手を置く。なお、右手は左側のわき腹あたりに回す。

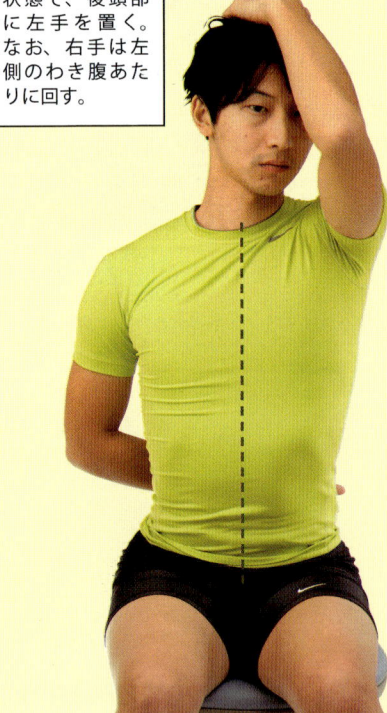

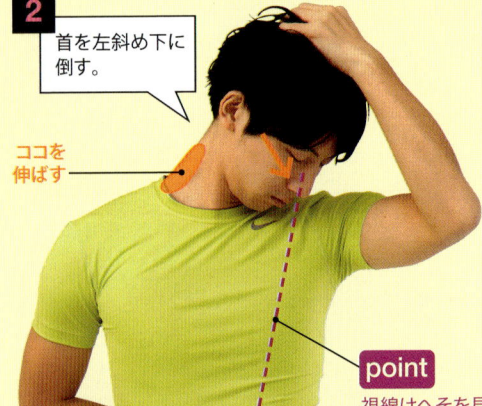

**Step 2**
首を左斜め下に倒す。

ココを伸ばす

**point**
視線はへそを見るイメージで下に向ける。

## さらに効く

首を左斜め下に倒した状態で圧迫する。

**point**
下を向くときに、身体が倒れないように注意する

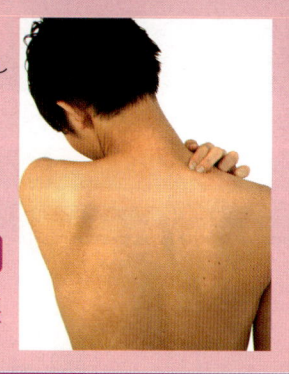

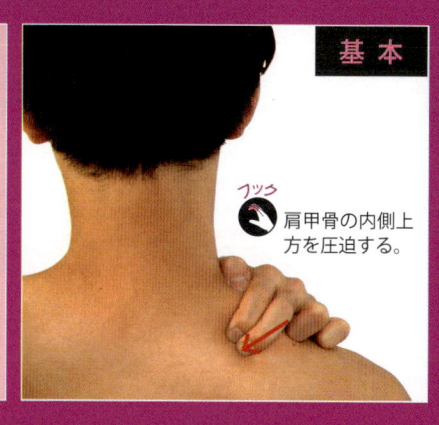

## 基本

フック
肩甲骨の内側上方を圧迫する。

# massage

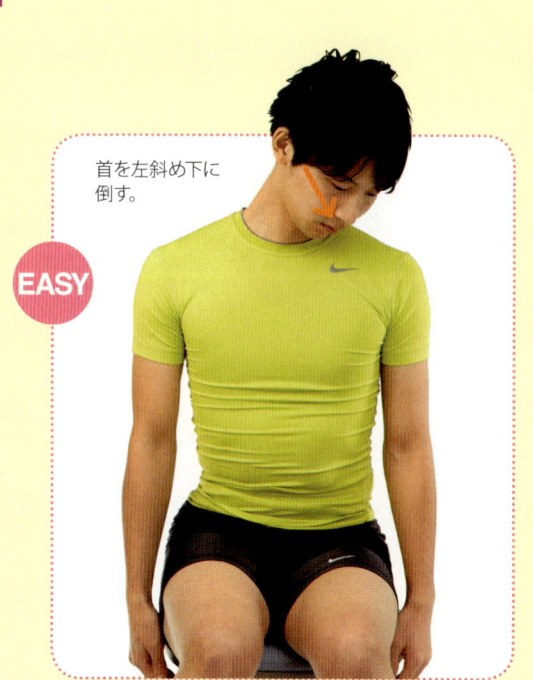

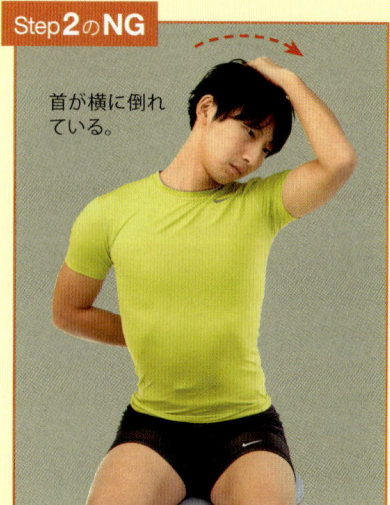

肩こり
各筋肉の治療　肩甲挙筋

**EASY**

首を左斜め下に倒す。

**Step2のNG**

首が横に倒れている。

●トレーニングの必要な筋肉●
**上肢帯の引き下げ筋群**

# 後頭下筋

## 筋肉の基礎情報

●位置
頭蓋骨と首を結ぶ筋肉で、後頭骨周囲に存在する。

●働き
・頭を後ろに倒す動作
・頭を横に倒す動作
・左右を見る動作

●疑うポイント
・パソコンをよく使う
・首のカーブがない
・頭痛、頚部痛がある

●日常生活でのアドバイス
・猫背になっていないか姿勢を確認する
・眼鏡が合っているか確認する
・長時間のデスクワークを避ける

●関連して問題が起こる筋肉
・僧帽筋　・胸鎖乳突筋　・肩甲挙筋
・板状筋　・側頭筋　・棘下筋　・脊椎起立筋

痛みパターン
・側頭部
・後頭部
・首（後面）
・肩甲間部

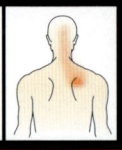

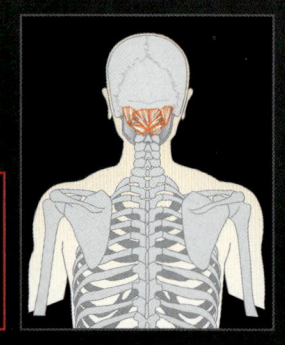

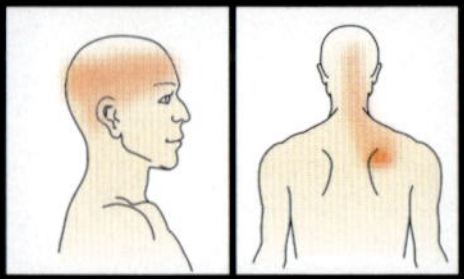

## stretch

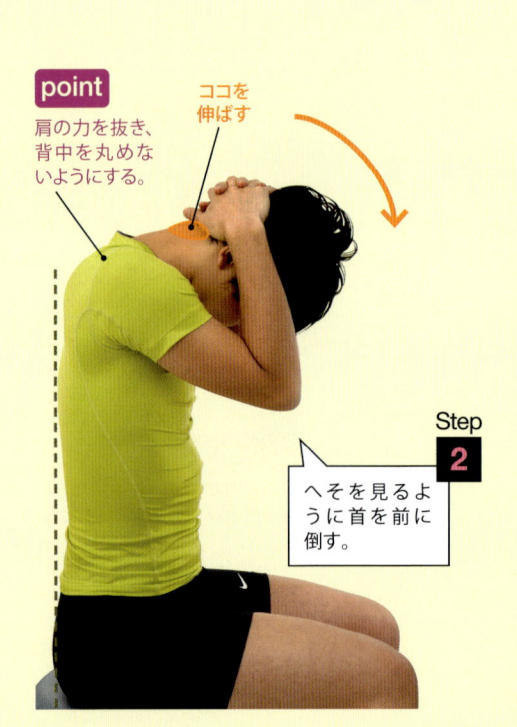

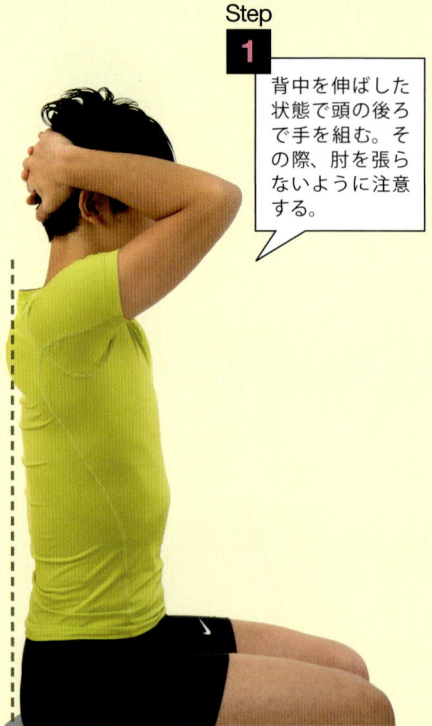

**Step 1**
背中を伸ばした状態で頭の後ろで手を組む。その際、肘を張らないように注意する。

**Step 2**
へそを見るように首を前に倒す。

**point**
肩の力を抜き、背中を丸めないようにする。

ココを伸ばす

| さらに効く | 基本 |
|---|---|
| 首を前に倒した状態で圧迫する。 | **point** 左目に向かって押すイメージ。 / 指1本 後頭部の際を圧迫する。 |

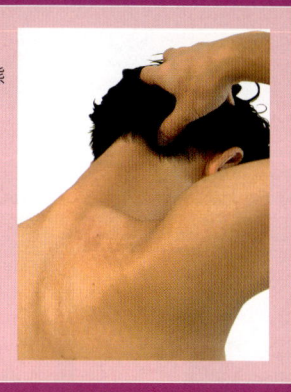

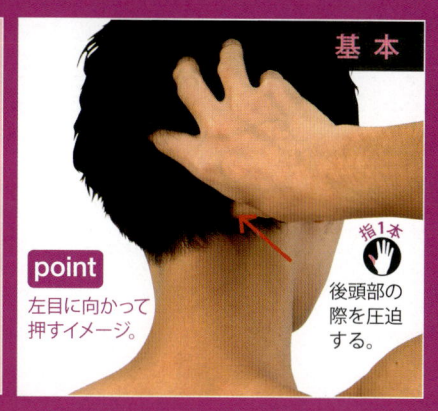

## ■massage

肩こり　各筋肉の治療　後頭下筋

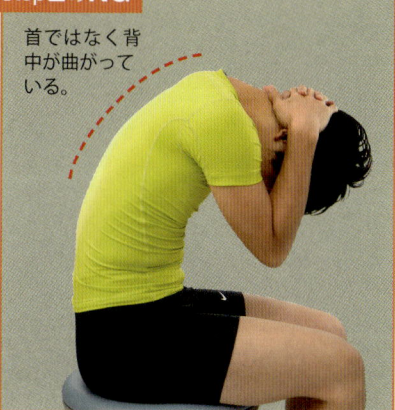

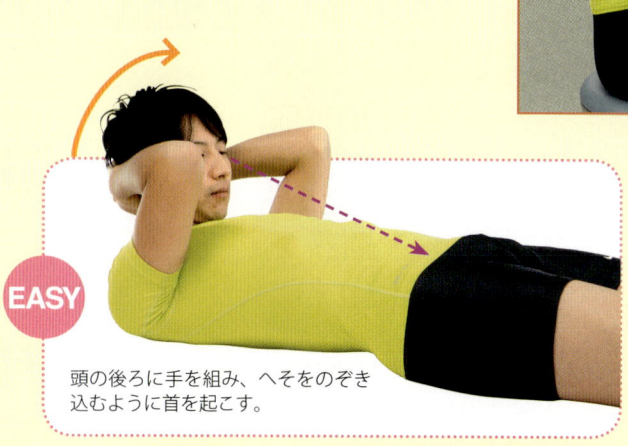

**Step2のNG**
首ではなく背中が曲がっている。

**EASY**
頭の後ろに手を組み、へそをのぞき込むように首を起こす。

● トレーニングの必要な筋肉 ●
頭頸部の屈筋群・側屈筋群（反対側）・回旋筋群

# 菱形筋

## 筋肉の基礎情報

● **位置**
肩甲骨と脊椎を結ぶ筋肉で、背部の中央に存在する。

● **働き**
- 引き出しを開けるような動作
- 自分に向かって物を引き寄せるような動作
- 肩をすくめる動作

● **疑うポイント**
- なで肩である
- 猫背である
- 円背である
- 胸を張ったときに痛みがある

● **日常生活でのアドバイス**
- 猫背を改善する
- 仕事や勉強の姿勢を改善する

● **関連して問題が起こる筋肉**
- 肩甲挙筋
- 僧帽筋（中部）
- 棘下筋
- 斜角筋
- 広背筋

**痛みパターン**
- 肩甲間部

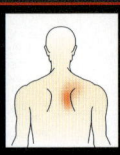

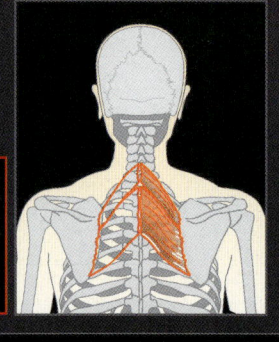

## stretch

**Step 2**
床から踵が離れないように、膝を曲げた状態で、重心を前方に移動させる。

ココを伸ばす

**point**
お腹にボールを抱えるイメージ。

**Step 1**
肩幅に足を開き、手を組んで肘を伸ばす。その際に手のひらは内側を向ける。

| さらに効く | 基本 |
|---|---|

さらに効く: 右手を左肩に置いた状態で圧迫する。

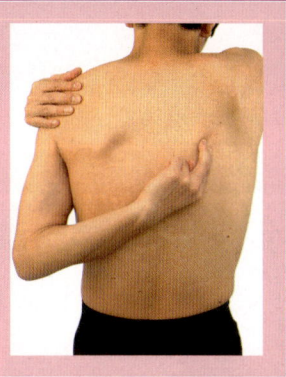

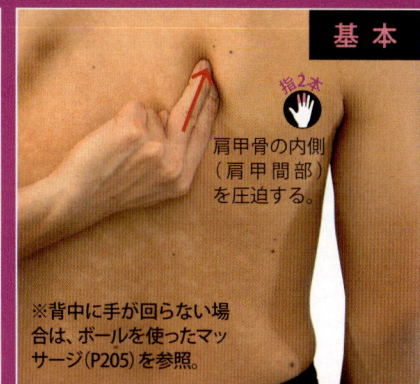

基本: 肩甲骨の内側（肩甲間部）を圧迫する。指2本

※背中に手が回らない場合は、ボールを使ったマッサージ(P205)を参照。

# ■massage

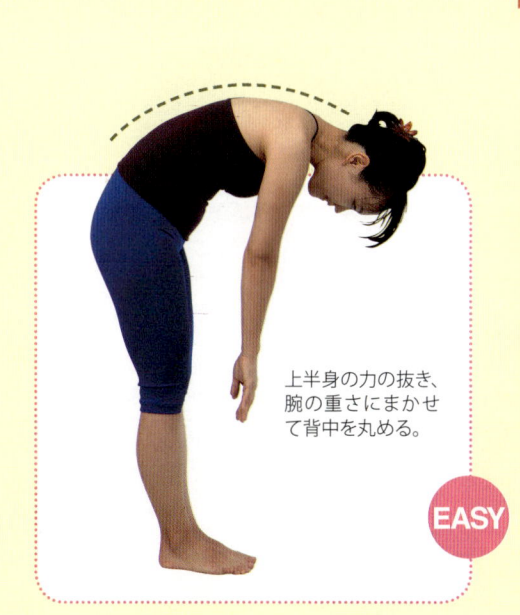

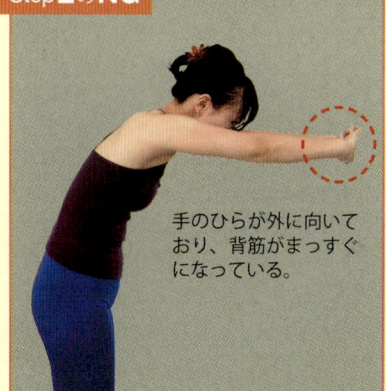

肩こり　各筋肉の治療　菱形筋

上半身の力を抜き、腕の重さにまかせて背中を丸める。

**EASY**

**Step2のNG**
手のひらが外に向いており、背筋がまっすぐになっている。

● トレーニングの必要な筋肉 ●
上肢帯の引き下げ筋群・外転筋群・上方回旋筋群

# 側頭筋

## 筋肉の基礎情報

### ●位置
咀嚼に関係する筋肉で、こめかみあたりに存在する。

### ●働き
- 歯を食いしばる動作
- 下顎を挙上する動作
- 下顎を左右に動かす動作

### ●疑うポイント
- 入れ歯をしている
- 歯ぎしりがある
- 肩こりと共に頭痛がある
- 顎の調子が悪い
- 顎関節症である
- 歯痛がある

### ●日常生活でのアドバイス
- ガムや固いものを咬むことを避ける
- ストレスを改善する

### ●関連して問題が起こる筋肉
- 咬筋　・胸鎖乳突筋　・僧帽筋（上部）

**痛みパターン**
- 側頭部
- 上歯

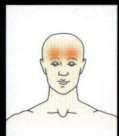

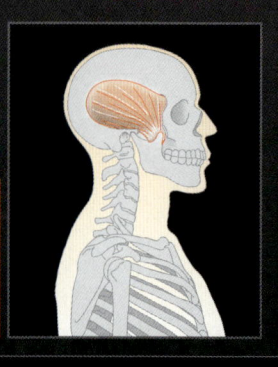

## stretch

**point**
骨に対して押し付けるのでなく、押し上げるイメージで行う。

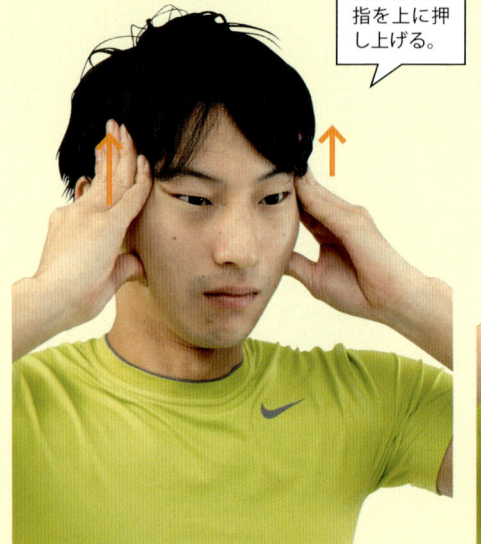

**Step 1**
母指を顎、その他の指を側頭部に置く。

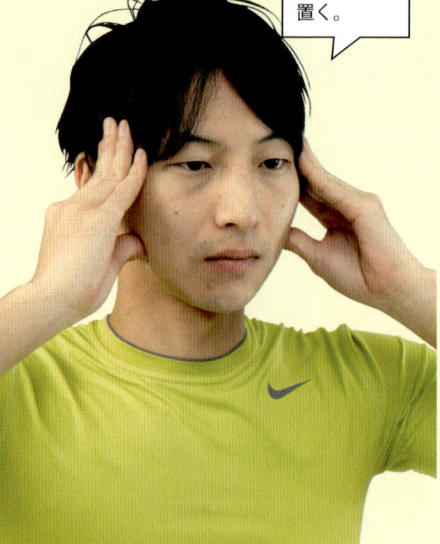

**Step 2**
側頭部側の指を上に押し上げる。

## さらに効く

口を開いた状態で圧迫する。

**point**
口を大きく開け過ぎると顎を痛める可能性がある。

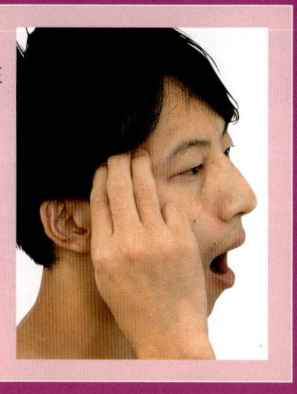

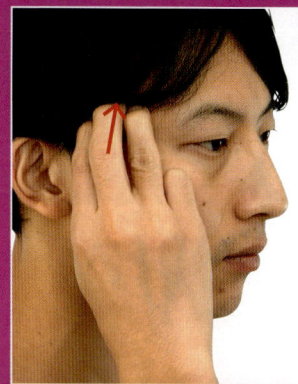

## 基本

指3本

こめかみあたりを圧迫する。

# massage

肩こり
各筋肉の治療　側頭筋

**Step 3のNG**
口を開け過ぎると顎を痛める可能性がある。

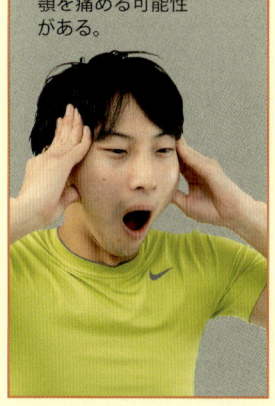

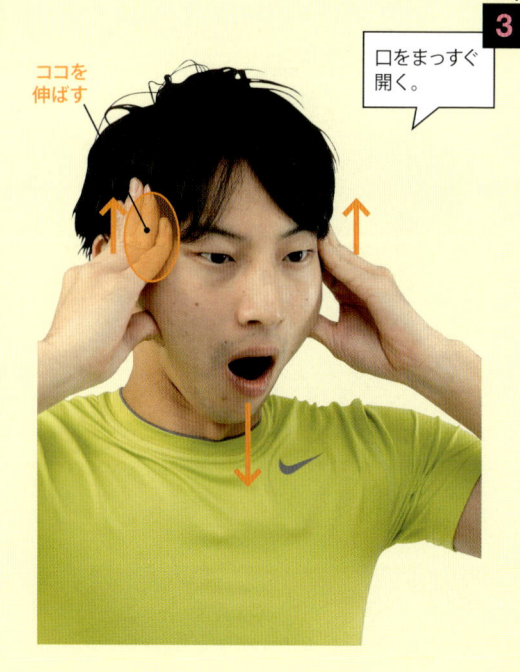

**Step 3**
口をまっすぐ開く。

ココを伸ばす

# 咬筋

## 筋肉の基礎情報

### ●位置
奥歯のあたりに存在し、咬みしめたときに浮き出る筋肉である。

### ●働き
- 歯を食いしばる動作
- 下顎を挙上する動作
- 下顎を左右に動かす動作

### ●疑うポイント
- 入れ歯をしている
- 歯ぎしりがある
- 肩こりと共に顎の調子が悪い
- 頭痛（側頭部）がある
- 顎関節症である
- 歯痛がある
- 耳痛がある

### ●日常生活でのアドバイス
- 固いものを咬むことをさける（爪・氷・ガムなど）
- ストレスを改善する
- マウスピースを使用する

### ●関連して問題が起こる筋肉
- 側頭筋 ・胸鎖乳突筋

### 痛みパターン
- 前頭部
- 側頭部
- 歯部

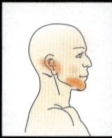

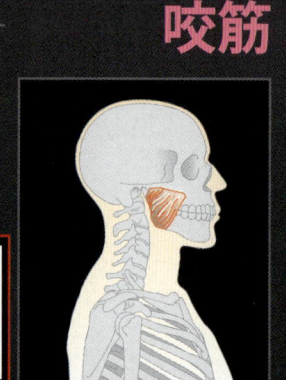

## stretch

### point
顎や肩の力を抜き、リラックスして行う。

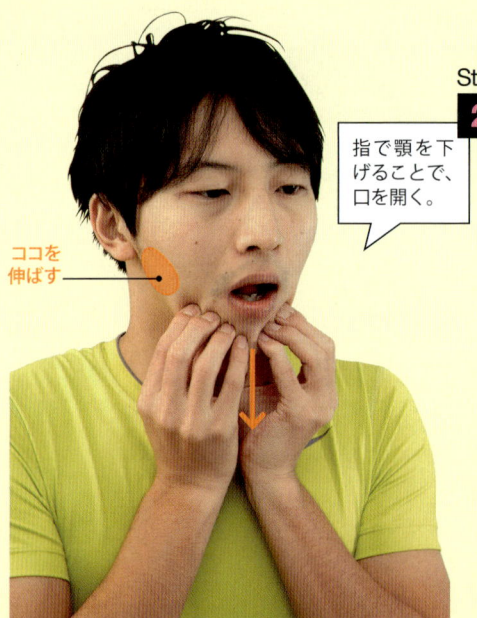

**Step 1** 顎先に指を当てる。

**Step 2** 指で顎を下げることで、口を開く。

ココを伸ばす

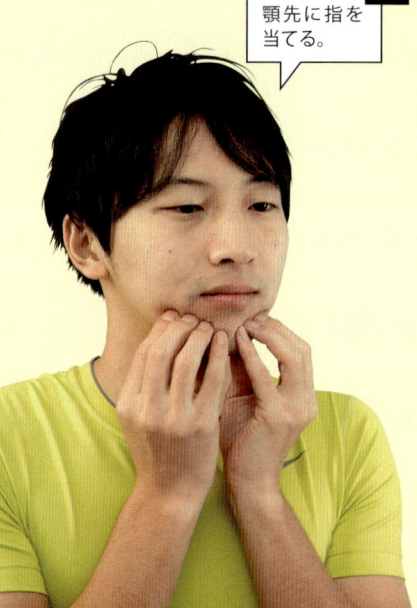

## massage

**さらに効く**

口を開けた状態で圧迫する。

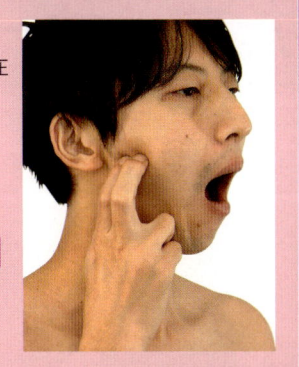

**point**
口を大きく開け過ぎると顎を痛める可能性がある。

**基本**

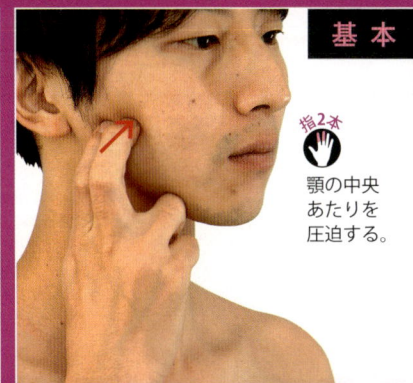

指2本

顎の中央あたりを圧迫する。

肩こり
各筋肉の治療　咬筋

**Step2のNG**

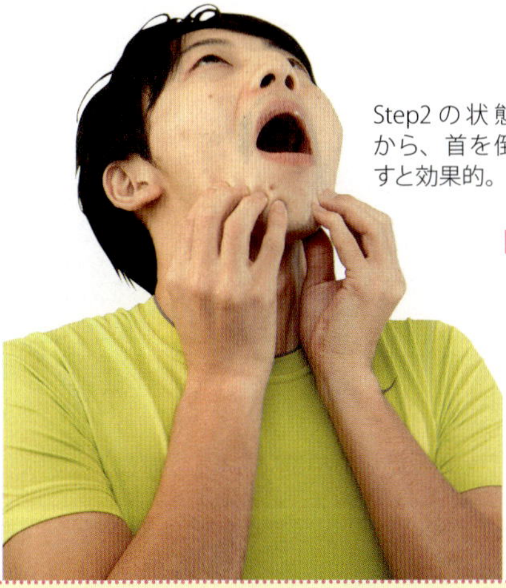

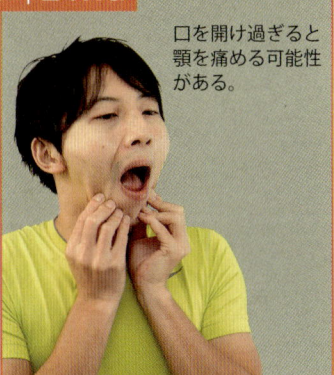

口を開け過ぎると顎を痛める可能性がある。

**EXTRA**

Step2の状態から、首を倒すと効果的。

203

# ボールを使ったマッサージ

**参考**

背部などマッサージを行いにくい筋肉は、テニスボールやゴルフボールを使ってマッサージしてみましょう。ここでは、ボールによるマッサージの方法を紹介します。

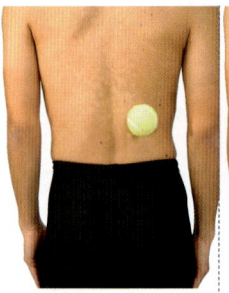

## 腰

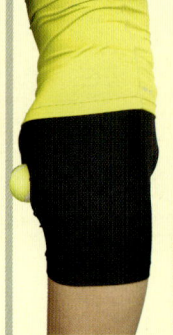

マッサージを行いたい筋肉の位置にボールを置き、壁やベットに体重を押し付けてみましょう。

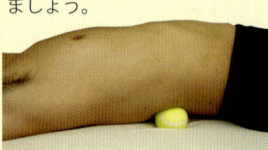

写真のようなイメージで行う

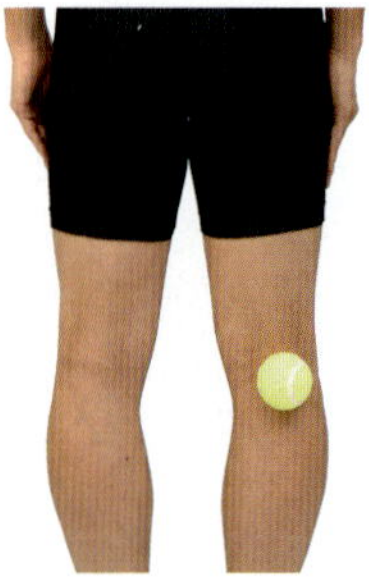

**脊柱起立筋**
ベルトのラインよりボール2つ分上に合わせる

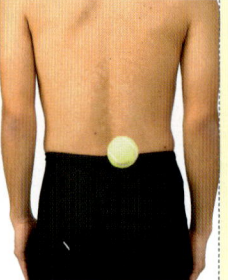

**脊柱起立筋**
ベルトのラインにボールに合わせる

**膝窩筋**
膝裏中央に合わせる

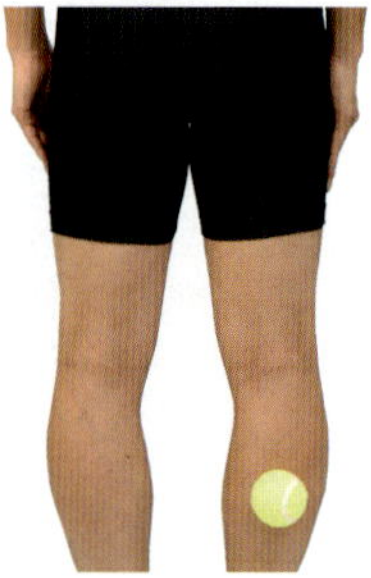

**腓腹筋**
膝裏中央からボール1つ分下に合わせる

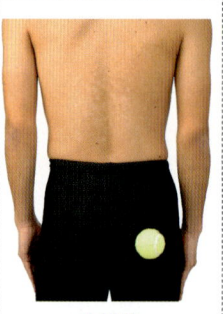

**大殿筋**
ベルトのラインよりボール2つ分下に合わせる

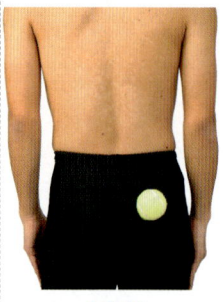

**大殿筋**
ベルトのラインよりボール1つ分下に合わせる

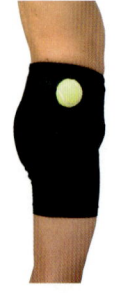

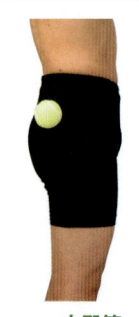

**小殿筋**
大転子からボール1つ分上に合わせる

**中殿筋**
大転子と尾骨を結ぶ線の中央に合わせる

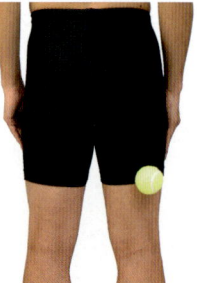

**外側ハムストリングス**
膝裏外側からボール3つ分上に合わせる

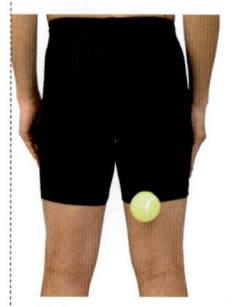

**内側ハムストリングス**
膝裏内側からボール3つ分上に合わせる

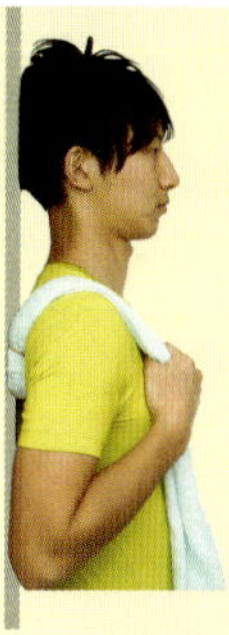

肩

ボールをタオルで巻いた道具を自製し、目的とする筋肉の位置にボールを置きます。その後、壁に体重を押し付けるようにして、筋肉をマッサージしてみましょう。なお、タオルの作り方はP46を参照してください。

写真のような
イメージで行う

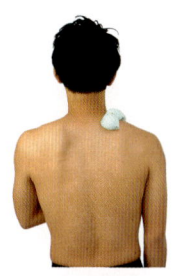

### 上部僧帽筋
ボールから3握り上の部位を持ち、ポジション1に合わせる

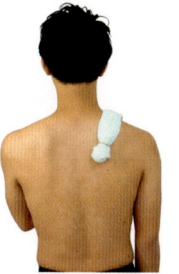

### 菱形筋、中部僧帽筋
ボールから4握り上の部位を持ち、ポジション1に合わせる

### ポジション1
鎖骨の内側に手を置く

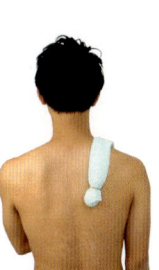

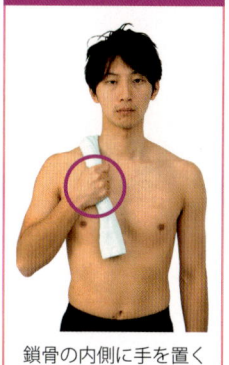

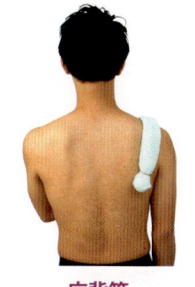

### 下部僧帽筋
ボールから5握り上の部位を持ち、ポジション1に合わせる

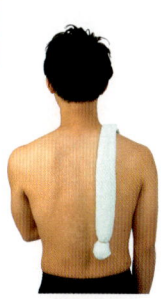

### 脊柱起立筋
ボールから7握り上の部位を持ち、ポジション1に合わせる

### 広背筋
ボールから5握り上の部位を持ち、ポジション2に合わせる

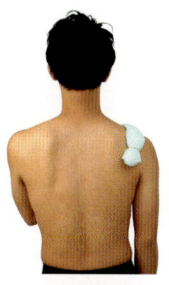

### 棘下筋
ボールから4握り上の部位を持ち、ポジション2に合わせる

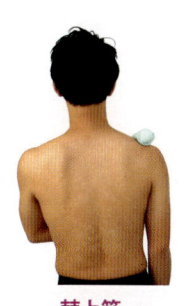

### 棘上筋
ボールから3握り上の部位を持ち、ポジション2に合わせる

### ポジション2
鎖骨の外側に手を置く

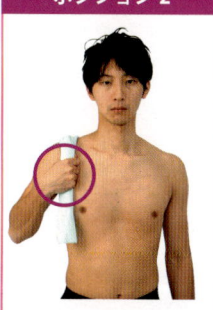

## ■ 参考文献

伊藤和憲:『はじめてのトリガーポイント鍼治療』医道の日本社、2009 年

伊藤和憲監訳:『ビジュアルでわかるトリガーポイント治療』緑書房、2010 年

伊藤和憲:『図解入門　よくわかる痛み・鎮痛の基礎としくみ』秀和システム、2011 年

福井勉監訳:『アンチエイジングフィットネス』ラウンドフラット、2010 年

ハーパー保子訳:『自宅でできる運動療法』ガイアブックス、2008 年

坂本雅昭、小室史恵監訳:『メイヨークリニックのフィットネス・ガイド』ナップ、2007 年

矢野啓介、佐嶋健司:『痛みに負けないカラダをつくる　関節トレーニング&トレーニング』現代書林、2008 年

鈴木重行編集:『ID ストレッチング』三輪書店、2007 年

鈴木重行:『アクティブ ID ストレッチング』三輪書店、2007 年

谷本道哉、石井直方:『ストレッチ・メソッド』高橋書店、2009 年

Donna Finando:『Informed Touch』Healing Arts Press、1999 年

## ■著者

# 伊藤 和憲（いとう・かずのり）

1972年千葉県生まれ。1997年明治鍼灸大学（現：明治国際医療大学）鍼灸学部卒業。2002年明治鍼灸大学（現：明治国際医療大学）大学院博士課程修了。2002年～2006年同校の臨床鍼灸学教室にて助手を務め、2006年臨床鍼灸学教室にて助教に就任。2006年～2008年大阪大学医学部生体機能補完医学講座にて特任助手を併任し、また、2006年～2008年愛知医科大学医学部痛み学講座の研究生となる。2008年～2009年カナダ・トロント大学に留学、B J Seslle 教授に教わる。現在は明治国際医療大学鍼灸学部臨床鍼灸学教室の准教授。専門は「筋肉の痛み」で、2004年より「線維筋痛症外来」を開設。基礎と臨床の面から「線維筋痛症に対する鍼灸治療の可能性」を検討している。主な著書に『痛みが楽になるトリガーポイント筋肉トレーニング』（緑書房）『はじめてのトリガーポイント鍼治療』（医道の日本社）、監訳に『ビジュアルでわかるトリガーポイント治療』『子供のためのトリガーポイントマッサージ＆タッチ』（ともに緑書房）、その他論文多数。

モ デ ル：淺井 重守　佐川 玲
イラスト：宮本 直
撮　　影：小野 智光

# 痛みが楽になる
# トリガーポイント ストレッチ＆マッサージ

2013年4月20日　第1刷発行
2014年8月1日　第2刷発行

■著　者／伊藤 和憲
■発行者／森田 猛
■発行所／株式会社 緑書房
　　　　　〒103-0004　東京都中央区東日本橋2丁目8番3号
　　　　　TEL03-6833-0560
　　　　　http://www.pet-honpo.com
■カバー・本文デザイン／尾田 直美
■印刷・製本／株式会社廣済堂

落丁・乱丁本は、弊社送料負担にてお取り替えいたします。
©Kazunori Itoh
ISBN 978-4-89531-855-6

本書の複写にかかる複製、上映、譲渡、公衆送信（送信可能化を含む）の各権利は株式会社緑書房が管理の委託を受けています。
JCOPY <（一社）出版者著作権管理機構 委託出版物>
本書を無断で複写複製（電子化を含む）することは、著作権法上での例外を除き、禁じられています。
本書を複写される場合は、そのつど事前に、（一社）出版者著作権管理機構（電話 03-3513-6969、FAX 03-3513-6979、e-mail：info@jcopy.or.jp）の許諾を得てください。
また本書を代行業者等の第三者に依頼してスキャンやデジタル化することは、たとえ個人や家庭内での利用であっても一切認められておりません。